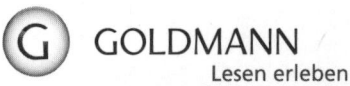

Buch

Muskel- und Gelenkverletzungen betreffen keineswegs nur Spitzensportler. Immer mehr Menschen leiden unter Rücken-, Schulter-, Hüft- und Kniebeschwerden, die häufig den Alltag erschweren. Für dieses Buch haben sich zwei führende amerikanische Experten für Muskeln und Gelenke zusammengetan und ein leicht erlernbares Programm entwickelt, mit dem jeder selbst für sein körperliches Wohlbefinden sorgen kann. Die Autoren verbinden manuelle Muskeltherapie und Osteopathie zu einem ganzheitlichen Ansatz, der Gelenke und Muskeln gleichermaßen im Blick hat. *Gesunde Muskeln – Gesunder Körper* erklärt die häufigsten Krankheitsbilder und bietet illustrierte Übungen zur Dehnung und Kräftigung der wichtigsten Problembereiche, Tipps zur Selbstbehandlung sowie Empfehlungen für eine muskel- und gelenkfreundliche Ernährung. Zudem wird geklärt, wann eine Operation ratsam erscheint und welche Fragen Sie mit dem Arzt klären sollten. Das perfekte Programm zur Vorbeugung, Therapie und Rehabilitation – für ein aktives Leben ohne Schmerzen, ganz egal in welchem Alter und auf welcher Trainingsstufe!

Autoren

Rob DeStefano, D. C., ist Sport-Chiropraktiker und begeisterter Triathlet. In den USA gilt er als führender Experte für manuelle Muskeltherapie.

Bryan Kelly, M. D., ist orthopädischer Chirurg am Hospital for Special Surgery in New York City. Seine Spezialgebiete sind Sportmedizin und minimal-invasive Eingriffe an Schulter, Hüfte und Knie.

Joseph Hooper schreibt als Redakteur für *Elle* und *Popular Science*. Seit 1985 beschäftigt er sich schwerpunktmäßig mit den Themen Gesundheit und Ernährung.

Rob DeStefano
Bryan Kelly
Joseph Hooper

Gesunde Muskeln – gesunder Körper

Wie Sie Ihre Muskeln und Gelenke
erhalten, stärken und heilen

Schmerzfrei und aktiv in jedem Alter

Aus dem Amerikanischen
von Imke Brodersen

GOLDMANN

Alle Ratschläge in diesem Buch wurden von den Autoren und vom Verlag
sorgfältig erwogen und geprüft. Eine Garantie kann dennoch nicht über-
nommen werden. Eine Haftung der Autoren beziehungsweise des Verlags
und seiner Beauftragten für Personen-, Sach- und Vermögensschäden ist
daher ausgeschlossen.

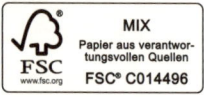

MIX
Papier aus verantwor-
tungsvollen Quellen
FSC® C014496

Verlagsgruppe Random House FSC-DEU-0100
Das für dieses Buch verwendete FSC®-zertifizierte Papier
Classic 95 liefert Stora Enso, Finnland.

1. Auflage
Deutsche Erstausgabe Juli 2011
Wilhelm Goldmann Verlag, München,
in der Verlagsgruppe Random House GmbH
© 2011 der deutschsprachigen Ausgabe
Wilhelm Goldmann Verlag, München,
in der Verlagsgruppe Random House GmbH
© 2009 Rob DeStefano, Bryan Kelly, Joseph Hooper.
All rights reserved.
Published by arrangement with Fireside,
a division of Simon & Schuster, Inc.
Originaltitel: Muscle Medicine
Originalverlag: Fireside, a division of Simon & Schuster, Inc.
Umschlaggestaltung: Uno Werbeagentur, München
Umschlagillustrationen: © Getty Images
Umschlagfoto: © F 1 Online
Fotos Innenteil: © Brooke & Eric Lagstein, Be Creative Photography
Illustrationen Innenteil: © Karen Kuchar, Rob DeStefano
Redaktion: Katharina Sporns-Schollmeyer
Satz: Barbara Rabus
Druck und Bindung: GGP Media GmbH, Pößneck
KW · Herstellung: IH
Printed in Germany
ISBN 978-3-442-17230-6

www.goldmann-verlag.de

Für Ronnie Barnes, Dr. Russell Warren,
die *New York Football Giants*
und all unsere Athleten und Patienten.

Danke.

INHALT

VORWORT

von Michael Strahan

Es ist ein echtes Erlebnis,
wenn verschiedene Ärzte
sich zum Team zusammen-
schließen, um jemandem
wieder auf die Beine zu
helfen. Ich weiß das, denn
ich bin der, der auf dem
Feld liegt, wenn die Ärzte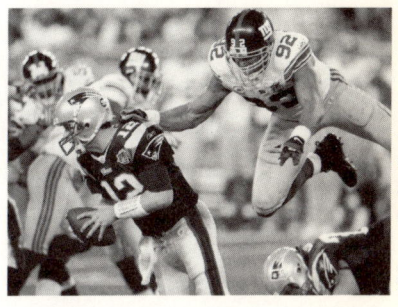
und Trainer der Giants angerannt kommen, um sich zu vergewis-
sern, dass Knie oder Hüfte nicht ernsthaft verletzt ist. Dann
humple ich zur Seitenlinie, und das behandelnde Team prüft und
behandelt weiter, damit ich so schnell wie möglich wieder weiterspielen kann.

Denn die Mediziner und Physiotherapeuten bei den New York
Giants sind ein echtes Team, genau wie die Mannschaft, und ich
weiß auch, dass das im Profisport keineswegs selbstverständlich
ist. Es gibt Ärzte, Therapeuten und Trainer mit unzähligen Zerti-
fikaten und immensem Wissen, die ihr jeweiliges Terrain arg-
wöhnisch beschützen. Bei den Giants hingegen funktioniert die
Zusammenarbeit, so dass die Spieler optimal behandelt und an-
geleitet werden. Hier spielt das Ego keine Rolle. Dr. Kelly zählt zu
den Mannschaftsärzten der New York Giants und zu den führenden Hüftspezialisten Amerikas, aber zugleich ist er ein sehr sym-

pathischer Mann. Er ist immer zur Stelle, um mir eine Behandlung vernünftig zu erklären, oder entwickelt zusammen mit den anderen Ärzten, Therapeuten und Trainern gezielt Dehnungs- oder Stärkungsübungen für mich.

Als Dr. Rob bei den Giants einstieg, spielte ich schon zehn Jahre in der Liga. Ich hatte etliche Verletzungen erlitten und glaubte, sie wären geheilt oder würden noch ausheilen. Mit dem Narbengewebe und den daraus resultierenden Einschränkungen müsste ich eben leben und weiterspielen, solange ich noch konnte. Doch nachdem Dr. Rob mich zu behandeln begann, fasste ich neuen Mut, was den letzten Abschnitt meiner Karriere anging. Er hat mich von oben bis unten durchgearbeitet, vom Nacken über die Schultern, über Rücken und Hüfte bis hinunter zu den Knien, Sprunggelenk und sogar den Zehen. Dabei hat er Problembereiche beseitigt, die Durchblutung neu angeregt und sich nach Operationen auch an der Reha beteiligt.

Es klingt absurd, aber man erkennt in der Umkleide, ob jemand wirklich gut ist. Als Rob zu den Giants kam, gingen anfangs in erster Linie die Älteren zu ihm, zum Beispiel ich und unser Wide Receiver, Amani Toomer. Aber letztes Jahr musste man sich sputen, ihn vor dem Spiel noch zu erwischen, weil das Behandlungszimmer dann aus allen Nähten platzt. Jetzt stehen auch alle Jüngeren bei ihm Schlange. Das zeigt, dass die Spieler an das glauben, was er macht.

Das eine Spiel, in dem alles zusammenkam, all die Behandlungen und Vorbereitungen, war das letzte Spiel meiner Karriere: der Super Bowl 2008. Gegen Ende der Saison hat man das Gefühl, dass der ganze Körper nur noch von Tapes zusammengehalten wird. Aber ich habe trotzdem darauf geachtet, in den zwei Wochen vor dem Spiel täglich mit Rob zu arbeiten – es war mein großes Spiel, und dafür wollte ich alles geben. Als ich dann hinauslief, um mich den New England Patriots zu stellen, fühlte ich mich so fit wie zuletzt vielleicht zehn Jahre früher. Ich setzte über die Leute hinweg wie ein junger Kerl. Ein Sack*, bei dem mein Körper horizontal gegen den Quarterback der New England Patriots, Tom Brady, prallte, hat Geschichte geschrieben. Ohne Rob und seine Muskelarbeit hätte ich dieses Spiel niemals durchgestanden, und das sagte ich ihm auch. Dabei konnte ich die ganze Zeit sicher sein, dass mein Rücken oder meine Hüfte bei einer ernsthaften Verletzung bei Dr. Kelly in den besten Händen sein würden.

Es war wirklich erstaunlich. Ich sagte mir: »Wenn ich zwischen den einzelnen Spielen mehr Zeit für meine Muskelarbeit hätte, könnte ich ewig spielen.« Aber ich glaube, jeder kommt irgendwann einmal an den Punkt, wo er erkennt, dass er für seinen Körper selbst verantwortlich ist und gut auf ihn Acht geben sollte. Mit diesem Buch, *Gesunde Muskeln – gesunder Körper*, von den beiden Menschen, die mich gesund erhalten habe, Bryan Kelly und Rob DeStefano, können Sie heute damit anfangen.

Michael Strahan
Profiverteidiger der New York Giants
Sportmoderator bei FOX Sports NFL

---

* *Sack* (beim *American Football*): Der Quarterback wird zu Fall gebracht, bevor er einen Pass werfen kann.

KAPITEL 1
Einführung in die »Muskelmedizin«

Als Mitglieder des Behandlungsteams für die New York Giants behandeln wir Athleten jeder Trainingsstufe und wissen recht gut, was der menschliche Körper einstecken und auch austeilen kann. Doch für einen Großteil der Schmerzen und Verletzungen, die wir in unseren Praxen sehen, gibt es keinen vernünftigen Grund, denn sie beruhen auf einer vermeidbaren Hauptursache: Im großen Puzzle der Behandlungsansätze werden die Muskeln einfach übersehen. Schulterschmerzen, ein verspanntes Kreuz oder Knieprobleme sind bei über 30-Jährigen so verbreitet, dass sie achselzuckend als praktisch unausweichliche Folge des Älterwerdens angesehen werden. Doch das stimmt nicht! Ob Schmerzen und Bewegungseinschränkungen nun von verspannten oder verletzten Muskeln herrühren oder ob die eigentliche Ursache in den Gelenken begründet ist, gibt es doch für solche Probleme das nötige Rüstzeug, um ihnen auf den Grund zu gehen.

Auf den folgenden Seiten erfahren Sie eine Menge über professionelle Selbstbehandlungstechniken für die Muskulatur, aber auch zu Dehn- und Kräftigungsübungen für die typischen Schwachpunkte des Körpers. Hier verschmilzt unser gemeinsames Fachwissen als orthopädischer Chirurg und Facharzt sowie als Sport-Chiropraktiker, der sich auf die manuelle Muskeltherapie spezialisiert hat. Wir möchten Ihnen zeigen, wie wir ernste Muskel- und Gelenkprobleme angehen. Dadurch möchten wir

Ihnen das nötige Handwerkszeug für die »Muskelmedizin« in die Hand drücken, damit Sie ein schmerzfreies Leben führen können.

Unsere unterschiedlichen Werdegänge haben uns gezeigt, wie wichtig die gegenseitige Ergänzung ist. Der eine, Dr. Bryan Kelly, ist orthopädischer Chirurg an der führenden orthopädischen Klinik Amerikas, dem Manhattan's Hospital for Special Surgery, wo er sich auf Sportverletzungen an Hüfte, Knie und Schultern spezialisiert hat. Als assistierender Professor am Weill Cornell Medical College ist er an zahlreichen Forschungsprojekten zur Sportmedizin beteiligt. Der andere, Dr. Robert DeStefano, hat nach seiner Ausbildung zum Doctor of Chiropractic nicht nur florierende Praxen in New Jersey und Manhattan aufgebaut, sondern seinen Blickwinkel durch Lehren und Weiterentwicklung der manuellen Muskeltherapie erweitert. Sowohl klinisch als auch in Forschungsprojekten arbeiten wir gemeinsam an verbesserten Behandlungsstrategien für Patienten mit Sportverletzungen.

Was unseren Ansatz von anderen unterscheidet, ist die Ausgangsbasis: Wir betrachten den Körper als fein abgestimmtes System aus Knochen, Gelenken und Muskeln, das die Natur in dieser Form geschaffen hat. Bei Schmerzen und Bewegungseinschränkungen müssen wir die Beziehungen zwischen diesen drei Elementen klären, damit wir ein Problem des Muskel- und Skelettsystems exakt diagnostizieren und behandeln können. Zugleich möchten wir Ihnen, wo immer möglich, erklären, was Sie selbst für sich tun können.

Das klingt zunächst keineswegs radikal. Doch im Laufe der Entwicklung hat sich die Medizin in immer mehr Spezialgebiete aufgesplittert. Verschiedene Körperteile wurden zum Territori-

DR. KELLY

Was bedeutet es, wenn Sie vom Orthopäden erfahren, Sie hätten kein strukturelles Problem, das mit einer Operation zu beheben wäre? Aus ärztlicher Sicht ist das natürlich korrekt, doch Ihre Beschwerden verschwinden deshalb nicht. Wenn auf MRT oder Röntgenbild keine Ursache erkennbar ist, handelt es sich möglicherweise in erster Linie um ein muskuläres Problem.

um für unterschiedliche Spezialisten. Physiotherapeuten arbeiten an muskulären Problemen, Traumachirurgen richten die Knochen und retten Leben, und orthopädische Sportmediziner korrigieren die Gelenke. Dabei leistet jeder seinen wertvollen Beitrag, aber mitunter verliert man dabei die Wertschätzung für das reibungslose Zusammenwirken des Ganzen – Muskeln, Knochen und Gelenke – unter ständiger Belastung aus den Augen. (Bei bestimmten Verletzungen werden Sie sehen, wie auch die Nerven mit diesen drei Elementen interagieren und damit zu Schmerzen und Problemen beitragen können.)

WO SIND DIE MUSKELÄRZTE?

Unserer Erfahrung nach zählen die annähernd 600 Muskeln des Körpers, die den Menschen aufrecht und in Bewegung halten, zu den am häufigsten übersehenen Elementen des Körpers. Muskeln sind weiches Gewebe, das kaum zu nähen ist, sondern aus eigener Kraft heilt. Deshalb gibt es keinen gesonderten Medizinzweig zur Diagnose und Behandlung muskulärer Probleme. Natürlich kann jeder Arzt Ihnen erklären, dass die Muskeln bei Schmerzen und Funktionsstörungen eine wichtige Rolle spielen, doch die eigentlichen Protagonisten scheinen die Gelenke, Knorpel und Bänder zu sein, also die Bereiche, an denen in der Magnetresonanztomographie (MRT) Schäden zu erkennen sind. Kleinere Muskelschäden, die ebenfalls erkennbar wären, werden häufig übersehen oder als klinisch irrelevant eingestuft. Zudem handelt es sich hierbei um subjektive Beeinträchtigungen, denn es gibt noch kein objektives Verfahren zur Messung von Muskelverspannungen. Andererseits lehrt uns die Erfahrung, dass Schmerzen oft in erster Linie auf verhärteten, geschädigten Muskeln beruhen. Selbst wenn das Muskelproblem durch eine Gelenkverletzung entstanden ist, ist es häufig der Faktor, der die vollständige Genesung verhindert.

Beispielhaft möchten wir von einem Patienten berichten, den wir vor nicht allzu langer Zeit behandelt haben. Der Manager, der schon am College gern und gut Fußball spielte, zog sich beim Fußball einen Kreuzbandriss zu. Dr. Kelly stabilisierte das Kniegelenk mit einer lehrbuchmäßigen Rekonstruktion des vorderen Kreuzbands. Alles sprach für eine reibungslose Genesung, denn der Patient war jung, fit und motiviert. Aber dennoch konnte er das Bein trotz monatelanger Physiotherapie im Anschluss an die Operation kaum heben. Daraufhin schickte Dr. Kelly ihn zu Dr. DeStefano, der einen Teil des Narbengewebes löste, das sich um den operierten Bereich gebildet hatte, und die Muskeln verlängerte, die sich infolge der operationsbedingten Ruhigstellung verkürzt hatten.

Anschließend kehrte unser Fußballer wieder zu seinen Physiotherapeuten zurück, um die Muskeln zu kräftigen, und konnte nach einigen Wochen wieder rennen. Weder die Operation noch die Physiotherapie hatten hier versagt, beide waren in diesem Fall unverzichtbar. Auch die manuelle Muskeltherapie war kein Wunderwerk. Vielmehr verläuft eine Heilung in festgelegten Abläufen. Verhärtete, entzündete oder vernarbte Muskeln müssen zunächst heilen, bevor man sie erneut kräftigt und ihre Flexibilität erhöht. Ein verletzter Muskel kann auf Beanspruchung (selbst im Rahmen einer Physiotherapie) nicht reagieren, sondern könnte im Gegenteil noch mehr geschädigt werden.

Das Muskel- und Skelettsystem wird sowohl von schweren Traumata wie einem Kreuzbandriss als auch von altersbedingt nachlassender Flexibilität und Kraft von Muskel- und Bindegewebe an den Gelenken in Mitleidenschaft gezogen. Doch ein Teil jener »natürlichen Alterungsprozesse« hat weniger mit der nachlassenden Regenerierungsfähigkeit der Zellen zu tun als mit einer Ansammlung kleinerer Muskelschäden, die nie behandelt wurden. Vielleicht haben Sie Knieschmerzen und können nicht mehr so joggen oder Volleyball spielen wie früher. Oder Ihre Handgelenke melden sich, weil Sie den ganzen Tag am Computer sitzen. Mit der Zeit summiert sich auch der scheinbare »Kleinkram« zu Dauerschmerz, Bewegungseinschränkungen und einem weniger aktiven Leben. Was dann insgesamt kein Kleinkram mehr ist. In diesem Buch wollen wir kurz erklären, wie Muskeln und Skelett zusammenarbeiten (oder mitunter auch nicht), wie Entscheidungen zur Lebensweise den Körper beeinflussen und was man tun kann, um Probleme zu erkennen und in vielen Fällen selbstständig zu beheben.

Muskelmedizin beginnt daher mit zwei Kapiteln zur Biologie von Muskeln, Gelenken und Knochen sowie den Ereignissen und Kräften, die sie schädigen können. Im zweiten Teil geht es dann um Alltagsentscheidungen, die sich auf den Körper auswirken. Vieles liegt nicht in unserer Hand, seien das nun die Gene (haben beide Elternteile bereits eine künstliche Hüfte?) oder Pech (hatten Sie in der Schule mal eine ernste Knieverletzung?). In Teil II behandeln wir jedoch drei wichtige Bereiche, die der Einzelne selbst beeinflussen kann.

In Kapitel 4, »Körper und Psyche«, erfahren Sie, wie fatal sich Stress auf das Muskel- und Skelettsystem auswirken kann und wie man diese Schäden eindämmt, indem man die eigenen Gedanken und Gefühle in den Griff bekommt. In Kapitel 5, »Ernährung«, wird geschildert, wie die Ernährung gesunde Knochen unterstützen und Gelenkentzündungen lindern kann. Außerdem erklären wir, weshalb ein gesundes Körpergewicht die Belastung und Abnutzung der Gelenke hinauszögert. Abschließend erhalten Sie in Kapitel 6 einen allgemeinen Fitnessplan, der Muskeln, Knochen und Kreislauf stärkt und das Verletzungsrisiko verringert.

In Teil III begeben wir uns auf eine Reise zu den sieben »Hot Spots« des Körpers: Hals und Nacken; Schulter; Ellenbogen, Handgelenk und Hand; Kreuz; Hüfte; Knie; Sprunggelenk und Fuß. Dabei konzentrieren wir uns auf die häufigsten Ursachen für Schmerzen und die Entscheidungen, die zum Umgang damit getroffen werden (oder auch nicht). Ignorieren? Das Laufen, Schwimmen oder den Lieblingssport aufgeben? Selbstbehandlung oder Behandlung durch einen Muskeltherapeuten, Physiotherapeuten oder Chirurgen? Wir möchten Ihnen keine Angst machen, aber die Antworten auf solche Fragen könnten ab dem 60. Lebensjahr darüber bestimmen, ob Sie sich für die nächste Tennissaison oder den nächsten Termin bei der Krankengymnastik rüsten.

Für jede Region beschreiben wir die häufigsten Probleme, wie Dr. DeStefano verfestigtes und vernarbtes Gewebe mit manuellen Techniken lockert und was Dr. Kelly bei erheblichen Gelenkschäden raten würde. Am Ende des jeweiligen Kapitels erfahren Sie, mit welchen Übungen man sich vor Verletzungen schützen oder davon genesen kann. Wir beschreiben Selbstbehandlungsmethoden für jede der genannten Körperregionen, die auf den Prinzipien von Dr. DeStefanos Muskeltherapie beruhen. Mit Ihren eigenen Händen und einigen einfachen Hilfsmitteln, zum Beispiel einem Gymnastikball, können Sie gezielt auf die schmerzhaft verspannten Muskeln einwirken, um das Gewebe zu entspannen und so die Heilung zu beschleunigen. Erst wenn der Bereich nicht mehr schmerzt oder die Entzündung abklingt, kommen als nächster Schritt gezielte Dehnübungen zur Wiedergewinnung oder Aufrechterhaltung einer gesunden Beweglichkeit und danach Übungen zum Krafttraining, welche die Spannkraft erhöhen und vor neuen Beschwerden schützen.

Dieses Buch ist also weder ein stures Übungsprogramm noch ein Nachschlagewerk für Verletzungen des Bewegungsapparats. (Bei entsprechendem Interesse gibt es ein breites Angebot mit

Einzelheiten zu orthopädischen Behandlungen.) Wir haben unsere Informationen vielmehr nach den drei Kategorien geordnet, nach denen wir selbst mittlerweile diagnostizieren und behandeln:

► hauptsächlich muskulär,

► Muskel oder Gelenk,

► Operation.

In der ersten Gruppe, die für die meisten Beschwerden verantwortlich ist, werden die Schmerzen in erster Linie durch den verletzten Muskel erzeugt. Gelenkschäden, die auf dem Röntgenbild oder MRT erkennbar werden, sind hier nur ein zufälliger Nebenbefund. Die Standardempfehlung für diese Gruppe lautet Ruhe und schmerzlindernde Medikamente, wie zum Beispiel Ibuprofen. Wir hingegen ermitteln die Ursache und beginnen anschließend mit der Behandlung und Kräftigung aller wichtigen Muskeln der betroffenen Region.

Bei Problemen in der zweiten Kategorie arbeiten weder die Muskeln noch das Gelenk einwandfrei, doch es ist unklar, wo die Hauptursache liegt. Besteht das eigentliche Problem im geschädigten Meniskus im Knie, oder wird der Patient wieder gesund, wenn wir die Muskeln stärken, die das Gelenk stabilisieren? Solche Probleme müssen exakt analysiert und immer zunächst konservativ angegangen werden, um überflüssige Operationen zu vermeiden.

Patienten der dritten Gruppe, mit orthopädischen Gelenkbeschwerden, haben ernst zu nehmende Gelenkschäden, die medikamentös oder operativ behandelt werden müssen. Hier arbeiten wir vor und nach der Operation an den Muskeln, um die Genesung zu beschleunigen und bessere Ergebnisse zu erzielen. Unsere Unterteilung in diese drei Kategorien – Muskeln, Muskeln oder Gelenk, operative Behandlung – mag ungewöhnlich erscheinen, wird sich jedoch hoffentlich mit der Zeit als Standardmethode etablieren.

Das Gute an derartigen Verletzungen ist, dass es längst ausreichend Experten zu ihrer Behandlung gibt, auch wenn diese selten eng zusammenarbeiten – Orthopäden zur Diagnose und Behandlung geschädigter Gelenke, Chirurgen für operative Eingriffe, manuelle Therapeuten zur Förderung der Muskelheilung und Physiotherapeuten, die mit Ihnen an der Kraft und Flexibilität von Muskeln und Gelenken arbeiten. Benötigt wird das komplette Team. Im Laufe unserer sechsjährigen Zusammenarbeit für die *New York Giants* haben wir gesehen, was für die Spieler dabei herausspringt, wenn sie zu den besten Vertretern dieser verschiedenen Sparten gehen können. Wir finden, dass auch die Leser dieses Buches Zugang zu unserem Wissen haben sollten, auch wenn sie (hoffentlich) nicht denselben körperlichen Strapazen ausgesetzt sind wie die Spieler der *Giants*.

SETZEN SIE SICH ZUR WEHR!

Wäre es nicht schön, wenn man einfach nur gesund leben müsste, um sich vor Muskel- und Gelenkproblemen zu schützen? Doch bei jeder Lebensweise haben wir Menschen früher oder später Probleme mit dem Bewegungsapparat. Knochen-, Gelenk-

und Muskelbeschwerden belasten drei Viertel aller Beschäftigten. Junge Menschen setzen ihren Körper durch Kontaktsportarten oder bei endlosen Wiederholungen im Leistungssport enorm unter Druck. Ältere leiden unter Beschwerden aufgrund ihrer Bürotätigkeit, von quälenden Kreuzschmerzen durch stundenlanges Sitzen, Nackenschmerzen durch falsch positionierte Bildschirme bis zur Unterarmüberlastung – meist, wenn auch nicht immer korrekt, als Karpaltunnelsyndrom bezeichnet – durch Tippen und Mausbedienung.

Ein echter Tiefschlag ist dabei, dass alternde Freizeitsportler, die sich durch Joggen oder Dauerlauf, Tennis oder Fitnesstraining fit halten, eher noch anfälliger für Muskel- und Skelettschäden sind als Bewegungsmuffel. (Kennen auch Sie die Litanei der »Kriegsverletzungen« bei Festen und Freizeitveranstaltungen?)

Muskelmedizin ist ein Handbuch, in dem wir erläutern, wie Sie sich zur Wehr setzen können: Wie trifft man die richtige Entscheidung, um gesunde und geschädigte Muskulatur anzusprechen, ob auf eigene Faust oder unter professioneller Aufsicht? Das Buch bietet den ersten, wirklich integrativen Ansatz zum richtigen Umgang mit Muskeln und Gelenken und zu ihrer Korrektur. Nehmen Sie uns in Ihr Team auf, ganz gleich ob Sie Spitzensport oder Freizeitsport betreiben oder einfach nur nach einem langen Tag im Büro ohne Rückenschmerzen mit Ihren Kindern oder Enkeln spielen wollen!

DR. DESTEFANO

Jeden Tag behandle ich Patienten, die davon überzeugt sind, dass ihre Schmerzen auf Gelenkschäden beruhen. Sie kommen und sagen: »Können Sie mir helfen? Ich habe einen Meniskusriss.« Meine Antwort lautet dann: »Den Meniskusriss kann ich nicht beheben, aber ich kann Ihnen wahrscheinlich zeigen, was gegen die Knieschmerzen hilft.« Denn kaum jemand weiß, dass es in vielen Fällen ausreicht, wenn die Muskeln rund um das Gelenk wieder richtig arbeiten. Dann funktioniert der Körper nämlich oft auch dann schmerzfrei, wenn das Gelenk nicht hundertprozentig gesund ist. Das ist etwas, das ich sehr zu schätzen weiß. Ich hatte zwei schwere Autounfälle: Einmal wurde ich angefahren, als ich für die Weltmeisterschaft im Ironman trainierte, und einmal kam es in Manhattan zu einem Taxiunfall. Dabei zog ich mir dauerhafte Wirbelsäulenschäden und Bandscheibenvorfälle zu. Vor einem Jahr wurden die Schmerzen so heftig, dass mein Orthopäde mir eine Bandscheibenoperation empfahl. Dennoch machte ich weiter meine Übungen, ließ mich manuell behandeln und behandelte mich auch selbst. Es dauerte einen vollen Monat, aber die Spannung in den kontrahierten Muskeln in Hals- und Lendenwirbelsäule ließ allmählich nach und mit ihnen der Schmerz. Ich bin keineswegs geheilt. Die Bandscheiben sind nach wie vor geschädigt, aber solange ich schmerzfrei bin und gesunde Muskeln habe, geht es mir gut.

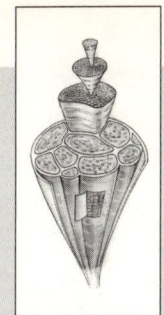
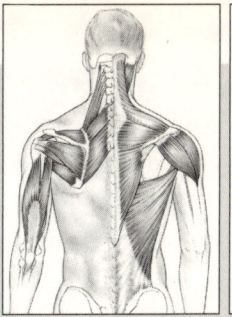
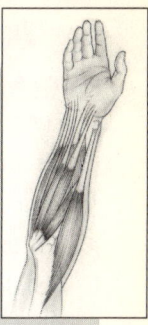

TEIL I

Unser Körper

In den nächsten zwei Kapiteln geht es um die Biologie des Muskel- und Skelettsystems. Kapitel 2, »So funktioniert der Bewegungsapparat«, befasst sich mit den Grundbausteinen dieses Systems – Muskeln, Knochen und Gelenken. In Kapitel 3, »Funktionsstörungen«, werden die wichtigsten inneren und äußeren Ursachen vorgestellt, die den Bewegungsapparat ins Wanken bringen können.

KAPITEL 2

So funktioniert der Bewegungsapparat: Muskeln, Knochen und Gelenke

Bevor wir über die Lebensweise sprechen oder uns bestimmte körperliche Probleme im Detail ansehen, sollten wir das Wunderwerk der körperlichen Maschinerie ansehen und ein Grundverständnis für seine Funktionsweise entwickeln. Wie bereits erklärt, bilden die Knochen und Gelenke ein aufeinander abgestimmtes System, in dem kein Teil wichtiger ist als die anderen. Ohne Muskeln wären wir ein regloser Haufen Knochen; ohne Skelett würden wir uns wie Quallen bewegen (und sähen auch so aus); ohne Gelenke zur Stabilisierung und Kontrolle der Knochen würden wir wie die Vogelscheuchen herumstolpern.

DIE MUSKELN

Die Skelettmuskulatur ist als bewusst gesteuerte Muskulatur der Motor des menschlichen Körpers (im Gegensatz zur glatten Muskulatur um die Organe und den Herzmuskel, welche unwillkürlich funktionieren). Dabei arbeiten Muskeln immer im Tandem: Sobald ein Muskel sich verkürzt und damit Zugkraft aufbaut, entspannt sich sein Gegenspieler. Dieser gleichzeitige Ablauf mit einem sich kontrahierenden *Agonisten* und einem sich entspannenden *Antagonisten* treibt alle Körperbewegungen an, ob nun ein Sprinter das vordere Bein nach vorn schiebt (wobei sich der kräftige vordere Oberschenkelmuskel zusammenzieht, während sich der hintere Oberschenkelmuskel entspannt) oder ob man den Finger beugt, um sich an der Nase zu kratzen (wobei der Beugemuskel des Zeigefingers kontrahiert und der Streckmuskel sich entspannt).

Die Steuerung so vieler Muskeln ist Präzisionsarbeit, die im Gehirn angestoßen und koordiniert wird. Das erscheint so einfach, als würde man einen Lichtschalter betätigen, beruht jedoch auf einem unablässigen neurochemischen Austausch zwischen Nerven und Muskeln. Das Gehirn hat dabei nur die Oberaufsicht über die Produktion bestimmter Botenstoffe, welche die Muskeln aktivieren. Der eigentliche Ablauf ist folgendermaßen: Das Gehirn schickt den motorischen Nervenzellen im Rückenmark eine Botschaft, die über diese Nervenstränge an den Zielmuskel weitergegeben wird, damit dieser weiß, was zu tun ist. Dort sammeln sensorische Nerven Informationen über den gegenwärtigen Zustand dieses Körperteils und schicken diese über das Rückenmark zurück ans Gehirn, wo diese Botschaften verarbeitet werden. Manche Informationen hingegen sind so grundlegend, dass eine Verarbeitung durch das Gehirn überflüssig ist. Sie wandern daher nur von den Muskeln zum Rückenmark und in einer Rückmeldeschleife, dem *Reflexbogen*, zu den Muskeln zurück. Solche Reflexe bewahren die Muskeln beispielsweise vor Überstreckung oder übermäßiger Kontraktion oder lassen die Hand vom Herd zurückzucken, noch ehe wir den Schmerz bewusst wahrnehmen.

Die so genannte *Propriozeption*, durch die der Mensch die räumliche Position des eigenen Körpers wahrnimmt, beruht auf einer komplexeren »Unterhaltung« zwischen Muskeln, Nerven und Gehirn. Damit sind wir (normalerweise) in der Lage, zu rennen, zu springen und uns in der Welt zu bewegen, ohne dabei zu stürzen oder überhaupt darüber nachzudenken. Bei Verletzungen wird dieses Gespräch unterbrochen. Danach muss nicht nur das Muskelgewebe heilen, sondern auch die Kommunikationswege zwischen Muskel und Gehirn müssen neu aufgebaut werden, bis das Gehirn sozusagen wieder auf Autopilot schaltet, wenn man sprinten, den Golfschläger schwingen oder Geige spielen möchte.

An dieser Stelle geht es uns in erster Linie um die Frage, wie die Muskeln miteinander und mit dem Rest des Körpers interagieren. Ein Muskel ist von Kapillaren durchzogen, die ihn mit dem für seine Funktion nötigen Blut versorgen, das Sauerstoff und Nährstoffe liefert. Ein Footballspieler erscheint auf den ersten Blick wie ein grobschlächtiges Muskelpaket, doch das Gewebe selbst (das nicht umsonst als weiches Gewebe bezeichnet wird) ist überraschend empfindlich und besteht größtenteils aus Wasser. Fließende Bewegungen sind dem Menschen nur möglich, wenn die Muskeln, mit denen unser ganzer Körper bepackt ist, nahtlos aufeinander abgestimmt sind.

Vom Kleinen zum Großen geht es um stetige, ungehinderte Bewegung – Bewegung ist Leben. Benachbarte Muskeln müssen sich genauso gegeneinander verschieben können wie die Faserbündel innerhalb der einzelnen Muskeln und wiederum die winzigen Myofibrillen innerhalb der Fasern. Wie eine Muskelkontraktion auf Molekularebene aussieht, ist nur mit dem Elektronenmikroskop zu erkennen: Zwei fadenförmige Proteine in-

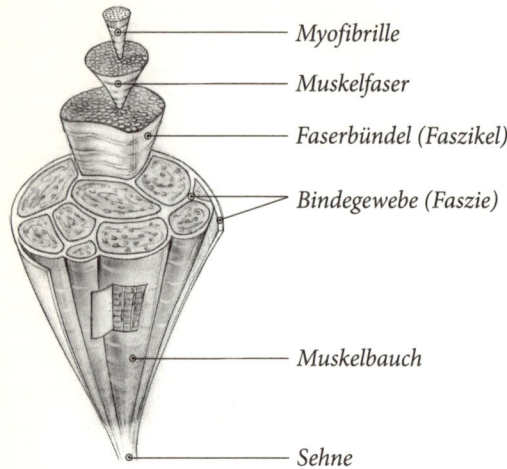

Myofibrille

Muskelfaser

Faserbündel (Faszikel)

Bindegewebe (Faszie)

Muskelbauch

Sehne

nerhalb der Myofibrillen, *Aktin* und *Myosin*, ziehen in entgegengesetzte Richtungen.

Der als »Muskel« definierte Teil des gesamten Muskels ist der *Muskelbauch*, in dem der größte Teil der Muskelkraft erzeugt wird. Zusätzlich hat die Natur den Muskel glücklicherweise an beiden Enden mit straffem Bindegewebe, den Sehnen, ausgestattet, welche den Muskel an die Knochen anheften. Die Sehnen übertragen die Muskelkraft und üben direkten Zug auf die Knochen aus, während das eigentliche Muskelgewebe sich nicht chirurgisch nähen lässt, geschweige denn einen sich bewegenden Knochen steuern könnte. (Der Begriff *Muskel* stammt von dem lateinischen Wort *mus* für »Maus«, weil man die spitz zulaufenden Sehnen auf beiden Seiten des Muskels mit der Schnauze und dem Schwanz einer Maus verglich.)

Ein weiteres Element des Muskelpakets ist das Bindegewebe *(Faszie)*, jene dünne, zähe, durchscheinende Membran, die alles im Körper umgibt: Muskeln, Knochen, Organe, Nerven, alles, was sich bewegt. Diese Membran können Sie sich wie die Pelle um einen Strang Würste vorstellen, oder Sie werfen einen Blick auf eine rohe Hähnchenbrust oder ein Stück Rindfleisch. Die Faszien sind die weißen Häutchen, die den Muskel umgeben und auch durchziehen. Im Körper des Menschen (aber auch des Rinds oder des Huhns) stellt das Bindegewebe eine Art flexibles, inneres Skelett dar, das die Muskeln an Ort und Stelle hält. Es kann sich aber auch mit ihnen verschieben und ihnen helfen, über benachbarte Strukturen zu gleiten.

DIE KNOCHEN

Dass die Muskeln ein lebendes, dynamisches System bilden, ist für uns selbstverständlich. Schon nach wenigen Wochen Training sind ein erkennbarer Kraftzuwachs und – je nach Testosteronmenge im Körper – sichtbarer Muskelzuwachs zu beobachten:

▶ Innerhalb der Muskeln steigt die Anzahl der Kapillaren, welche Flüssigkeit durchpumpen,

▶ neue Proteine werden als Bausteine für die Muskeln eingelagert,

▶ die Dichte der Mitochondrien, der Kraftwerke in den Zellen, nimmt zu.

Im Vergleich hierzu erscheint das Skelett vergleichsweise träge und eher wie der willkommene Rahmen, an dem die Muskeln und Organe befestigt sind. Spätestens mit Anfang zwanzig werden die Knochen zwar nach dem endgültigen Abschluss des Wachstums nicht mehr länger, doch das Skelett ist ebenso lebendig wie jeder andere Teil des Körpers. Ein Drittel der Knochen besteht aus lebenden Zellen. Innerhalb der Knochen erzeugen die Zellen des Knochenmarks rote und weiße Blutkörperchen sowie andere Zellen, die das Immunsystem antreiben.

Äußerlich sind die Knochen von einer Faserschicht umgeben, die Blutgefäße und Nerven enthält, dem *Periost*. (Schmerzen bei einem Knochenbruch beruhen auf dem zerrissenen Periost.) Doch selbst die zwei Drittel des Knochens, die aus harten Mineralien (vor allem Kalziumphosphat) bestehen, sind nicht statisch, denn es findet eine unablässige Erneuerung statt. Spezialisierte Zellen, die Osteoklasten, bauen alte oder beschädigte Knochenmasse ab. Im Gegenzug bauen andere Zellen, die Osteoblasten, neue Knochen auf. Benötigte Knochen werden gestärkt, nicht benötigte werden resorbiert. Da die allgemeine Knochendichte im höheren Alter deutlich zurückgeht (weil die Osteoklasten am Ende die Oberhand gewinnen), ist es Ihre Sache, Ihren Körper auf gesunde Weise zu belasten (also die Osteoblasten durch Kraft- und Ausdauertraining zu aktivieren), damit er den täglichen Belastungen ausreichend Widerstand entgegensetzen kann. Mit anderen Worten: Wer rastet, der rostet.

DIE GELENKE

Damit die Knochen sich in Bewegung setzen, müssen die Muskeln die nötige Kraft aufbringen. Wir brauchen aber noch eine dritte Komponente, nämlich den einfachen Mechanismus, der den Knochen gestattet, sich so gegeneinander zu verschieben, dass tatsächlich eine Leistung – Heben, Bücken und so weiter – stattfinden kann. Diese Mechanik bezeichnen wir als Gelenke. Ein einfaches Beispiel ist das Anheben des Unterarms. Das obere Ende des Bizeps beginnt im Schulterbereich. Dort ist der *Ursprung*, an dem der Muskel stabil verankert ist. Das andere Ende des Muskels verläuft bis zum *Ansatz* an dem Knochen, der sich bewegen soll, in diesem Fall bis direkt unter das Ellbogengelenk. Wenn der an der Schulter verankerte Bizeps sich zusammenzieht, hebt er also den Unterarm. Der Bizeps ist hierbei der *Agonist*, und wenn er aktiv wird, entspannt sich sein Gegenspieler *(Antagonist)*, der Trizeps. Ein Muskel kann nur durch Kontraktion ziehen, nicht »schieben«, so dass die Muskeln immer zusammenwirken müssen. Sobald der erwähnte Unterarm sich wieder senken soll, übernimmt deshalb der Trizeps die Rolle des Agonisten und zieht sich zusammen, während sich der Bizeps als Antagonist entspannt. Und schon ist der Arm unten.

Die meisten Gelenke, um die es in diesem Buch geht, sind Hebelsysteme, das heißt, sie setzen die Bemühungen verschiedener Muskeln in eine präzise, koordinierte Bewegung der Gliedmaßen um. Knie und Ellbogen gestatten als Scharniergelenke nur Bewegungen in ein oder zwei Richtungen, während Sprunggelenk und Handgelenk mehr Bewegungsfreiheit bieten. Die größten Möglichkeiten haben die Kugelgelenke, Hüfte und Schulter. Dabei muss jedes Gelenk eigene Kompromisse zwischen Kraft, Stabilität und Beweglichkeit eingehen.

Ein Gelenk soll den Knochen maximale Beweglichkeit und die nötige Stabilität, aber auch ein Minimum an Reibung gewähren. Die am Gelenk beteiligten Knochen sind von einer Hülle, der so genannten Gelenkkapsel, umgeben, in der die Gelenkflüssigkeit den Spalt zwischen den Gelenken gleitfähig macht. Die Knochenenden innerhalb der Gelenkkapsel sind von weicherem Gelenkknorpel umgeben, der Bewegungen ermöglicht, ohne dass die Knochen aneinander entlanggreifen. Außerhalb des eigentlichen Gelenks sorgen Schleimbeutel *(Bursae)* für eine zusätzliche Polsterung von Muskeln und Skelett.

Die widerstandsfähige äußere Schicht der Gelenkkapsel besteht aus einem anderen Knorpel, dem Bindegewebsknorpel *(Faserknorpel)*. Manche Gelenke besitzen spezielle Stoßdämpfer aus Faserknorpel innerhalb der Gelenkkapsel; hierzu gehören das Labrum in Schulter oder Hüfte und der Meniskus im Knie. Auch die Bandscheiben in der Wirbelsäule bestehen teilweise aus Faserknorpel, der hier mit einem Gallertkern gefüllt ist, welcher zwischen den Wirbeln Stoßbewegungen abfedert.

Innerhalb und manchmal auch außerhalb der Kapsel halten kräftige Gewebestreifen, die Bänder *(Ligamente)*, die beiden Knochen zusammen und an Ort und Stelle, um kontrollierte Bewegungen zu ermöglichen. (Das Gelenk mit den meisten Bändern – und den meisten Bänderrissen – ist das Knie.) All diese Gewebearten, die das ganze System letztlich am Laufen halten, fallen unter den Oberbegriff *Kollagen*. Kollagen ist das gummi-

artig feste und rundum faszinierende Material, das den Grund-
baustein für das gesamte Bindegewebe darstellt, für Knorpel und
Bänder, Faszien und Sehnen.

Der Aufbau der Gelenke ist sehr beeindruckend und im Detail
geradezu erschütternd raffiniert. Dennoch sollte man stets bedenken, dass die Muskeln sehr wirksame Stoßdämpfer sind, die
bis zur Hälfte der selbst erzeugten Kräfte (oder mehr) abfangen
können, ob wir nun auf dem Fußballfeld einen Zweikampf aus-
fechten oder am Schreibtisch sitzen. Das Zusammenspiel von
Muskeln und Gelenken scheint von Natur aus dazu zu dienen,
perfekt auf jede Umweltgefahr reagieren zu können, ob im Ver-
kehr oder beim Sport. Spätestens ab 35 oder 40 wissen wir, dass
auch dieses System nicht unangreifbar ist. Um dieses Thema geht
es im folgenden Kapitel.

KAPITEL 3
Funktionsstörungen:
Wenn nichts mehr geht

Für Muskel- und Gelenkprobleme mit zunehmendem Alter ist in erster Linie die Evolution des Menschen verantwortlich. Vor ein paar Millionen Jahren gingen unsere Vorfahren aus dem Vierfüßlerstand in den aufrechten Gang über, an den sich der menschliche Bewegungsapparat nie richtig angepasst hat. Mit viereinhalb bis sechseinhalb Kilogramm Gewicht gleicht der Kopf eines Erwachsenen einer Kanonenkugel. Bei einer schlechten Körperhaltung kann dieses Gewicht zu Nackenproblemen beitragen. Außerdem lastet der gesamte Oberkörper auf dem unteren Rücken. Unser Körper hat sich noch immer nicht mit der Schwerkraft ausgesöhnt.

Im Alter zeigen sich die wahren Tücken dieser Fehlkonstruktion. In jungen Jahren machen die Gelenke häufig noch alles mit, doch ab dem mittleren Lebensalter und danach macht man in der Regel Bekanntschaft mit der begrenzten Haltbarkeit des Gewebes, aus dem der Mensch besteht. (Was während eines Großteils der Menschheitsgeschichte keine große Rolle spielte, weil die durchschnittliche Lebenserwartung bei einem Bruchteil der heutigen lag.)

DIE KNOCHEN

Gehen wir erneut die drei Grundbestandteile des menschlichen Körpers durch: Knochen, Gelenke und Muskeln. Da Knochen weitgehend aus Mineralien bestehen, sind sie relativ starr. Damit überrascht es wenig, dass sie bei einem ausreichenden Stoß brechen können. Doch Knochen sind lebendes Gewebe. Abgesehen von Knochenbrüchen bei alten Menschen, Rauchern oder anderen Menschen mit geringer Knochendichte stimuliert ein Bruch die knochenbildenden Osteoblasten, den Knochen so gründlich wieder zusammenzufügen, dass er nach der Heilung kräftiger ist als zuvor. Männer können sich auf dieses Prinzip meist bis ins hohe Alter verlassen; erst dann entziehen die knochenabbauenden Zellen, die Osteoklasten, den Knochen so viele Mineralien, dass sie brüchig werden. Meist kommt es zu Mikrobrüchen in den Wirbeln, welche die Wirbelsäule zusammendrücken und uns einige Zentimeter Körpergröße kosten. Bei Frauen wird die Knochengesundheit wie vieles andere durch die Sexualhormone beeinflusst. Nach dem massiven Abfall des Östrogenspiegels in den Wechseljahren neigen Frauen daher verstärkt zu gefährlichem Knochenschwund (Osteoporose). Für ältere Frauen kann ein Oberschenkelhalsbruch lebensgefährlich sein. Wie man die Knochendichte durch Ernährung und Bewegung erhalten kann, besprechen wir in Kapitel 5 und 6.

DIE GELENKE

Unsere Gelenke leisten Schwerarbeit. Sie müssen die Knochen während ihrer Bewegungen in den Gelenkkapseln stabilisieren und tragen zugleich die Hauptlast des Körpergewichts. Ganz normales Treppensteigen, ob aufwärts oder abwärts, belastet das Knie mit dem Drei- bis Vierfachen des persönlichen Körpergewichts. Wie in Kapitel 2 beschrieben bewältigen die Gelenke diese Kräfte dank des Bindegewebes, das sie durchzieht und umgibt: den Sehnen und Bändern und dem Knorpel, die weitgehend aus Kollagen bestehen. Mit seiner schwammartigen Grundstruktur gestattet das Kollagen diesen verschiedenen Arten des Bindegewebes, sich auszudehnen und wieder zusammenzuziehen, um im jeweils richtigen Verhältnis von Festigkeit und Flexibilität auf die Kräfte zu reagieren, denen sie gerade ausgesetzt sind.

Bestimmte Gelenktraumata sind so massiv, dass es keine Rolle spielt, ob wir noch jung und geschmeidig sind. Wenn sich das Knie beim Skifahren auf eine bestimmte Art verdreht, weil uns die Skier wegrutschen, reißt das vordere Kreuzband. Doch mit zunehmendem Alter kann das Bindegewebe weniger Wasser speichern, und seine Geschmeidigkeit nimmt ab, so dass auch die Anfälligkeit für Verletzungen aus der alltäglichen Beanspruchung wächst. Die häufigsten Beispiele hierfür sind wohl Schäden an den Bandscheiben des unteren Rückens und am Meniskus im Knie. Bei beiden Stellen handelt es sich um stoßdämpfendes Gewebe aus Faserknorpel, das mit der Zeit austrocknet. Wenn dieses Gewebe altert, reicht schon eine einzige ungeschickte Bewegung, und schon bricht die Bandscheibe auf (Bandscheibenvorfall), oder es kommt zu einem Riss des flachen, halbmondförmigen Meniskus im Knie. Wer über vierzig ist und diesem Schicksal bisher entgehen konnte, hat sicher mindestens ein bis zwei weniger glückliche Freunde, die davon betroffen sind.

Verletzungen innerhalb eines Gelenks sind fast immer problematisch, weil dieses Gewebe so schlecht – oder gar nicht – heilt. Was die Natur nicht vermag, schafft hier die orthopädische Chirurgie. Bei einem Kreuzbandriss ist die operative Behandlung eine Entscheidung, die von Fall zu Fall getroffen werden muss. Manche Bänder- und Meniskusverletzungen heilen bei jungen Patienten langsam aus, weil bei ihnen die Durchblutung dieser später eher bescheiden mit Blut versorgten Bereiche noch besser ist. Auch die Sehnen – das Bindegewebe, mit dem die Muskeln an den Knochen hängen – heilen nur langsam. Deshalb werden schwere Sehnenrisse operativ wieder am Knochen befestigt.

Am schlechtesten von allen heilt der Knorpel, der die Knochenenden im Gelenk abpolstert. Innerhalb der Gelenkkapsel existiert keinerlei Blutzufuhr – der Knorpel wird allein durch die Gelenkflüssigkeit ernährt. Wenn der Knorpel durch Verletzungen geschädigt wird (egal in welchem Alter) oder durch Verschleiß (wenn er älter und trockener wird), hat er kaum oder wenig Möglichkeit, dies durch Heilung auszugleichen. Kein Gelenk ist dauerhaft vor kleineren Rissen und Kratzern gefeit, doch in den größeren Gelenken wie Hüfte, Knie und Schulter kann der Schaden eine Schwelle überschreiten und dann ein Eigenleben entwickeln: Wenn der Knorpel dünner wird, bewegen sich irgendwann die Knochen innerhalb der Gelenkkapsel nicht mehr korrekt, schädigen dadurch wiederum den Knorpel und lösen

Entzündungsreaktionen aus. Irgendwann ist der Knorpel komplett verschwunden, und Knochen reibt auf Knochen. Das zieht Schmerzen, Bewegungseinschränkungen und Verletzungen des Knochengewebes nach sich. Das ist fatal für das Gelenk, denn es kann zur Gelenkarthrose führen. (Im Gegensatz dazu ist die seltenere rheumatoide Arthritis eine Autoimmunkrankheit, bei welcher das Immunsystem körpereigenes Gewebe in den Gelenken angreift, normalerweise in den kleineren, empfindlicheren wie Fingern und Handgelenken.)

Dieses Szenario klingt bitter. Wichtig ist jedoch, dass Veranlagung und Verletzungen zwar eine große Rolle spielen, wir aber einiges dazu beitragen können, die Ziellinie mit gesunden, eigenen Gelenken zu überqueren. Dabei hilft stoßarmer Sport, während eine sitzende Lebensweise nur schadet. (Mehr zu diesem Thema in Kapitel 6 sowie in den Kapiteln zu den individuellen Muskelgruppen.)

DIE MUSKELN

Wenden wir uns nun den Muskeln zu, die solche hilfreiche Bewegung ermöglichen. Während die Gelenke mitunter die schwächsten Glieder des Bewegungsapparats darstellen, sind die Muskeln, die Bewegungen antreiben, ihre zähesten Verteidiger. Die Muskeln fangen viel von der physischen Kraft ab, die auf den Körper einwirkt. (Denken Sie an den Ruck im Knie, wenn man den Bordstein übersieht und der Fuß ungebremst auf die Straße tritt, ohne dass die Beinmuskeln den kurzen Absatz abfedern können.)

Kräftige Muskeln können ein Gelenk kompensieren, dessen innere, verschiebbare Teile nicht mehr rundum gesund sind. Dafür möchten wir hier ein dramatisches Beispiel anführen: Vor einiger Zeit behandelten wir einen begabten Laufamateur. Sein letzter Marathon war planmäßig verlaufen, bis er den Lauf gegen Ende wegen akuter Hüftschmerzen abbrechen musste. Der Befund der Röntgenuntersuchung – fortgeschrittene Hüftarthrose *(Cox-Arthrose)* – verschlug uns die Sprache. Seine gut trainierten Sportlermuskeln waren so funktionstüchtig, dass er Marathons absolvierte, während ein passiver Mensch mit ähnlich ausgeprägter Krankheit sich wohl schon die letzten fünf Jahre nur noch unter Schmerzen und humpelnd fortbewegt hätte. Natürlich ist unser Marathonläufer nicht nur ein Extremfall, sondern auch ein warnendes Beispiel, denn ihm standen nunmehr ein künstliches Hüftgelenk und das Ende seiner Laufkarriere bevor. Doch jeder Einzelne sollte gesunde Muskeln anstreben, die gesunde (oder ausreichend gesunde) Gelenke stützen.

Aus der wissenschaftlichen Literatur wissen wir, dass Schmerzen und Bewegungseinschränkungen nicht immer nur auf Gelenkschäden beruhen. In einer berühmten Studie, die 1994 im *New England Journal of Medicine* erschien, wiesen 64 Prozent der Untersuchten, erhebliche Bandscheibenschäden auf, die im MRT sichtbar waren, aber keinerlei Beschwerden hervorriefen. Ähnliche Studien zu Meniskusschäden ergaben laut einer Meldung aus Harvard, dass bei jedem Dritten über 45-Jährigen ein Meniskusriss vorliegt, von denen aber nur ein Bruchteil Symptome verursacht.

Werfen wir nun einen Blick auf die Muskelfasern. Wie das Bindegewebe altert auch ein Muskel mit der Zeit, trocknet aus und wird weniger geschmeidig. Damit steigt die Verletzungsgefahr. Im Gegensatz zu Knochen, die normalerweise nach der Heilung fester sind als vorher, bildet sich nach Muskelrissen ein Verschlussgewebe zweiter Wahl. Dieses Narbengewebe aus Kollagen ist steifer und schwächer als die ursprünglichen Fasern. Im Gegensatz zum Bindegewebe sind Muskeln jedoch gut durchblutet und von Kapillaren durchzogen, die Sauerstoff und Nährstoffe liefern. Dadurch ist eine rasche (wenn auch nicht so perfekte) Heilung gewährleistet. Gesunde Muskeln können auf gesunde Belastung reagieren, indem sie größer und stärker werden.

Wenn der Mensch nicht aktiv gegensteuert, gehen Muskelmasse und Leistungsfähigkeit ab dem 40. Lebensjahr um etwa ein Prozent pro Jahr zurück. Alle Körperfunktionen lassen mit zunehmendem Alter nach, aber nichts regeneriert sich so gut wie Muskeln, die man beansprucht. In einer berühmten Studie eines Forschers der Universität Arkansas konnten 100-jährige Teilnehmer durch leichtes Hanteltraining ihre Kraft verdoppeln. Ganz sicher hat die amerikanische Schwimmerin Dana Torres einigen die Augen geöffnet, als sie bei der Olympiade in Peking die halb so alte Konkurrenz schlug und drei Silbermedaillen einheimste. Muskeln sind für den Menschen eine erneuerbare Energiequelle, die mit Wind- oder Sonnenenergie vergleichbar ist. Das Bindegewebe hingegen, insbesondere der Gelenkknorpel, ist mehr wie das nicht erneuerbare Öl. Wenn er uns im Stich lässt, haben wir Mühe, uns an den neuen Zustand anzupassen. Wenn er verbraucht ist, ist er endgültig dahin.

Um den Körper anzutreiben und die Gelenke zu schützen,

müssen die Muskeln Nervenimpulse mit simultanem Anspannen und Entspannen von Agonist und Antagonist beantworten. Wenn dies nicht möglich ist, liegt häufig eine Fehlfunktion der Muskeln oder eine Verletzung vor, darunter vor allem Traumata und chronische Schäden. Ein Trauma entsteht durch eine spontane Schädigung, also ein Stolpern, einen Sturz oder einen Autounfall. Am häufigsten kommt es dadurch zu einer Muskelzerrung, bei der die Fasern des verletzten Muskels abrupt überdehnt werden und reißen. Das Ausmaß der zerrissenen Fasern bestimmt den Schweregrad der Zerrung. (Bei Muskeln spricht man von einer *Zerrung*, während man bei Bändern von einer *Dehnung* redet. Muskeln und Bänder können auch reißen.) Im einfachsten Fall wird ein Muskel zu stark oder zu lange belastet und macht dann schlapp, zum Beispiel wenn untrainierte Freizeitsportler zu Beginn der Saison mit kurzen Sprints anfangen und sich dabei eine Zerrung am hinteren Oberschenkelmuskel zuziehen.

MUSKELTRAUMA ODER CHRONISCHE SCHÄDIGUNG?

Aber was geschieht, wenn die Zerrung keine kurzfristige Angelegenheit ist? Zum Beispiel, wenn unangenehme Zugschmerzen zurückbleiben. Oder wenn das Gelenk und der angrenzende Muskel durch alltägliche Belastungen mehr schmerzen oder schwächer werden. Damit betreten wir den Bereich der chronischen Schädigung, bei der das Zusammenwirken von Muskeln und Gelenken auf irgendeine Weise langfristig gestört wurde, was

info

Fünf Gründe für schwache Muskeln

1. **Mangelnder Gebrauch** führt zu Schmerzen und Funktionsstörungen und kann über die »kinematische Kette« auch andere Muskeln und Gelenke beeinträchtigen. Ein gutes Beispiel hierfür sind die Gesäßmuskeln, die bei Langstreckenläufern wenig beansprucht werden. Bei schwachen Gesäßmuskeln verschieben sich die Hüften beim Laufen zur Seite, was zu einem muskulären Ungleichgewicht, ineffizientem Schrittablauf und unter Umständen zu Unterschenkelverletzungen führen kann.

2. **Erschöpfung durch Überbeanspruchung** kann entstehen, wenn die Muskeln sich ständig bemühen, etwas Instabiles zu stabilisieren. Langes Sitzen kann im anhaltenden Kampf gegen Schwerkraft und Fehlhaltungen die untere Rückenmuskulatur schwächen oder ermüden, bis sie sich schmerzhaft verspannt.

3. **Nervenschäden** an Nerven, die mit einem Muskel verbunden sind, können dazu führen, dass dieser Muskel nicht mehr richtig kommunizieren kann. Das Gewebe könnte zwar reagieren, aber der Körper kann sich ihm nicht mitteilen, so dass der Muskel schwächelt. Wenn dieses Nervenproblem nicht behoben wird, kommt es auf die Dauer durch mangelnde Nutzung des Muskels zur Muskelatrophie.

4. **Infektion.** Solange der Muskel seine Kraft braucht, um eine Infektion abzuwehren, ist er geschwächt.

5. **Muskelerkrankungen** wie Muskeldystrophie verursachen eine fortschreitende Schwächung und Atrophie von Muskeln.

nun eine Dauerreizung erzeugt. Zu den häufigsten Formen chronischer Verletzungen zählen die so genannten wiederholten Überlastungsverletzungen oder – bei unablässigen, kleinen, schnellen Bewegungen ohne ausreichende Erholungspause für die Muskeln, zum Beispiel beim fortwährenden Klicken mit der Maus – das repetitive (meist beruflich bedingte) Überlastungssyndrom. Dabei entstehen kleine Risse in Muskeln und Bindegewebe; das Areal entzündet sich, und diese Entzündung wird irgendwann chronisch. Solche wiederholten Überlastungsverletzungen zählen mittlerweile zu den häufigsten Berufskrankheiten und führen im Gesundheitssystem und durch verminderte Produktivität in der Wirtschaft zu Kosten in Milliardenhöhe. Die beiden Hauptprobleme aus diesem Komplex, die wir in den nachfolgenden Kapiteln näher beleuchten, sind das Karpaltunnelsyndrom und Kreuzschmerzen. Dabei ist das Problem bei letzteren interessanterweise nicht zu viel Bewegung, sondern zu wenig. Die Haltemuskulatur muss bei starrer Sitzhaltung so hart arbeiten, um die Wirbelsäule aufrecht zu halten, dass sie ermüdet und überreizt reagiert.

Die Trennlinie zwischen traumatischer und chronischer Schädigung ist relativ unscharf. Manchmal kann ein Muskeltrauma einen Gelenkbereich destabilisieren und chronische Probleme hervorrufen. Manchmal schwächt eine chronische Entzündung Muskeln oder Bindegewebe so stark, dass schon eine ganz normale Dreh- oder Hebelbewegung das angrenzende Gewebe zum Reißen bringt. Gehen wir nun jedoch über die üblichen Lehrbuchinformationen hinaus und sehen uns genauer an, auf welche Weise Muskeln Schmerzen und Bewegungseinschränkungen erzeugen können, ehe wir erklären, was man dagegen tun kann.

Wenn ein Muskel durch zu lange oder zu heftige Belastung überanstrengt wird, kann er sich als Notwehrreaktion derart abrupt verkürzen und verkrampfen, dass es schmerzt. Allerdings liegt die Ursache von Muskelschmerzen leider nicht immer dort, wo es am meisten weh tut. Das ist ein Grund, weshalb Muskelprobleme leicht mit Gelenkverletzungen verwechselt werden. Muskeln übertragen Schmerzen auf mehreren Wegen in andere Körperteile. Manchmal übt ein kontrahierter Muskel Druck auf einen Nerv aus, der dann Schmerzen, Taubheit oder Prickeln an einem anderen Körperteil entlang dieser Nervenbahn meldet. Deshalb können Schmerzen im Bein zum Beispiel auf einem am Rücken eingeklemmten Ischiasnerv beruhen. Manchmal stellt ein überlasteter Muskel auch einfach seine Arbeit ein und zwingt damit benachbarte Muskelgruppen, seine Aufgabe zu übernehmen, bis *diese* ebenfalls ermüden und dann schmerzen. Wenn ein Teil eines Muskels Probleme hat, kann an der Stelle, wo die Sehne am Knochen ansetzt, eine schmerzhafte Zugbelastung spürbar werden. Solche *Übertragungsschmerzen* erschweren die Diagnose und erfordern die Einbeziehung des Gesamtbilds der Skelettmuskulatur. Kreuzschmerzen bedeuten eben nicht immer, dass dort die Ursache des Problems liegt und die Behandlung dort ansetzen muss. Deshalb sollte man grundsätzlich einen Arzt aufsuchen, anstatt eine Eigendiagnose zu stellen!

Sehnen werden oft als schmerzhaft empfunden. Jeder kennt die Sehnenscheidenentzündung, bei der die Sehne und der zugehörige Muskel überlastet und überdehnt sind. Häufige Beispiele sind der »Tennisellenbogen« *(laterale Epikondylitis)* oder die angeschlagene Achillessehne. Die Sehne selbst ist dabei laut aktuellen Meldungen nur selten entzündet. Die chronischen Schmerzen entstehen vielmehr meist durch eine Schädigung der Kollagenfasern in der Sehne, eine abwärts führende Spirale aus mikroskopisch feinen Rissen und Vernarbungen, für die *Tendinose* die bessere Bezeichnung ist. Die konventionelle Behandlung einer Tendinose durch entzündungshemmende Wirkstoffe ist meist von wenig Erfolg gekrönt und übersieht dabei die mögliche Ursache des Problems, nämlich übermäßig kontrahierte Muskelfasern, die auf die Sehnenenden Zug ausüben.

Bei einer schweren Gelenkverletzung hingegen sind Muskelprobleme nicht die Ursache, sondern eine Folgeerscheinung. Hier registrieren die Schmerzrezeptoren innerhalb des Gelenks ein Problem bei der Bewegungsabfolge im Gelenk und senden Signale an die Muskeln, damit das betroffene Gelenk langsamer oder gar nicht mehr bewegt wird, um einer weiteren Schädigung vorzubeugen. Solche Schutzreflexe lassen in der Natur zum Beispiel ein Tier mit angezogenem Bein weiterhinken, um das verletzte Gelenk zu entlasten. Der Mensch hingegen trifft lieber die

info

Übertragungsschmerzen

Sehr häufig äußern sich Muskelschmerzen in entfernten Körperregionen. Die Symptome eines verletzten oder gereizten Muskels sind in solchen Fällen nicht dort zu spüren, wo sie ursprünglich entstanden sind. Das kann die Diagnose und Therapie erschweren, aber auch für den Patienten recht verwirrend sein. Die Abbildungen rechts zeigen typische Übertragungsschmerzen durch Muskelprobleme, die mitunter ausschließlich, mitunter auch nur zusätzlich in den schattierten Bereichen Beschwerden bereiten.

1. *M. psoas* (A)

2. *M. gluteus maximus* (C)

3. *M. piriformis* (E)

4. *M. trapecius* (G)

5. *M. biceps brachii* (I)

6. *M. scaleni* (K)

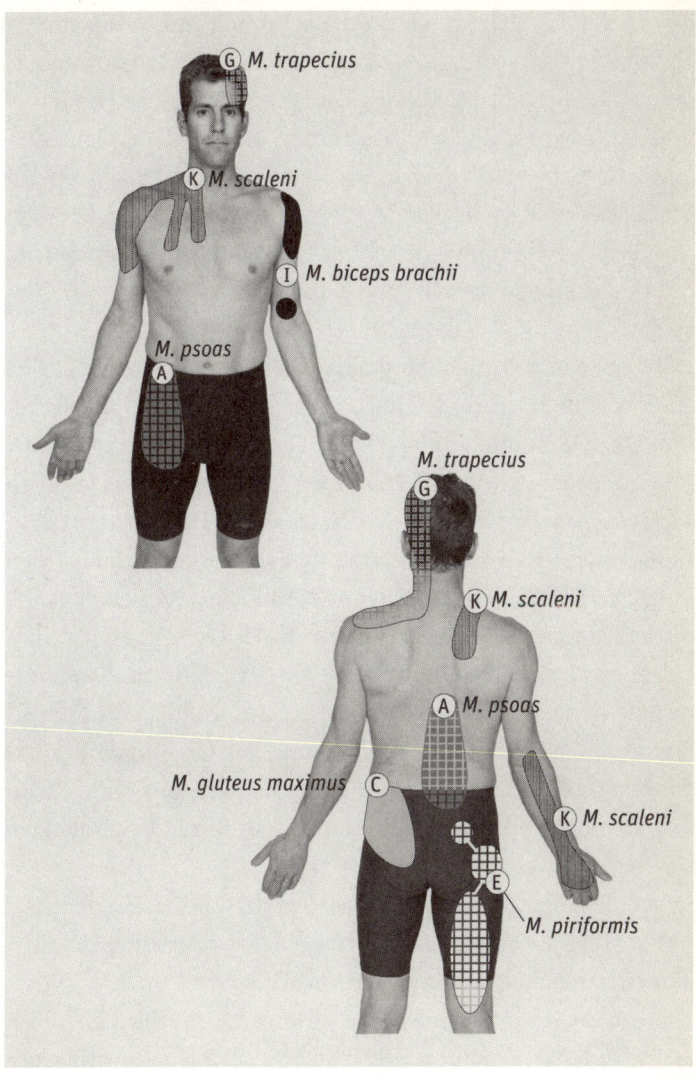

bewusste Entscheidung über seinen Körper und bringt möglicherweise trotz der Schmerzen in Knie oder Hüfte und rundherum verhärteter Muskeln seinen Lauf oder sein Spiel zu Ende.

Wie wir bereits gesehen haben, kann die eigentliche Schmerzquelle bei Muskelschäden in den Nerven, den Sehnen oder den Muskelfasern selbst begründet sein – oder in einer Kombination aus allen drei Komponenten. Zum Glück ist das Hauptproblem, die verspannten Muskeln, durch manuelle Therapien wirksam behandelbar.

Bei der Muskelbehandlung muss der manuelle Therapeut sich auch mit der Folgeerscheinung, nämlich der Entzündung, befassen. Die Entzündung ist bei einem Verletzungstrauma zunächst im Grunde etwas Gutes. Der Körper versucht, sich vor weiteren Verletzungen zu schützen, und setzt einen Heilungsprozess in Gang, indem er reichlich Plasma, Flüssigkeit und Immunzellen in den verletzten Bereich schleust. Bei anhaltender Reizung oder einem chronischen Problem nistet sich diese Entzündung gründlich ein und wird Teil des Problems anstatt die Lösung. Nun bleiben die Muskelfasern verkürzt und drücken dadurch die Kapillaren zusammen, was die Durchblutung vor Ort mindert. Diese Reaktion hat doppelt negative Folgen, denn sie drosselt die Sauerstoffzufuhr und hemmt den Abtransport von Abbauprodukten des Stoffwechsels.

In einem derart gereizten Milieu legt der Körper Narbengewebe auf Kollagenbasis an, um das Gewebe zu stabilisieren. Bei einer akuten Verletzung ist das auch sinnvoll, denn ein anderes »Pflaster« haben die Muskeln nicht. Bei chronischen Problemen hingegen ist es kontraproduktiv. Die mikroskopisch feinen Verklebungen behindern nämlich die fein abgestimmten, gegenläufigen Kontraktionen der Muskelfasern und das Gleiten des Muskels über benachbarte Muskeln und Nerven, aber auch die Gesamtbewegung innerhalb der ausgedehnten Bindegewebshülle, die dem gesamten Weichteilsystem seine Form verleiht. Diese Reibungen erzeugen neue Entzündungen und Schwellungen und lösen ihrerseits die Bildung neuer Verhaftungen aus und so weiter.

MANUELLE MUSKELTHERAPIE

Manuelle Therapieansätze können das Muskelgewebe auf unterschiedliche Weise aus dieser Abwärtsspirale herausziehen. Seit Jahrhunderten bringen Massagen den Körper wieder auf Trab. Eine Massage regt die Durchblutung an, damit die nach Sauerstoff lechzenden Muskeln wieder mit Blut versorgt werden. Sie hilft aber auch dem Lymphsystem beim Abtransport von Abfallprodukten. Mit modernen Therapieansätzen wie *Active Release Techniques (ART)* und Triggerpunkttherapie ist die manuelle Therapie im 21. Jahrhundert angelangt, wo sie sich auf der Grundlage anatomischer und physiologischer Erkenntnisse geschädigter Muskeln annimmt. Ihre Wurzeln lassen sich bis ins alte China zurückverfolgen, wo Akupressur und Akupunktur entwickelt wurden. (Die Wegbereiterin der Triggerpunkttherapie, die Ärztin Janet Travell, sorgte unter anderem für die Präsidenten John F. Kennedy und Lyndon Johnson.)

Eine Aufzählung bekannter Anwender manueller Therapien würde den Rahmen dieses Buches sprengen. Dr. DeStefano beherrscht etliche Behandlungstechniken für Muskeln, nutzt aber in erster Linie ART. Diese Vorliebe hat sicherlich einen Einfluss auf die Behandlungen, die wir für die jeweiligen Problemzonen vorschlagen. Doch die Betonung in diesem Buch liegt nicht auf speziellen Techniken, sondern auf dem Verständnis und der Diagnose von Problemen, die auf vielerlei Weise manuell angegangen werden können. Es gibt keinen wissenschaftlichen Maßstab, dem zufolge eine bestimmte manuelle Therapie »besser« ist als eine andere. Manche Therapeuten erzielen ausgezeichnete Erfolge, indem sie Methoden kombinieren, die auf ganz unterschiedlichen theoretischen Ansätzen basieren, zum Beispiel ART und Akupunktur. Viele ART-Therapeuten gehen die unterschiedlichsten Muskel- und Skelettprobleme ihrer Patienten wie Dr. DeStefano gern durch eine Kombination von Muskelarbeit und chiropraktischer Behandlung an.

In den letzten zehn Jahren gab es einen großen Wissenszuwachs beim Verständnis der Physiologie überlasteter Muskeln. Nach wie vor ist jedoch unklar, auf welche Weise die verschiedenen Schulen manueller Therapien letztlich ihre guten Ergebnisse erzielen. Jede manuelle Therapie hat ihr eigenes Dogma, das sich allerdings im Unterschied zu vielen medizinischen und chirurgischen Behandlungen häufig nicht auf harte Fakten stützt.

Spannende Ergebnisse gibt es hingegen im Hinblick auf die Schlüsselrolle des Bindegewebes, das Muskeln, Gelenke und Knochen zu einem einzigen, miteinander verbundenen System verschmilzt. Hier finden bahnbrechende Arbeiten zu den Integrinen statt, einer Gruppe molekularer Rezeptoren. Diese Moleküle scheinen die Kommunikation zwischen den verschiedenen

Zellen des Bewegungsapparats zu ermöglichen, damit sich zum Beispiel bei einer Armbewegung alles – von der Haut bis zum Knochen – mitbewegt.

Solche Forschungen könnten uns in Zukunft zu einem besseren theoretischen Verständnis für unsere Behandlung verhelfen, ob wir nun einen Muskel manuell bearbeiten oder ihn durchtrennen, um ein Gelenk operativ wiederherzustellen. Im vorliegenden Buch hingegen geht es in erster Linie um praktische Ansätze, mit deren Hilfe Ihre Muskeln und Gelenke so gut funktionieren und so lange halten sollen wie der Rest Ihres Körpers.

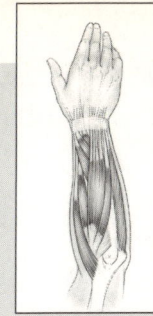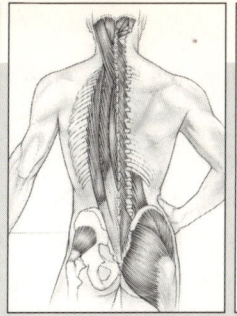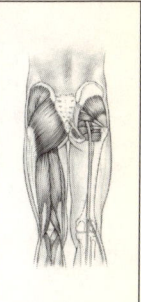

TEIL II

Belastbarkeit

In den folgenden drei Kapiteln geht es darum, die Belastbarkeit des Bewegungsapparats zu erhöhen, damit er besser vor Verletzungen und Alltagsbelastungen geschützt ist. Mit Hilfe unserer Trainingsprinzipien und Lieblingsübungen können Sie sich ein umfassendes Programm für funktionelle Fitness zusammenstellen, das Gleichgewicht, Ausdauer, Muskelkraft und Knochen anspricht und damit sowohl insgesamt die Gesundheit fördert als auch das Verletzungsrisiko senkt.

KAPITEL 4
Körper und Psyche

Wir werden dafür bezahlt, dass wir Muskeln und Gelenke unserer Patienten behandeln, nicht ihre Psyche. Und wir behaupten keineswegs, dass wir die komplexe Beziehung zwischen Körper und Psyche in allen Einzelheiten verstehen (wer vermag das schon?). Dennoch fällt uns immer wieder auf, wie tief diese Verbindungen reichen und wie bedeutsam sie sein können. Denken Sie zum Beispiel an das Atmen. Im letzten Kapitel haben wir erläutert, dass entzündetes, verkrampftes Gewebe schlechter durchblutet und damit auch schlechter mit Sauerstoff versorgt wird. Das führt auf Mikroebene zur Bildung mikroskopisch kleiner Vernarbungen. Auf Makroebene können wir uns vorstellen, dass Sie zu Hause oder bei der Arbeit stark gefordert sind. Ohne es bewusst wahrzunehmen, reagieren Sie mit schnelleren flacheren Atemzügen (die weniger Sauerstoff liefern) und Anspannung. Die Muskeln im unteren Rücken und am Gesäß, aber auch im Schulter- und Halsbereich ziehen sich zu einer leicht gebeugten Verteidigungshaltung zusammen, als ob man sich gegen die Nackenschläge des Lebens rüsten wollte. Das bedeutet, dass die Lunge weniger Sauerstoff durchlässt und noch weniger davon in den verkrampften Muskeln ankommt.

DR. DESTEFANO

Zwischen emotionalen Belastungen und muskulärer Dysfunktion besteht eine enge Verbindung. Dabei ist es nicht nur der Stress, der die körperliche Problematik verursacht. Sie ist vielmehr Ausdruck dieser Belastung und deren Speicherung und Darstellung im Körper, also das individuelle Reaktionsmuster eines Patienten auf Stress. Bei manchen Menschen treten daher überhaupt keine körperlichen Symptome auf, während andere Stress im Körper speichern und körperlich ausdrücken. Mitunter brechen Patienten in meiner Praxis in Tränen aus, was in manchen Fällen eine Reaktion auf den Schmerz ist, in anderen das Ergebnis psychischer Belastung. Deshalb liegen bei mir stets Taschentücher bereit.

KRANK MACHENDES VERHALTEN

In Kapitel 11, *Der untere Rücken*, gehen wir näher auf quälende Rückenschmerzen in diesem Bereich ein. Doch wie sieht die natürliche (leider kontraproduktive) Reaktion des Patienten aus? Er legt sich hin, was bei akuten Verkrampfungen im Rücken sogar sinnvoll sein kann. Nach dem Aufstehen meidet man in der Regel alles, was diese Muskelgruppe belasten könnte, also lange Wege, Joggen und bestimmte Arbeiten in Haus und Garten, weil man nicht noch einmal so heftige Schmerzen leiden möchte. Wenn man also unbedingt gehen muss, wird die schmerzende

DR. KELLY

Ich glaube, dass die psychische Verfassung eines Patienten einen erheblichen Einfluss auf seine Genesung hat. In meiner Praxis arbeite ich deshalb mit positiven Bestärkungen: »Doch, Sie machen das wunderbar. Es muss sogar weh tun, es war eben eine Operation.« Während der Rekonvaleszenz reagieren die Leute oft frustriert und sagen: »Ich bin doch nur fünf Kilometer am Strand entlanggewandert, und plötzlich bringt mich meine Hüfte fast um. Dabei habe ich gar nichts gemacht.« Dann erkläre ich: »Nun, Ihre Hüfte sieht das anders. Ihre Enttäuschung und Niedergeschlagenheit ist ganz normal, aber solche Gefühle behindern die Genesung. Mit Optimismus und einer positiven Einstellung geht es Ihnen schneller besser.«

Seite geschont und das Gewicht auf die andere Seite verlagert. So geht man automatisch schief.

Das ist ein gutes Beispiel für eine krank machende Schonhaltung, denn der Patient handelt so, dass es ihn krank macht, obwohl dies das Letzte ist, was er freiwillig täte. Die Einschränkung der persönlichen Aktivität schwächt die Muskeln, insbesondere ihre Fähigkeit, Stöße abzufedern. Verkürzte, straffe Muskelfasern sind anfälliger für Zerrungen und Schmerzen. Wer Gang oder Schulterhaltung verändert, um den schmerzenden Bereich zu entlasten, stört aktiv die normale Biomechanik im Körper und überlastet die kompensierenden Muskeln. Probieren Sie es aus!

Das heißt, probieren Sie es lieber nicht, sondern stellen Sie sich einfach vor, Sie müssten einen ganzen Tag in einer »Schonhaltung« leicht nach vorn gebeugt und schief umherhumpeln. Am Abend dürfte Ihnen der untere Rücken solche Schmerzen bereiten, dass Sie nicht mehr so tun als ob.

Bewegung ist Leben! Ihr Rücken ist vielleicht nicht 100-prozentig in Ordnung, doch ein langer Spaziergang oder – bei trainierten Läufern – langsames Joggen kann dem verletzten Bereich wieder Blut und Sauerstoff zuführen und so die Heilung beschleunigen.

Kommen wir nun zum seelischen Anteil am Körper-Seele-Komplex. Wer sich an einem schweren Urlaubskoffer verhoben hat, braucht den nachfolgenden Rückenschmerzen nur selten auf den Grund zu gehen: Lassen Sie sich nicht zu Schonhaltungen hinreißen, sondern bewegen Sie sich; dann lässt der Schmerz in der Regel nach. Bei wiederkehrenden oder chronischen Rückenschmerzen hingegen können selbst bei erheblichen Bandscheibenschäden auch psychische Ursachen eine Rolle spielen. In erster Linie trägt die Angst vor massiven Rückenkrämpfen zu der Muskelspannung bei. Sie kann den Schmerz ganz oder zumindest teilweise erzeugen – ein Teufelskreis. Unterschwellig kann parallel dazu mit dem Versuch, mit diesen Schmerzen fertigzuwerden, ein ganzes Bündel negativer Gefühle verbunden sein. Ursache und Wirkung sind zwar noch lange nicht ausreichend erforscht, doch es gibt zahlreiche fundierte Ergebnisse, denen zufolge Depressionen oder das Gefühl, wenig Kontrolle über das eigene Leben zu haben, das Auftreten chronischer Schmerzen begünstigen. In einer berühmten Studie aus Stanford zur Vorhersagbarkeit von Rückenschmerzen gestatteten die psychologischen Testergebnisse eine deutlich zuverlässigere Prognose als im Röntgenbild oder mittels MRT nachgewiesene strukturelle Rückenschäden.

DR. KELLY

Verletzungen und körperliche Behinderungen sind stark emotional behaftet. Vor kurzem hatte ich eine neue Patientin, die alle meine Fragen nur sehr knapp und einsilbig beantwortete. Schließlich erklärte sie mir: »Mein Arzt sagte, Sie könnten mein Problem im Handumdrehen beheben, aber ich musste sechs Wochen auf diesen Termin warten!« Darauf konnte ich nur antworten: »Ihre Einstellung mir gegenüber wie auch Ihrer Hüfte gegenüber ist wichtig fürs Gesundwerden. Ihre Verärgerung erschwert meine Bemühungen, Ihnen zu helfen. Hier geht es nicht nur um ein körperliches Problem.« Manchmal kommen auch Patienten, die unter einer falsch diagnostizierten oder schlecht behandelten Verletzung leiden oder wütend darüber sind, und man ist in der Lage, die Ursache zu erkennen und zu beheben. Solche Patienten sind anschließend nicht nur schmerzfrei, sondern können auch allen emotionalen und psychischen Ballast abwerfen. Das sind echte Sternstunden für mich.

DR. DESTEFANO

Vor einigen Jahren behandelte ich einen ehemaligen Geschäftsmann, der sich zur Ruhe gesetzt hatte. Ich hatte irgendwann dieses starke Gefühl, dass bei seinen Rückenschmerzen seelische Faktoren mitspielten. Ich schlug ihm vor, mit Hilfe eines Therapeuten nachzuforschen, was sich auf tieferer Ebene bei ihm abspielte. Daraufhin stürmte er erbost aus meiner Praxis. Vor zwei Jahren tauchte er wieder auf und meinte: »Doktor, ich muss Ihnen etwas erzählen.« Nach unserem letzten Termin war sein Leben zerbrochen. Er hatte sich immer mehr zurückgezogen und kurz vor dem Selbstmord gestanden, bis seine Familie ihn schließlich einliefern ließ. Nach einer Behandlung mit Antidepressiva und mehrjähriger Therapie war er irgendwann körperlich und seelisch wiederhergestellt. Mir selbst gab er einen Rat, den ich seither beherzige: »Wenn Sie einen Patienten fragen, wie es ihm geht, und er sagt: ›Na ja, ich habe immer noch diese Rückenschmerzen‹, und beim letzten Termin hatte er Rücken- und Nackenschmerzen, dann handelt es sich um einen Patienten, der eine Verbesserung gar nicht wahrnimmt. Sie müssen ihn dazu bringen, die Verbesserung wahrzunehmen.« Das stimmt! Manche Menschen wollen ihren Schmerz nicht loslassen. Und manche Patienten haben Angst, dass sie keiner mehr beachtet, wenn sie nicht mehr krank sind.

GEDANKENSPIEL

Der radikalste Angriff auf die gängige Auffassung, dass heftige Rückenschmerzen durch Bandscheibenschäden zu erklären sind, stammt von dem New Yorker Orthopäden John Sarno. Sarnos Einfluss auf die Schulmedizin blieb begrenzt. Doch sein Bestseller *Befreit von Rückenschmerzen* hat eine beeindruckende Zahl von Lesern davon überzeugt, dass die eigentliche Ursache ihrer Rückenprobleme im Kopf liegt. Sarno zufolge gehen die Schmerzen auf verspannte Muskeln und eingeschränkte Sauerstoffzufuhr zurück. Aber diese körperliche Reaktion wird letztlich durch unterdrückte negative Gefühle ausgelöst, insbesondere Ärger. Rücken- oder Nackenschmerzen sind ein unbewusstes Ablenkungsmanöver, wenn man sich lieber mit dem körperlichen als mit dem seelischen Schmerz auseinandersetzen möchte. Stellt man sich der wahren Ursache dieser seelischen Schmerzen, verschwinden laut Sarno auch die körperlichen Probleme, und zwar schneller, als man denkt.

Mittlerweile bestätigen selbst streng konservative orthopädische Chirurgen, dass seelische Belastungen bei Rückenschmerzen eine Rolle spielen können. Andererseits sind bei starken Rückenschmerzen oft tatsächlich auch geschädigte Bandscheiben beteiligt. Ob wir Dr. Sarnos Theorie zustimmen, dass bei Rückenschmerzen mit Muskelbeteiligung grundsätzlich das Unterbewusstsein dahintersteckt, wollen wir an dieser Stelle nicht näher beleuchten. Doch wenn man über die negativen Kommentare von Dr. Sarno über seine Kollegen hinwegsieht, können wir seinem Grundkonzept zustimmen: In vielen Fällen lassen sich

Schmerzen lindern oder hören auf, wenn man sich entspannt, die verspannten Muskeln nicht mehr zusammenzieht und lernt, mit unangenehmen Gefühlen anders umzugehen.

Obwohl auch wir der Ansicht sind, dass Rückenschmerzen ein körperlicher Ausdruck unterdrückter Gefühle sein können, haben wir einen völlig anderen Behandlungsansatz. In unseren Augen spielt es keine Rolle, weshalb sich ein Muskel ursprünglich verkrampfte. Sobald er in Kontraktion verharrt, laufen schädliche körperliche Veränderungen ab, darunter Sauerstoffmangel und die Entstehung von Narbengewebe. In diesem Buch erklären wir in erster Linie, wie manuelle Therapien solche körperlichen Veränderungen auf körperlicher Ebene angehen. Wer beispielsweise das Glück hat, keine »persönliche Schwachstelle« im Bewegungsapparat zu haben, kennt vielleicht allgemeine Verspannungen. Wenn Sie es jedoch immer gleich im Kreuz haben oder unter chronisch verspannten Schultern leiden, meldet sich hier vermutlich der Alltagsstress. Wenn solche angegriffenen Muskeln nicht behandelt werden, macht weiterer Stress das Problem nur noch schlimmer.

Eine Muskelmedizin, die diesen Namen wirklich verdient, sollte Körper und Seele gleichermaßen ansprechen. Im Umgang mit chronischen Rücken- und Nackenschmerzen sollten wir alle verfügbaren Instrumente einsetzen, um die körperlichen Symptome zu lindern und eventuell dahinter versteckte seelische Ursachen zu lösen. Die konventionelle Psychotherapie hilft Patienten in der Regel dabei, sich mit ihren individuellen Lebensfragen auseinanderzusetzen, während unsere Übungen zur Stressminderung Menschen helfen, sich allgemeiner körperlicher Prozesse – wie der Atmung – bewusst zu werden, die einen großen Einfluss auf die Gefühlslage haben. Wenn Angst oder Wut zurückgehen, können auch muskuläre Anspannung und Schmerzen nachlassen. Das ist immer wünschenswert.

Wie bei allen Behandlungsweisen kommt es auf den passenden Zeitpunkt an. Bei einem Hexenschuss wünscht man sich nur, dass der Therapeut die Schmerzen beseitigt. Man verschwendet keinen Gedanken auf die Gefühle, die den Anfall ausgelöst haben mögen. Auch bei einem Herzinfarkt hoffen wir zunächst einmal, dass jemand uns das Leben rettet. Danach kann man sich immer noch Gedanken darüber machen, ob man vielleicht anders mit Stress umgehen sollte. (Das ist ein dramatisches Beispiel, das aber nicht weit hergeholt ist. Herzerkrankungen und Herzinfarkt stehen auch in Deutschland an der Spitze der Todesursachen, und Stress ist eine der Hauptursachen von Herzerkrankungen.)

STRESS UND STRESSABBAU

Ehe wir zu bestimmten Übungen für Körper und Seele übergehen, möchten wir diesen *Stress* näher ansehen, der uns so zusetzt. Stress ist eine Reaktion auf das Gefühl, von der Außenwelt überwältigt zu werden. In der Evolution des Menschen war unser Leben regelmäßig durch unsere Umwelt – wilde Tiere, lebensfeindliche Natur, was auch immer – bedroht. So entwickelte der Mensch eine hormonelle Reaktion, die uns im Nu dazu befähigen sollte, unser Leben zu retten, nämlich die so genannte *Kampf-oder-Flucht-Reaktion*. Dabei fordert das Gehirn das endokrine

System zur Erzeugung von Stresshormonen wie Adrenalin auf, die den Herzschlag beschleunigen und unsere Nervensystem auf Hochtouren bringen. Das ist genau das Richtige, wenn wir gegen einen Säbelzahntiger kämpfen (oder vor ihm fliehen) wollen, aber in der modernen Welt sind die Bedrohungen unseres Wohlbefindens oft psychischer Natur. So bleibt unsere Stressreaktion permanent eingeschaltet, ohne dass wir sie mit einer ausreichenden körperlichen Aktivität wieder abschalten. Die meisten chronischen Erkrankungen oder Störungen der letzten 100 Jahre gehen auf solchen ungelösten Distress zurück oder werden davon verschlimmert.

Seit Anfang der 70er Jahre untersucht die westliche Wissenschaft die gesundheitlichen Auswirkungen von Atem- und Meditationsübungen, insbesondere deren Fähigkeit, Stresshormone abzustellen, die vom sympathischen Nervensystem ausgeschüttet werden, und das gegenläufige parasympathische Nervensystem anzuschalten. Der Harvardforscher Herbert Benson leistete auf diesem Gebiet Pionierarbeit, indem er dokumentierte, wie sich Herzschlag und Atemfrequenz bei Meditierenden verlangsamen. Dies bezeichnete er als Entspannungsreaktion. Ende der 70er begann der Biologe Jon Kabat-Zinn mit der Nutzung von Meditationstechniken. Sie bildeten die Grundlage für ein einflussreiches Stressabbauprogramm der medizinischen Hochschule Worcester von der Universität Massachusetts, mit dessen Hilfe weitere Forschungsarbeiten angeschoben wurden. Viele Menschen bekamen damit ihre seelischen und körperlichen Probleme, einschließlich chronischer Muskelschmerzen, besser in den Griff.

Aus dem Ansatz von Kabat-Zinn entstand das heutige Zentrum für Achtsamkeit in Medizin, Gesundheitswesen und Gesellschaft (www.umassmed.edu/cfm/index.aspx), das zusammen mit seinem Erstlingswerk, *Gesund durch Meditation. Das große Buch der Selbstheilung*, einen ausgezeichneten Einstieg in psychosomatische Zusammenhänge bei Muskelschmerzen vermittelt.

Auf der Basis von Benson, Kabat-Zinn und anderen haben wir eine begrenzte Anzahl Antistressübungen zusammengestellt, von denen einige unserer Patienten im Laufe der Zeit profitieren konnten. Der rote Faden ist dabei die Ermunterung, zur Ruhe zu kommen und bewusst wahrzunehmen (oder *achtsam*, wie die buddhistische Tradition es ausdrückt), wie hektisch unser Leben mittlerweile verläuft. Dabei sollten Sie bedenken, dass Stress auch gut sein kann. Er motiviert uns, Dinge rechtzeitig in Angriff zu nehmen und auch wirklich zu erledigen. Nicht der Stress ist Ursache der Probleme, sondern die Art, wie wir mit ihm umgehen. Wer den ganzen Tag hyperventiliert und die Muskeln anspannt, *ohne es zu merken*, überschreitet die Linie zwischen »gutem« und »schlechtem« Stress und wird damit früher oder später Schiffbruch erleiden. Bei unseren Entspannungsübungen geht es darum, wieder zu erlernen, wie sich »normal« anfühlen sollte.

Entspannte Tiefenatmung öffnet die Käfigtür, wenn der Stress einmal so richtig zugeschlagen hat. Das mag sich lächerlich einfach anhören, doch in unserer Welt, in der wir ständig mit dem Handy am Ohr leben, bedarf es vielleicht einiger Übung. Die Atemübung, die wir anbieten, bildet die Grundlage für die fortgeschritteneren Techniken, die später folgen. Bei Patienten, die gern »etwas tun«, verwenden wir manchmal die *Körperscantech-*

nik. Diese Form der »Inventur«, bei der man sich darauf konzentriert, Stück für Stück jeden einzelnen Teil des Körpers zu entspannen, kann eine ausgezeichnete Methode sein, eine gewisse Selbstbestimmung auszuüben (oder sich diese bei chronischen Schmerzen zurückzuerobern). Bei Patienten, die am liebsten »völlig loslassen«, nutzen wir eher eine klassische Meditationsübung, bei der man sich auf seinen Atem konzentriert und die Aufmerksamkeit beliebig wandern lässt, um sich danach wieder ganz auf den Atem zu konzentrieren (siehe Kasten Seiten 70 bis 72).

Mitunter wirken die Übungen direkt auf die Quelle der Muskelschmerzen ein, indem sie die Muskelspannung senken. Sie funktionieren aber auch indirekt, indem sie die Schmerzwahrnehmung verändern. Das klingt vielleicht etwas weit hergeholt, aber Schmerz ist nichts objektiv Fassbares, sondern das Ergebnis eines »Gesprächs« zwischen bestimmten, Schmerz registrierenden Nervenzellen, die sich durch den ganzen Körper ziehen, und bestimmten Nervenzellen im Rückenmark, die Informationen ans Gehirn weiterleiten, welche dort verarbeitet und gedeutet werden.

Bei einem Körperscan oder einer Meditation machen Sie Körper und Seele Mut, das Ausmaß Ihrer Muskelschmerzen in aller Ruhe zu beurteilen. Der Körper ist entspannt, und der Geist konzentriert sich einzig und allein auf den gegenwärtigen Augenblick. Patienten mit chronischen Muskelschmerzen sagen häufig, dass ihre Wahrnehmung gleichermaßen durch die Angst geprägt ist, der Schmerz könnte unerträglich werden, wie durch das körperliche Empfinden an sich. Wie jemand einmal sagte: »Der

Schmerz ist unausweichlich, Leiden ist eine Frage der Einstellung.«

In Kapitel 6 gehen wir näher auf die Menschen ein, die das Meditationskissen lieber in die Ecke werfen und stattdessen einige Kilometer laufen gehen. Warum auch nicht? Laufen klärt den Kopf und erzeugt Glückshormone (Endorphine). Körper, Geist und Seele lassen sich auf unterschiedliche Weise in Einklang bringen. Wir haben auch Patienten, die von der Alexandertechnik oder der Feldenkrais-Methode profitieren. Beide Systeme fördern die bewusste Wahrnehmung und das disziplinierte Training zahlreicher Bewegungsabläufe.

Die wohl populärste unter den uns bekannten, bewegungsorientierten Methoden ist das Yoga. Theoretisch sind wir absolut dafür. Viele unserer Patienten nutzen Yoga, um täglich oder wöchentlich abzuschalten. Bei manchen allerdings grenzt das Üben an Fanatismus: Sie zwingen sich zu übermäßig anstrengenden Haltungen oder übermäßig langem Durchhalten. Wir kennen viele yogabedingte Verletzungen. Wer östliche Techniken zur Verbindung von Körper und Seele nutzen möchte, sollte vorher seine westliche »Lieber zu viel als zu wenig«-Mentalität an der Garderobe abgeben. Außerdem sollte jeder sich klarmachen, dass die Übungen, von denen die Kollegin auf der Nachbarmatte so begeistert ist, vielleicht nicht das Richtige sind, wenn man selbst Wirbelsäulenprobleme hat. Auch die sanfteren Bewegungen des Tai Chi stellen eine Option dar. Beachten Sie daher bei der Wahl der passenden Entspannungstechnik oder Sportart Ihre persönlichen körperlichen Einschränkungen.

Stressabbau

Atemübung *(fünf bis zehn Minuten am Tag)*
Probieren Sie diese Übung eine Woche lang aus und sehen Sie selbst, ob sie Ihnen hilft. Setzen oder legen Sie sich an einem ruhigen Ort in bequemer Haltung (gerade Wirbelsäule, entspannte Schultern) hin. Wenn es Ihnen angenehm ist und Sie dabei nicht einschlafen, schließen Sie die Augen. Richten Sie alle Aufmerksamkeit auf Ihren Atem. Konzentrieren Sie sich auf das Einatmen, dann auf das Ausatmen. Der Rhythmus sollte gleichmäßig und entspannt sein. Die Atemzüge sollen nicht übertrieben lang oder tief ausfallen. Entspannen Sie Ihren Bauch. Vielleicht stellen Sie fest, dass Ihr Bauch sich mit jedem Atemzug hebt und senkt. (Es ist nicht schlimm, wenn Sie nicht auf Anhieb »aus dem Zwerchfell« atmen können. Die meisten Menschen haben sich unbewusst eine flachere Brustatmung angewöhnt.) Wenn die Gedanken abschweifen, konzentrieren Sie sich wieder auf Ihren Atem, ohne zu urteilen oder enttäuscht zu reagieren.

Körperscan *(fünf bis 20 Minuten am Tag oder nach Bedarf)*
Diese Übung wird im Bett oder auf einer Matte im Liegen durchgeführt. Schließen Sie die Augen und konzentrieren Sie sich auf Ihren Atem und wie der Bauch sich hebt und senkt. Sobald Ihr Atem sich beruhigt, tasten Sie in Gedan-

ken den ganzen Körper ab, von Kopf bis Fuß. Spüren Sie die Teile, die auf dem Bett oder der Matte aufliegen. Dann konzentrieren Sie sich auf die linken Zehen. Spüren Sie jedes Gefühl dort, ob gut oder schlecht oder gleichgültig. Danach atmen Sie tief durch, um die Zehen »wegzuspülen«, und gehen zur Ferse über. Auf diese Weise gehen Sie den gesamten Körper durch. Wenn die Gedanken abschweifen, kehren Sie ohne Urteil oder Enttäuschung wieder zu Ihrem Atem und dem Körperteil zurück, der gerade dran ist. Manchmal hilft bei dieser Übung eine Visualisierung. Stellen Sie sich vor, wie der Atem durch die Nase einströmt, in den gerade bearbeiteten Bereich fließt und dann durch die Nase wieder austritt. Bei Schmerzen können Sie sich vorstellen, wie erfrischendes Wasser, heilendes Licht oder ein kühler Windhauch zu dem verletzten Bereich gelangen, ihn baden und den Körper dann wieder verlassen.

Meditationsübung *(fünf bis 30 Minuten am Tag oder so regelmäßig wie möglich)*

Wer sich mit Meditation anfreunden kann, sollte die jeweilige Sitzung möglichst auf 20 bis 30 Minuten am Tag ausdehnen, sofern dies ohne Anstrengung und stressfrei möglich ist. Anfänger nehmen dazu eine bequeme sitzende oder kniende Haltung auf einem Sitzkissen ein oder setzen sich aufrecht auf einen Stuhl (gerade Wirbelsäule, Schultern nach unten). Falls Sie dabei aufmerksam bleiben können, schließen Sie die Augen. Konzentrieren Sie sich auf Ihren Atem, das Einatmen und das Ausatmen, das Gefühl, wie die Luft durch die Nase fließt, das Heben und Senken Ihres entspannten Bauches. Wenn die Gedanken wandern, registrieren Sie die jeweiligen Gedanken oder Gefühle und kehren dann ohne Urteil oder Enttäuschung wieder zu Ihrem Atem zurück. Wenn Sie körperliches Unbehagen oder Schmerzen spüren, nehmen Sie auch dies einen Moment lang wahr. Grübeln Sie nicht darüber nach, wie es Ihnen mit dem Schmerz ergeht, sondern nehmen Sie das Gefühl einfach wahr, so wie es ist, und richten Sie Ihre Aufmerksamkeit dann wieder auf Ihren Atem.

KAPITEL 5
Ernährung

Die tägliche Nahrungsauswahl kann Gesundheit und Stabilität des Stütz- und Bewegungsapparats beeinflussen, wohingegen das Körpergewicht bestimmt, wie stabil das System letztlich sein muss. Mit einem gesunden Körpergewicht tut man der langfristigen Gesundheit der Gelenke vermutlich den besten Gefallen. Muten Sie Ihren Gelenken kein Übergewicht zu! Wer täglich darauf achtet, wie viele Kalorien er zu sich nimmt, um im mittleren Alter eben *nicht* die üblichen fünf bis 20 Kilogramm Übergewicht zuzulegen, hat ein deutlich geringeres Risiko für Arthrose oder traumatische Knorpelverletzungen. Denken Sie daran, dass beim Treppensteigen jedes zusätzliche Kilogramm Gewicht drei bis vier Kilogramm mehr Druck auf Ihre Knie ausübt.

Es spielt aber auch eine große Rolle, wie stark und widerstandsfähig der Körper ist. Das lässt sich beeinflussen, indem man nicht nur die Anzahl der Kalorien berücksichtigt, die man zu sich nimmt, sondern auch deren Qualität. Achten Sie deshalb auf die empfohlenen Mengen Kalzium und Vitamin D für gesunde Knochen, vor allem aber auf »gute« Fette (mit Omega-3-Fettsäuren), welche die Entzündungsneigung im Zaum halten können.

EINE FRAGE DES UMFANGS

Zunächst möchten wir das Thema Gewicht ansprechen, insbesondere das Übergewicht. Denn die Anzahl der Übergewichtigen in Deutschland steigt nach wie vor, und das ist fatal.

Die Gleichung beim Gewicht ist eigentlich ganz einfach. Wer so viele Kalorien zu sich nimmt, wie er verbraucht, kann sein Gewicht halten. Wer weniger verzehrt, nimmt ab. Aber wie kann man weniger Kalorien zu sich nehmen, als der Magen fordert, wenn man mit dem Gewicht zu kämpfen hat? Jeder, der sich jemals ernsthaft mit diesem Thema befasst hat, weiß, dass Turbodiäten nicht funktionieren. Aber auch andere Diäten schlagen oft fehl. Dank großer Motivation nehmen die Teilnehmer zwar ab, aber ihr Körper und ihre Psyche kommen mit dem Verzicht auf die Dauer nicht zurecht, so dass die Diätwilligen normalerweise das Meiste oder alles wieder zunehmen. Es geht also um Nachhaltigkeit. Vergessen Sie die Vorstellung, eine Diät als kurzfristige Therapie anzusehen. Wenn Sie weniger, aber nährstoffreichere Kalorien zu sich nehmen und durch Übungen, wie wir sie im folgenden Kapitel vorstellen, Ihren Stoffwechsel ankurbeln *und diese gesündere Lebensweise so genießen, dass Sie auf Dauer dabei bleiben wollen*, ist dauerhafte Gewichtsreduktion möglich. Wenn es die eine Zauberdiät für alle gäbe, mit der man Kalorien einspart, ohne unverschämten Appetit zu entwickeln, hätte die Wissenschaft oder ein superreicher Diätguru sie längst gefunden. Hören Sie also lieber auf Ihren Magen. Manchen Leuten geht es gut, wenn sie weniger Kohlenhydrate essen, andere können gut auf Fett verzichten, ohne Heißhunger zu entwickeln.

GESUNDE ERNÄHRUNG

Was also sollten Menschen essen? Glücklicherweise ist die Ernährungsweise, mit der man ein gesundes Gewicht halten kann, auch gesund für Knochen, Muskeln und Immunsystem. Gesunde Ernährung ist in jeder Hinsicht hilfreich! In den letzten zehn Jahren hat die Wissenschaft sich auf die Grundzüge einer optimalen Ernährung geeinigt. Wissenschaftler empfehlen vor allem zwei Ernährungsformen, die auch besonders gründlich untersucht wurden: die Mittelmeerdiät und die blutdrucksenkende

SELBSTHILFE

Bewusst essen

► Hören Sie auf zu essen, sobald Sie satt sind. Der Magen braucht allerdings 10 bis 20 Minuten, bis die inneren Sensoren die Sättigung wahrnehmen.

► Essen Sie vor dem Hauptgericht eine nährstoffreiche Vorspeise wie eine Suppe oder einen Salat.

► Nehmen Sie einen kleineren Teller. Auf einem großen Teller wirkt eine normale Portion wie verloren.

► Verteilen Sie die Kalorienaufnahme gleichmäßig über den Tag und planen Sie vormittags und eventuell auch am Nachmittag einen hochwertigen Snack wie Joghurt, Nüsse oder eine Banane ein.

Diät DASH. Beide basieren auf Vollkornprodukten, Obst und Gemüse und begrenzen den Verzehr von Zucker, Salz und tierischen Fetten. Die DASH-Diät betont zusätzlich die Kalziumzufuhr, die dem Stütz- und Bewegungsapparat guttut. Auf diesen Aspekt gehen wir nachfolgend näher ein.

Bei genauerem Hinsehen lässt sich alles, was der Mensch isst, in drei Kategorien einteilen. Proteine liefern die Bausteine für Muskelwachstum und -reparatur und für ein funktionierendes Immunsystem. Kohlenhydrate sind Brennstoff. Der Körper zerlegt sie in Einfachzucker, welche die Zellen zur Energiegewinnung verbrennen. Fette stellen essenzielle Fettsäuren für die Erzeugung von Zellmembranen und Hormonen bereit und gestatten die Aufnahme fettlöslicher Vitamine.

Proteine, Kohlenhydrate und Fette sind also wichtige Bestandteile unserer Ernährung, auch wenn die unablässige Bombardierung mit Artikeln zu kohlenhydratarmen oder fettarmen Diäten uns vielleicht eines Besseren zu belehren versucht. Eine gesunde Kost stützt sich daher auf die »guten« Proteine, Kohlenhydrate und Fette, während die »schlechten« Vertreter dieser Hauptgruppen nur in Maßen oder bei bestimmten Gelegenheiten verzehrt werden sollten.

Gute Proteine liefern lebensnotwendige Aminosäuren, aus denen der Körper neue Zellen bildet und alte erneuert, mit einem Minimum an fett- und kohlenhydratreichem Ballast. Geflügel (ohne die Haut) ist eine ausgezeichnete, fettarme Proteinquelle. Dasselbe gilt für fettreduzierte Milchprodukte. Wer jedoch gern Rind, Schwein oder Lamm isst, braucht darauf nicht vollständig zu verzichten. Ein mageres Schnitzel oder Schweinefilet von 125 bis 150 Gramm enthält (ohne das Bratfett) zum Beispiel nur drei Gramm Fett, die praktisch jeder verkraften kann. In einer großen Bratwurst von nur 100 Gramm hingegen stecken je nach Sorte etwa 22 bis 25 Gramm Fett. Sehen Sie also genau hin.

Gute Kohlenhydrate sind in der Regel »komplexe« oder »langkettige« Kohlenhydrate, wie sie in Vollkorngetreide, Obst und Gemüse vorkommen. Solche Nahrungsmittel enthalten zugleich jede Menge Ballaststoffe (Fasern) und Wasser, was die Verdauung verlangsamt. Damit sorgen sie nicht nur für eine angenehm konstante Energiezufuhr, sondern versorgen den Körper auch mit vielen Vitaminen, Mineralstoffen und krankheitsabwehrenden Mikronährstoffen. Der Begriff *Volumetrics* beschreibt ein Ernährungskonzept, das auf qualitativ hochwertigen Nahrungsmitteln beruht, die angenehm satt machen, ohne Unmengen Kalorien zu liefern.

Die »schlechten« kurzkettigen Kohlenhydrate hingegen kann der Körper im Nu zerlegen und verwerten. Zu dieser Gruppe zählen Süßigkeiten, Backwaren und Getränke, die mit Maissirup gesüßt sind, aber auch stärkereiche Lebensmittel, denen durch industrielle Verarbeitung alle Ballaststoffe entzogen wurden, also Weißbrot, polierter Reis oder normale Nudeln. Mit einfachen Worten: Vollkornprodukte sind gut, ihre verfeinerten, stark verarbeiteten Gegenstücke nicht. Sobald der Körper von Einfachzuckern überschwemmt wird, steigt der Blutzucker rasant an und bewirkt damit eine entsprechend hohe Insulinausschüttung, damit der Zucker zur vorübergehenden Speicherung in Muskel- und Leberzellen gelangt. Kurzfristig kommt es zu einer Energiesteigerung, einem »Zuckerhoch«, dem jedoch ein Gefühl der

Müdigkeit und Leere folgt. Mit der Zeit überfordert diese Ernährungsweise das Insulinsystem und führt zu Insulinresistenz und – in schweren Fällen – Typ-2-Diabetes.

Bis vor etwa 15 Jahren galt Fett in erster Linie als schlecht. Diätpäpste und Wissenschaftler waren sich einig, dass Ernährungsfetten – die im Vergleich zu Kohlenhydraten und Proteinen mehr als doppelt so viel Energie liefern, nämlich neun statt vier Kalorien pro Gramm – die Hauptschuld an Herzerkrankungen und Gewichtszunahme zukommt. Inzwischen wissen wir jedoch mehr über die Rolle der »guten« Fette. Einfach ungesättigte Fettsäuren, zum Beispiel aus Olivenöl, Rapsöl, Avocados und Nüssen, unterstützen die Senkung des unerwünschten LDL-Cholesterins und schützen damit vor bestimmten Erkrankungen. Mehrfach ungesättigte Fettsäuren enthalten essenzielle Fettsäuren, die der Körper nicht selbst erzeugen kann. Besonders hervorzuheben sind die Omega-3-Fettsäuren, die das schädliche Cholesterin senken und Entzündungen eindämmen. Deshalb tragen sie zum Schutz vor Herzerkrankung, Alzheimer-Krankheit und Arthritis bei. Die reichhaltigste Omega-3-Quelle ist Kaltwasserfisch, doch wegen berechtigter Bedenken bezüglich dessen Quecksilbergehalts sollten Sie sich lieber mit dem unteren Ende dieser Nahrungskette begnügen, also Hering und Sardinen. Alternativ bieten sich angereicherte Lebensmittel wie Omega-3-Eier, Fischölkapseln oder andere Ergänzungsmittel an.

Die Fette, die ihren schlechten Ruf verdient haben, sind die gesättigten Fettsäuren und die Transfette, weil beide das LDL-Cholesterin in die Höhe treiben. (Interessanterweise gilt dies nicht für das Cholesterin im Eigelb, welches den Cholesterinspiegel im

Blut kaum beeinflusst, so dass Eier als rehabilitiert gelten.) Dass die Haut von Geflügel, Rinderfett und Milchprodukte der Voll- fettstufe (Vollmilch, Vollmilchjogurt, vollfetter Käse) jede Menge gesättigte Fette enthalten, ist bekannt. In Maßen allerdings benö- tigt der Körper auch diese Fette, so dass Sie sich diese durchaus von Zeit zu Zeit gestatten sollten, wenn Sie nicht aufgrund von Herzproblemen eine streng fettarme Diät einhalten müssen. Im- merhin schmecken gesättigte Fette einfach gut und vermitteln ein gutes Sättigungsgefühl.

Bei den Transfetten hingegen gibt es keine Entwarnung. Diese ganz oder teilweise gehärteten (hydrogenisierten) Fette entste- hen, wenn Pflanzenfett durch industrielle Verarbeitung bei Zim- mertemperatur fest bleiben soll. Transfette stecken insbesondere in Margarine, kommerziellen Backwaren und Produkten wie Kartoffelchips oder Pommes Frites. Sie treiben das schädliche LDL-Cholesterin in die Höhe und senken das gute HDL-Choles- terin. Zum Glück hat die negative Berichterstattung viele Herstel- ler veranlasst, die Verwendung von Transfetten zu reduzieren oder ganz davon Abstand zu nehmen, so dass diese Fette nicht mehr so allgegenwärtig sind wie noch vor einigen Jahren. Den- noch zahlt sich eine achtsame Verbraucherhaltung aus. Lesen Sie beim Einkaufen die Liste der Inhaltsstoffe und achten Sie dabei nicht nur auf die gehärteten Fette. Was eine lange Liste unaus- sprechlicher Konservierungsstoffe und künstlicher Geschmacks- verstärker enthält, gehört gar nicht erst in den Einkaufswagen. Packen Sie lieber frische Ware ein.

PESTIZIDE UND UMWELTGIFTE

Die meisten Menschen möchten unbelastete Nahrungsmittel essen. Biologisch erzeugte Lebensmittel sind eine wirksame, aber teure Möglichkeit, die Aufnahme möglicherweise schädlicher Chemikalien über die Nahrung zu begrenzen. Die Behörden, aber auch Verbraucherzeitschriften wie *Stiftung Warentest* oder *Ökotest* prüfen regelmäßig den Schadstoffgehalt von Lebensmitteln. Dabei erweist sich insbesondere Importware aus bestimmten Regionen wie zum Beispiel Erdbeeren, Pfirsiche und Paprika zeitweise als belastet. Wer also bereit ist, für regional erzeugtes Obst und Gemüse etwas mehr zu bezahlen und das zu nehmen, was gerade reif wird, ist zumindest im Hinblick auf Pestizide auf der sicheren Seite. Vielleicht kommen auch biologisch erzeugte Milch, Fleisch und Geflügel in Betracht. Der höhere Preis erspart Ihnen die unbeabsichtigte Aufnahme von Hormonen und Antibiotika über konventionell erzeugte Waren.

Vielleicht ist Ihnen aufgefallen, dass wir in erster Linie über die Qualität sprechen, nicht über die Quantität, die individuell verschieden ist. Doch es hat sich gezeigt, dass Menschen, die sich bewusst ernähren, normalerweise im Bereich offizieller Empfehlungen liegen – etwa 45 bis 60 Prozent Kohlenhydrate, 20 bis 35 Prozent Fett und zehn bis 35 Prozent Protein –, ohne im Laden den Taschenrechner zu zücken oder zu Hause alles abzuwiegen. Abweichende Bedürfnisse können genetisch bedingt und durchaus gesund sein. (Die traditionelle Ernährung der Inuit in Alaska beruht seit Jahrtausenden weitgehend auf Robbenfett, woran die wenigsten Menschen genetisch angepasst sein dürften.)

ESSENSZEITEN

Zu Beginn haben wir erzählt, dass es bei einem gesunden Gewicht darum geht, so viele Kalorien zu sich zu nehmen, wie man verbraucht. Um diesen Verbrauch geht es im nachfolgenden Kapitel, *Bewegung*. Es kann aber noch ein zweiter Faktor wichtig sein, nämlich der Zeitpunkt der Mahlzeiten.

Unsere Kollegin, die Ernährungswissenschaftlerin Heidi Skolnik, berät die Spieler der New York Giants und im Zentrum für Frauensportmedizin im Hospital for Special Surgery in Manhattan auch Frauen aus New York. Sie erklärt ihren Patientinnen,

info

Heidi Skolnik zur richtigen Ernährung

Wenn Sie in der Sitzung wie auch in der Umkleide eine gute Figur machen wollen, müssen Sie Kopf und Körper geschickt mit Energie versorgen. Berufstätige unterziehen sich nicht unbedingt jeden Morgen einem anstrengenden Training, müssen aber bis zum späten Nachmittag hellwach bleiben und gleichzeitig ihr Gewicht im Blick behalten. Dazu brauchen Sie gesunde Zwischenmahlzeiten – und Hände weg von ungesundem Zeug! Am besten stellen Sie von vorneherein fünf Jogurts für die ganze Woche in den Kühlschrank oder halten fünf 30-Gramm-Portionen Studentenfutter bereit, damit Sie nicht das Falsche wählen.

dass der Körper normalerweise alle drei Stunden signalisiert, dass er Nahrung benötigt. Bei drei regulären Hauptmahlzeiten wird der Körper sich also dennoch zwischendurch melden. Die meisten Menschen reagieren darauf mit einer von zwei unbewussten Strategien: Sie greifen zwischendurch zu allem, was ihnen in die Finger gerät, ob Cola, Schokolade oder Muffin, obwohl die Extraportion Zucker und Fett keine besonders gute Idee ist. Oder sie ignorieren den Hunger (was bei der Arbeit leicht vorkommt) und schlagen dafür mittags und abends mehr zu oder gönnen sich spät am Abend noch etwas. Viele Kalorien am späten Abend übersteigen leicht die Fähigkeit des Körpers, diese zu zerlegen und zu verbrauchen, so dass solche Mahlzeiten häufig prompt als Fett auf den Rippen gespeichert werden. Die Lösung sind Zwischenmahlzeiten am Vor- oder Nachmittag, das heißt eine Banane mit ein paar Nüssen, ein Becher Jogurt oder ein Apfel mit Käse (siehe Kasten Seite 81). Wer spät abends noch Hunger hat, sollte um diese Zeit wirklich nur eine Kleinigkeit zu sich nehmen.

TRINKEN

Zu einer ausreichenden Wasserversorgung gehören die immer wieder empfohlenen acht Gläser Wasser pro Tag. Dieser beliebte Rat ist im Grunde ein moderner Mythos, denn es gibt keine Studien, die diese Menge belegen. Andererseits hat er seine Berechtigung. Eine gute Wasserversorgung ist für praktisch jeden Prozess im Körper, einschließlich der Muskelfunktion und der Gelenkschmierung, von grundlegender Bedeutung. Es muss jedoch nicht immer Wasser sein. Abgesehen von Alkohol geht es letztlich um Flüssigkeit in jedweder Form. Die verbreitete Auffassung, dass Kaffee, Tee und koffeinhaltige Limonade nicht zählen, weil Koffein Flüssigkeit ausleitet (das stimmt, Koffein fördert die Harnausscheidung), ist überholt. Auch solche Flüssigkeit zählt. Das eigentliche Problem an diesen Getränken sind meist die Kalorien. Viele Leute haben sich daran gewöhnt, literweise Limonade, Fruchtsaft, gesüßte Kaffeespezialitäten, zuckerhaltige Tees, Smoothies und anderes in sich hineinzukippen, die den Appetit anregen und auch selbst zum allgemeinen Übergewicht beitragen. Diätgetränke mit ihren möglicherweise schädlichen Chemikalien sind dem Körper ebenfalls nicht unbedingt zuträglich.

Offizielle Empfehlungen raten Männern zu knapp drei Litern Flüssigkeit pro Tag, Frauen zu gut zwei Litern (basierend auf dem Durchschnittsgewicht beider Geschlechter). In der Praxis sollte die Trinkmenge Größe und Aktivität, der persönlichen Neigung zum Schwitzen und dem jeweils herrschenden Klima entsprechen. Als Faustregel sollte man regelmäßig trinken, wann immer man Durst hat und sowohl vor als auch nach dem Sport. (Abends kann die Flüssigkeitszufuhr etwas eingeschränkt werden, um nachts nicht so oft zur Toilette zu müssen.) Solange der Urin hell und ausreichend fließt, ist alles im grünen Bereich. Wenn er dunkler wird, müssen Sie mehr trinken.

NAHRUNG FÜR SKELETT UND MUSKELN

Skolnik berät sowohl die Giants als auch ihre Patientinnen in der Klinik zu Essgewohnheiten, welche Skelett und Muskeln langfristig gesund erhalten. Frauen in der Menopause und danach müssen auf die Kalziumzufuhr achten, um die Knochendichte zu erhalten und ihr Osteoporoserisiko zu senken. Amerikanische Empfehlungen liegen für Erwachsene von 19 bis 50 Jahren bei 1000 Milligramm Kalzium pro Tag, ab 51 Jahre werden 1200 Milligramm empfohlen, Frauen ab der Menopause sogar 1200 bis 1500 Milligramm. Im deutschsprachigen Raum hingegen gelten 1000 Milligramm für Erwachsene jeden Alters als ausreichend. Diese Mengen lassen sich über ausreichend (fettarme) Milchprodukte in der Ernährung normalerweise decken (siehe Kasten Seite 85), ansonsten kann man auch auf ein Ergänzungsmittel mit Kalziumcitrat zurückgreifen. Kalzium stärkt nicht nur die Knochen, sondern scheint auch eine positive Wirkung auf den Blutdruck zu haben. Außerdem gibt es erste, interessante Hinweise, dass Kalzium eventuell eine gründlichere Fettverbrennung begünstigt. Wir empfehlen jeder Frau ab 40 eine Knochendichtemessung sowie einen gründlichen Blut- und Urintest zur Überprüfung des Osteoporoserisikos, auch wenn Sie sich Ihrer Meinung nach gesund ernähren. Ältere Männer können ebenfalls Osteoporose entwickeln.

Dabei ist Kalzium allein nicht genug. Der Körper muss es auch richtig verarbeiten, wobei Vitamin D eine entscheidende Rolle spielt. Während der Sommermonate stellt der Körper Vitamin D her, sobald die Haut der Sonne ausgesetzt ist. In der kälteren Jah-

SELBSTHILFE

Kalziumreiche Ernährung

Nahrungsmittel	Menge	Kalziumgehalt
Grünkohl, frisch	200 g	420 mg
1 Scheibe Emmentaler	30 g	330 mg
Forellenfilet, geräuchert	125 g	325 mg
Camenbert	50 g	285 mg
Dickmilch, 1,5 % Fett	200 ml	280 mg
Kuhmilch, 1,5 % Fett	200 ml	240 mg
Sojadrink mit Kalziumzusatz	200 ml	240 mg
Orangensaft mit Kalziumzusatz	200 ml	240 mg
Brokkoli, frisch	200 g	210 mg
Joghurt	150 g	195 mg
Sardinen, in Öl	50 g	166 mg
Lauch, frisch	200 g	174 mg
Ziegenkäse (Schnittkäse)	30 g	150 mg
Tofu mit Kalziumzusatz	100 g	146 mg
Mandeln	45 g	110 mg

reszeit (oder das ganze Jahr über, falls Sie nur wenig im Freien sind oder auf hohe Lichtschutzfaktoren schwören), schrumpft der Vitamin-D-Vorrat. Innereien und Kaltwasserfisch wie Sardinen oder Hering liefern zwar gewisse Mengen Vitamin D, aber man müsste sich schon wie ein sibirischer Fischer ernähren, um die empfohlene Tageszufuhr von 400 internationalen Einheiten (IE) zu erreichen. Experten empfehlen deshalb angereicherte Lebensmittel oder Ergänzungsmittel (ein gutes Multivitaminpräparat sollte 400 IE enthalten, aber möglichst in der wirksameren D3-Form). Da ein Oberschenkelhalsbruch für alte Menschen, insbesondere alte Frauen, lebensgefährlich werden kann, empfiehlt Skolnik dieser Risikogruppe eine Tageszufuhr von mindestens 800 IE, individuell sogar bis zu 2000 IE. Lassen Sie Ihren Vitamin-D-Spiegel vom Arzt überprüfen. (Vitamin-D-Mangel kann Muskelschmerzen hervorrufen und laut aktueller Studien unter anderem mit einem erhöhten Krebsrisiko einhergehen. In den USA bekommen 41 Prozent der Männer und 53 Prozent der Frauen zu wenig Vitamin D – achten Sie also auf sich.)

Daneben ist ein Ergänzungsmittel mit Omega-3-Fettsäuren sinnvoll, um Entzündungen entgegenzusteuern und Muskeln und Bindegewebe zu schützen. (Skolnik empfiehlt eine Zufuhr von zwei bis vier Gramm pro Tag. Das Präparat sollte zum Essen genommen und die Gesamtdosis über den Tag verteilt werden.)

Es gibt noch weitere gelenkfreundliche Ergänzungsmittel, zu denen ermutigende Forschungsergebnisse vorliegen (wenn auch nicht so eindeutig wie für Omega-3). SAM-e (S-Adenosyl-Methionin) ist von der Aminosäure Methionin abgeleitet. Ingwer und Kurkuma haben entzündungshemmende Eigenschaften, und es gibt bereits Präparate, die auf den wichtigsten Inhaltsstoffen dieser Gewürze basieren. Die Begeisterung für ein anderes Kombipräparat aus Glukosamin und Chondroitin wurde durch neuere Studienergebnisse etwas gedämpft. 2006 kam eine Studie im *New England Journal of Medicine* zu dem Schluss, dass das Präparat zwar nicht den Schmerz insgesamt dämpfte, doch eine Untergruppe von Patienten mit mäßigen bis starken Schmerzen davon profitierte. In einer kleineren Studie, die 2008 in *Arthritis and Rheumatism* erschien, konnte das Mittel keine bessere Wirkung erzielen als das Placebo. Sprechen Sie jede Selbstmedikation mit Ergänzungsmitteln mit Ihrem Arzt ab!

KAPITEL 6

Fitness

In den letzten zwei Kapiteln haben wir darüber gesprochen, wie der Körper sich entspannt und welchen Treibstoff er benötigt. Jetzt möchten wir ein Rundumtraining vorstellen. Wenn Sie bisher keinen Sport getrieben haben, bringen wir Sie auf sanfte, sichere Weise in Bewegung. Falls Sie bereits als Freizeitsportler aktiv sind (zum Beispiel regelmäßig joggen oder Tennis spielen), erhalten Sie Vorschläge zu gewissen Anpassungen im Training, mit denen Sie das passende Niveau finden und Verletzungen vorbeugen können.

WARUM ÜBERHAUPT SPORT TREIBEN?

Sport wirkt sich in vielerlei Hinsicht positiv auf die Gesundheit aus, für Anfänger wie auch für geübte Sportler. Wenn Sie Ihren Körper zwingen, den Widerstand der Schwerkraft und des Untergrunds zu überwinden (Gehen, Joggen, Tennis spielen und so weiter), den des eigenen Gewichts zu tragen (Liegestütze, Klimmzüge) oder mit Ausrüstung zu arbeiten (Trainingsbänder, Hanteln, Gewichte, Geräte), belasten Sie damit den gesamten Stütz- und Bewegungsapparat. Solange man dies nicht übertreibt und den Körper überlastet, sind das gesunde Anreize. Das Blut wird kräftiger gepumpt und versorgt das Gewebe mit Sauerstoff, und die Gelenkflüssigkeit, welche die Gelenke schmiert, wird angeregt. Muskeln, Knochen und Bindegewebe passen sich an: Sie werden kräftiger und sind besser in der Lage, die Anforderungen des täglichen Lebens zu bewältigen. In späteren Jahren sinkt das Risiko für Osteoporose und Knochenbrüche, aber auch das Sturzrisiko infolge nachlassender Muskelkraft oder Gleichgewichtsstörungen. Zudem haben Sie eine größere Chance, Stürze geschickt abzufedern.

Ein anderes Thema ist das Körpergewicht. Vielen Menschen fällt es besonders in mittleren Jahren schwer, allein über die Ernährung ein gesundes Gewicht zu halten. Kraft- und Ausdauertraining heben den Kalorienverbrauch, und das Muskelgewebe, das beim Krafttraining aufgebaut wird, verbrennt sogar im Ruhezustand mehr Kalorien als Fettgewebe. (Das sind zwar nur etwa acht Kalorien pro Kilogramm und Tag, aber gleichzeitig steigt auch die Fähigkeit des Körpers zur Fettverbrennung an.)

Wer Sport treibt, hat in der Lebensmitte wie in späteren Jahren bessere Karten. Sportler können besser Übergewicht vermeiden, das zu Diabetes und Herzerkrankung disponiert. Aerobes Training belebt und kräftigt den ganzen Körper: Das Herz schlägt besser, und der Spiegel des »guten« HDL-Cholesterins steigt an. Beides schützt vor einem Herzinfarkt. Zudem bleiben die Zellen empfänglicher für Insulin, so dass der Körper weniger diabetesgefährdet ist. Forschungsarbeiten deuten sogar darauf hin, dass Sport vor bestimmten Krebsarten schützen könnte.

DIE AUSREDEN

Warum also schaffen so viele Menschen nicht die Mindestanforderung von 30 Minuten mäßiger Aktivität am Tag? Falls Sie selbst zu den »Unsportlichen« zählen, stellen Sie sich bitte ganz persönlich dieser Frage. Da wir täglich mit Patienten sprechen, ist uns die Antwort auch ohne Umfrage geläufig. Erfahrungsgemäß gibt es unter den Nichtsportlern zwei Gruppen.

Die erste bilden die »Geht nicht«-Fraktion: »Das geht doch nicht. Mein Knie tut weh, also kann ich nicht laufen«, »Meine Schulter tut weh, also kann ich nicht schwimmen«, »Ich habe eine Knieprothese, darum kann ich keinen Sport machen. Und jetzt habe ich so viel zugenommen, dass Sport sowieso schlecht wäre.« Unserer Meinung nach kann jeder etwas tun, wenn er bereit ist, seine Bequemlichkeit zu überwinden.

Es geht darum, klein anzufangen und Stück für Stück Fortschritte zu machen. Dabei ist es wichtiger, einen eigenen Rhythmus zu finden und diesen konsequent beizubehalten, als einzelne Heldentaten zu vollbringen, die schwer zu wiederholen sind. Wer nicht joggen kann, soll schwimmen. Wer nicht schwimmen kann, soll Rad fahren, notfalls auf dem Ergometer. Wenn das nicht geht, probieren Sie ein Handrad (Armergometer), um wenigstens den Oberkörper mit Ausdauertraining zu beanspruchen. In diesem Fall bewegen Sie die Pedale mit den Armen. (Zwei Wochen vor den Vorausscheidungen zum Marathon für die Olympischen Spiele von 1984 hatte die große amerikanische Langstreckenläuferin Joan Benoit Samuelson eine Knieoperation, konnte ihre Ausdauer aber mittels Handrad erhalten. Später

DR. DE STEFANO

Mein Freund, Paul Martin, hat einen wirklich guten Grund, nicht laufen oder Rad fahren zu gehen: Er verlor 1992 bei einem Autounfall den linken Unterschenkel. Inzwischen betreibt er im Behindertensport Triathlon auf Weltklasseniveau und hat sich bei internationalen Wettkämpfen einen ganzen Schrank voller Medaillen verdient. Selbst in offenen Wettbewerben hat er gute Chancen. Also erzählen Sie mir nicht, dass Sie keinen Sport treiben können, weil Ihr Knie weh tut. Finden Sie Ihren Weg!

gewann sie den Damenmarathon sowohl bei den Vorausscheidungen als auch bei den Spielen.)

Die anderen Sportmuffel fallen in die Kategorie »Der Weg zur Hölle ist mit guten Vorsätzen gepflastert«. Das sind die Optimisten, die zugunsten des Sports, für den sie bisher nie Zeit fanden, ihr Leben völlig umkrempeln wollen. »Ich suche mir ein Fitnessstudio bei meiner Firma, damit ich jede Mittagspause dort trainieren kann«, lautet so ein typischer kühner Plan. Leider gelingt der Sprung von der sitzenden Lebensweise ins Laufrad selten im ersten Anlauf. Der Beruf bietet in der Regel ausreichend Gründe, weshalb man weiterhin am Stuhl klebt. Lassen Sie es lieber langsam angehen und passen Sie Ihren Tagesablauf allmählich an. Veränderungen gelingen selten über Nacht. Zum Beispiel können Sie jeden Abend, wenn Sie nach Hause gehen, eine halbe Stunde für einen schnellen Spaziergang einplanen. Wahrscheinlich werden Sie dadurch auch müde, gehen früher schlafen, schlafen besser und wachen morgens erholter auf. Das wäre eine kleine, ausbaufähige Veränderung. (Mehr Tipps für die kleinen Veränderungen finden Sie im Kasten auf Seite 93.)

HÄUFIGKEIT, DAUER UND BELASTUNGSGRENZE

Nehmen wir einmal an, Sie hätten den zweifellos schwierigsten ersten Schritt getan und damit begonnen, sich im Alltag mehr zu bewegen. Vielleicht waren Sie auch schon immer aktiv, haben aber inzwischen ein paar Kilogramm zugelegt und erkennen jetzt, dass es Zeit wird, mehr Energie für Ihre Gesundheit und Ihr Äußeres aufzuwenden. In jedem Fall möchten Sie systematischer Sport treiben.

Deshalb stellen wir hier ein Grundgerüst zur Verfügung und zeigen Ihnen unsere Lieblingsübungen, aus denen Sie nach Gutdünken wählen können. Dabei sollten Sie alles auslassen, was zu anstrengend ist oder ein geschwächtes Gelenk zu stark belastet. (Wer nicht recht weiß, wo er anfangen soll, kann auch einen Physiotherapeuten oder einen Arzt um Rat bitten.) In den nachfolgenden Kapiteln zu den einzelnen Körperregionen werden Problembereiche gezielt angesprochen. Was wir hier vorstellen, ist ein allgemeines Programm zur Entwicklung und Erhaltung lebenslanger Fitness.

Am Anfang gilt der Grundsatz: Lieber langsam, aber sicher. Kontinuierlich dabeizubleiben, bringt mehr Fitness bei geringerem Verletzungsrisiko als kurze Aktivitätsschübe alle zwei Wo-

SELBSTHILFE

Den ganzen Tag aktiv

1. Statt des Fahrstuhls die Treppe benutzen. Sobald das gelingt, immer zwei Stufen auf einmal nehmen, um Gesäß-, Hüft- und Oberschenkelmuskulatur anzusprechen.

2. Das Auto auf dem Parkplatz am hintersten Ende parken. Wer mit öffentlichen Verkehrsmitteln zur Arbeit fährt, kann eine Haltestelle früher aus- oder später einsteigen.

3. Im Büro lassen sich Mitteilungen auch persönlich überbringen, anstatt eine E-Mail zu schicken.

4. Die Hausarbeit selbst verrichten, auch den Abwasch per Hand erledigen.

5. Lieber einen Elektro- oder Motormäher benutzen als einen Mähtraktor. Bei großen Grundstücken einen bestimmten Bereich zum Handmähen reservieren. Oder einen Garten anlegen.

6. Tanzen gehen oder die Vorhänge zuziehen und zu Hause tanzen.

chen. Die verlorene Zeit lässt sich nicht wettmachen, indem man hinterher einfach doppelt so viel tut – der Körper hat nur begrenzte Reserven und bricht im Zweifelsfall zusammen. Außerdem muss mit der Kraft auch die Flexibilität wachsen. Wer sehr biegsam ist, aber keine Kraft hat, kann von der erhöhten Beweglichkeit nicht profitieren, sondern neigt verstärkt zu Verletzungen. Andersherum ist auch Kraft ohne Beweglichkeit nur von begrenztem Nutzen. Manche Gewichtheber bekommen die Arme kaum noch über den Kopf, weil es ihnen nicht gelungen ist, beim Kraftzuwachs auch eine »funktionelle« Bewegungsreichweite zu berücksichtigen. So dicke Muskeln, und trotzdem können sie nicht einfach eine Packung Cornflakes ins oberste Regal stellen.

Bei jedem Körpertraining geht es darum, was man macht und wie man das macht. Das »Was« in unserem Programm ist eine Kombination aus Aufwärmtraining mit Gleichgewichtsübungen, Krafttraining und Herz-Kreislauf-Training. Das »Wie« bemisst sich anhand von drei Variablen: Häufigkeit (wie oft), Dauer (wie lange) und Belastung (wie intensiv). Zu Beginn sollten Sie möglichst beharrlich vier- bis sechsmal pro Woche trainieren. Sobald Sie sich daran gewöhnt haben, achten Sie genauer auf die drei »Wie« (wie oft, wie lange, wie intensiv), damit Sie Ihr Training an die Erfordernisse Ihres Körpers und die Anforderungen in Ihrem Leben anpassen können. Manch einer ist nach der Arbeit völlig ausgelaugt und muss die eine oder andere Variable vielleicht ein wenig herunterschrauben. Andere sind vielleicht voller Energie, haben jedoch gerade so viel zu tun, dass für Sport kaum noch Zeit bleibt. Dann können sie intensiver üben. Wenn nur 20 Minuten für den Fitnessraum oder das Laufband bleiben, sollen die wenigstens voll ausgekostet werden (trotzdem bitte immer Ihre Sicherheit und den gesunden Menschenverstand im Blick behalten).

Geübte Sportler werden die Variablen auf die Dauer immer wieder feinabstimmen, weil sie spüren, dass Ihr Körper gerade ei-

info

Sport für Eilige

Auch bei begrenzter Zeit lässt sich ein umfassendes, abwechslungsreiches, erfolgreiches Körpertraining absolvieren, das Herz-Kreislauf- und Kraftelemente umfasst, zum Beispiel fünf Minuten Aufwärmen mit dynamischem Dehnen, 20 Minuten Ausdauer, 20 Minuten Kraft und zehn Minuten Abwärmen mit dynamischem oder statischem Dehnen. Schon mit drei bis vier Tagen pro Woche und jeweils 45 bis 60 Minuten werden sich echte Fortschritte einstellen. Bei kombiniertem Ausdauer- und Krafttraining sollte man beides mit mäßiger Intensität betreiben (also etwa 55 bis 70 Prozent der Maximalbelastung). Im Idealfall werden Ausdauer- und Krafttraining getrennt. Klare Ziele sind mit den Beschränkungen bezüglich Intensität beziehungsweise Dauer eines Kombitrainings mitunter schwerer zu erreichen, aber Zuwächse bei Fitness und Gleichgewicht lassen sich damit auf alle Fälle erzielen.

ne neue Herausforderung braucht. Mit einem sturen Programm kommt niemand weiter – im Gegenteil: Es wird auf die Dauer langweilig, und zugleich steigt das Verletzungsrisiko. So sollten Läufer zum Beispiel nicht jeden Tag gemütlich ihre sieben oder acht Kilometer traben, sondern eher einmal in der Woche eine große Runde drehen (Dauer) oder aber ein paar schnelle Sprints einlegen (Intensität). Wer Kniebeugen mit Hanteln absolviert, kann mal ein schwereres Gewicht wählen und dafür weniger Wiederholungen machen oder an anderen Tagen mehr Kniebeugen, aber ohne Gewichte. Ganz gleich, ob es gerade um Ausdauer, Kraft oder Beweglichkeit geht, sollte man seinen Körper nie zu vielen Belastungen auf einmal aussetzen.

DAS ALLZWECKPROGRAMM FÜR MEHR FITNESS

Aufwärmen

Fünf bis 20 Minuten Aufwärmen mit Dehn-, Gleichgewichts- und Technikübungen, jeden Tag oder so oft wie möglich und immer vor Kraft- oder Ausdauertraining.

Aufwärmen

Kennen Sie die alte Regel, sich vor Anstrengungen erst einmal zu strecken? Das können Sie vergessen. Wichtiger ist eine fünf- bis zehnminütige Aufwärmphase, in der man Blut in die Muskeln pumpt und den kompletten Stütz- und Bewegungsapparat warm macht. Sobald der Körper mehr Hitze erzeugt, wird nämlich das Bindegewebe weicher und geschmeidiger. Dann kommt es weniger leicht zu Dehnungen, Zerrungen oder Rissen. Im Freien bieten sich ein schneller Marsch oder langsames Joggen an. Im Studio ist ein leichter Einstieg auf dem Laufband, dem Crosstrainer oder dem Ergometer empfehlenswert.

Dehnen

Im nächsten Kapitel gehen wir genauer darauf ein, warum viele Sportexperten das »statische« Dehnen, bei dem eine gedehnte Haltung zehn bis 30 Sekunden aufrecht erhalten wird, inzwischen mit Skepsis betrachten. »Dynamisches« Dehnen hingegen, an dem die Muskeln beteiligt sind, ist eine gute Methode, um dem Muskel sein volles Bewegungspotenzial zu ermöglichen. Den perfekten Zeitpunkt zum Dehnen gibt es nicht, doch Dehnübungen sollten immer nach dem Aufwärmen stattfinden. Manche Läufer stellen fest, dass Dehnen nach dem Lauf besser gegen Verhärtungen in den Schenkeln hilft. Probieren Sie die folgenden Übungen aus und beobachten Sie Ihre persönliche Reaktion:

▶ Arme seitwärts ausstrecken und kreisen lassen, dabei mit kleinen, engen Kreisen beginnen und langsam erweitern. Danach die Beine dehnen. Auf einem Bein stehen, das andere vor dem Körper etwas anheben und kreisen lassen, als ob der Fuß einen Kreis malen wollte. Bein wechseln.

▶ Die Arme vor dem Körper ausstrecken und mit Kraft zur Seite ziehen und zurück, so dass sie sich vor der Brust kreuzen.

▶ Mit dem linken Arm an einem Tisch, einem Zaun oder einer Stange festhalten. Das rechte Bein und den rechten Arm locker und leicht in jeweils entgegengesetzter Richtung schwingen. Seite wechseln.

▶ Rückenlage mit angewinkelten Knien. Die Füße stehen flach auf dem Boden. Die Knie zusammenhalten und beide auf einer Seite ablegen, danach mit Hilfe der Bauchmuskeln auf die andere Seite schwingen. Kontinuierlich hin- und herbewegen.

Gleichgewicht

20 Sekunden barfuß auf einem Bein stehen, dann für 20 Sekunden zum anderen Bein wechseln. (Wenn das Gleichgewicht verloren geht, noch einmal anfangen – nicht mit den Armen rudern!) Die Übung steigern, indem Sie auf das erste Bein zurückgehen, wieder 20 Sekunden stehen, aber diesmal die Augen geschlossen halten. Anschließend 20 Sekunden mit geschlossenen Augen auf dem zweiten Bein stehen. Diese Übung trainiert nicht nur die Haltemuskulatur, die den Körper ohne die übliche Stütze (mit zwei Beinen) aufrecht halten muss. Insbesondere der Teil mit den geschlossenen Augen trainiert auch die räumliche Wahrnehmung *(Propriozeption)* von Körper und Geist und das Gleichgewichthalten ohne visuelle Hilfe.

Die-Zehen-berühren-auf-einem-Bein ist eine wunderbare Übung für den ganzen Körper einschließlich der Rumpfmuskulatur, weil sie Gleichgewicht und Stabilität verbessert. Wenn Sie noch nicht so weit sind, können Sie in ein paar Wochen oder Monaten darauf zurückkommen. Für die Übung stehen Sie auf einem Bein, Nacken und Wirbelsäule sind gerade aufgerichtet. Die Augen fixieren einen Punkt auf dem Boden, etwa vier Fußlängen vor dem eigenen Fuß. Jetzt den Körper in Taillenhöhe beugen und mit der entgegengesetzten Hand nach dem Standfuß greifen. Das Knie dabei so weit beugen, wie es für das Gleichgewicht und eine schmerzfreie Haltung erforderlich ist. Kurz halten. Zehnmal wiederholen, aber immer nur maximal zwei Sekunden halten. Es geht nicht darum, den Fuß zu erreichen, sondern um eine ruhige Haltung. Beim Üben gleichmäßig weiteratmen und nicht die Zähne zusammenbeißen (siehe Seite 282f.).

Eine andere ausgezeichnete Übung, die Gleichgewicht, Geschmeidigkeit und Kraft gleichermaßen schult, ist der Sonnengruß aus dem Yoga. Mit den zwölf aufeinanderfolgenden Bewegungen ist er zwar etwas schwieriger zu erlernen, aber man bekommt die Anleitung problemlos über das Internet, ein Yogabuch für Anfänger oder (am besten) einen Kurs. (Sehen Sie den Sonnengruß als »achtsamere« östliche Version von Dehnen, Liegestütz und Kniebeugen mit Auswärtsschritt in einem.) Nach fünf bis zehn Sonnengrüßen ist der Körper für praktisch jedes Training bereit.

Technik

Freizeitsportler meinen oft, dass sie nur keine Kondition mehr haben, ansonsten aber noch genauso jung und leistungsfähig sind wie früher. Deshalb sind sie davon überzeugt, dass sie jederzeit in den Handball- oder Fußballverein oder auf den Tennisplatz zurückkehren können, selbst wenn sie Jahre oder Jahrzehnte nicht gespielt haben.

Wer Verletzungen ernsthaft vorbeugen möchte, sollte zwei bis vier Wochen gezieltes Vorbereitungs- und Techniktraining absolvieren, bevor er wieder auf den Platz geht. Jede Trainingseinheit sollte zehn bis 20 Minuten auf Technik und Koordination eingehen. Basketballer können mit Sprungübungen wie dieser beginnen: Auf dem linken Bein stehen, vorwärts springen, auf dem rechten Bein landen und zwei Sekunden das Gleichgewicht halten, auf das linke Bein zurückspringen; diese Übung fünf- bis zehnmal wiederholen. Läufer brauchen seitliche Übungen (zum Beispiel seitwärts springen, ohne die Beine zu überkreuzen), um die Muskeln aufzubauen, die beim Laufen nicht gefordert sind. Wer Tennis oder Golf spielt, sollte immer wieder Trainerstunden zur Überprüfung der Bewegungsabläufe einbauen. Tennis- oder Golfprofis leiden nur selten am Tennis- oder Golferellenbogen (mehr dazu in Kapitel 10). Solche Überbeanspruchungen entstehen eher bei untrainierten Amateuren, so dass man immer an seiner Form arbeiten sollte.

Krafttraining

15 bis 40 Minuten, zwei- bis viermal pro Woche.

Trainingsplan

An dieser Stelle stellen wir verschiedene Übungen zur Wahl, aus denen Sie Ihr persönliches Programm zusammenstellen. Dabei gelten allerdings auch gewisse allgemeine Regeln. Wenn Sie nicht mit Ihrem persönlichen Trainer auf ein bestimmtes Ziel hinarbeiten, sollte das Krafttraining höchstens jeden zweiten Tag stattfinden. Schließlich brauchen die Muskeln Zeit, auf die Belastung angemessen reagieren zu können. Grundsätzlich sollten Sie jeweils mindestens eine Übung aus jeder der drei Gruppen ausführen – Oberkörper, Rumpf, Unterkörper –, dazu eine Übung für den ganzen Körper, wenn Sie dazu Lust haben. Dabei sollten Sie nicht die persönlichen Grenzen überschreiten, denn damit provozieren Sie Verletzungen, anstatt sich davor zu schützen. Als Faustregel gilt: Aufhören, wenn man das Gefühl hat, problemlos noch zwei Wiederholungen zu schaffen (wer mit Mühe sieben Liegestütze schafft, sollte also fünf Stück pro Satz absolvieren). Ideal sind zwei bis drei Sätze nacheinander, aber einer ist besser als keiner. Die Ziele sind dabei individuell verschieden. Manche Menschen möchten einfach nur eine Grundfitness erreichen und anschließend erhalten. Andere möchten kontinuierlich Kraft aufbauen und brauchen deshalb ab einem gewissen Punkt ein breiteres Übungsangebot, um den Körper unterschiedlichen Reizen auszusetzen. Suchen Sie sich einen guten Trainer.

Oberkörper

Das Hauptgewicht, mit dem der Mensch im Leben fertig werden muss, ist der eigene Körper. Deshalb lieben wir die klassischen Körpergewichtsübungen für die allgemeine Fitness, also Liegestütze und Klimmzüge. Vergessen Sie dabei die Anzahl, denn es kommt viel mehr auf die perfekte Durchführung an. Auch nach jahrelangem Training können Sie immer noch an der Optimierung der Form arbeiten.

Der ideale Liegestütz: Sie nehmen die übliche Ausgangsposition ein. Die Füße stehen etwa schulterbreit auseinander, die Hände sind neben den Schultern auf den Boden gestützt. Schultern und unterer Rücken sind nach hinten und »unten« geschoben, bilden also eine gerade Linie (kein Buckel, keine Rundung). Achten Sie darauf, dass Sie diese Stellung in der Stützposition korrekt halten können, das heißt: Arme ausgestreckt, Gesicht nach unten, Kopf und Nacken in gerader, »neutraler« Verlängerung der Wirbelsäule, Rücken gerade, Bauchmuskeln angespannt, die Hüfte sackt nicht nach unten ab. Nach einigen Sekunden beginnen vielleicht die Muskeln zu zittern! Dann langsam und fließend den Körper vom Brustkorb aus absenken (dabei auf drei zählen), bis die Ellenbogen im 90-Grad-Winkel stehen. Eine Sekunde halten und in die Ausgangsposition zurückkehren (ein bis zwei Sekunden). Beim Absenken einatmen, beim Hochkommen ausatmen. Die Bauchmuskeln bleiben die ganze Zeit angespannt und unterstützen so die gerade Haltung. So oft wiederholen, wie Sie die Übung problemlos sauber ausführen können. Fehlerhaft ist ein Absinken in der Körpermitte, nicht tief genug abzusenken oder die Hände nach vorn zu verschieben und die Schultern zu wölben. Die Bewegung soll langsam und kontrolliert ausgeführt werden, nicht schnell und schludrig.

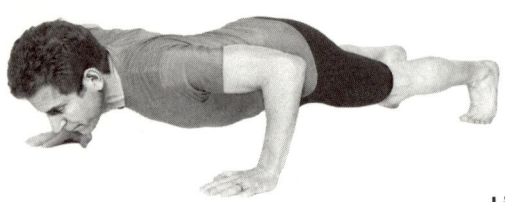

Liegestütz

Viele Menschen schaffen nicht einmal einen sauberen Liegestütz. Eine beliebte Abwandlung ist daher der Liegestütz mit abgesenkten Knien, doch wir bevorzugen eine Abwandlung der klassischen, geraden Variante, bei der man sich beispielsweise auf der Arbeitsfläche der Küche, der Treppe oder einer Parkbank abstützt. Ältere Menschen mit körperlichen Einschränkungen können sich auch im Stehen an der Wand abstützen. Strecken Sie die Arme lang aus und legen Sie die Hände flach auf die Wand oder Bank vor Ihnen. Ellenbogen entspannen und gegen die Wand oder Bank lehnen, dann wieder in die Ausgangsposition schieben und die ganze Zeit den Körper gerade halten. Diese Übung entwickelt zugleich die Kraft und die Reflexe, um sich bei einem Sturz mit Händen und Armen abzufangen.

Liegestütze kann man auch erschweren, zum Beispiel indem man in der Ausgangsposition die Füße enger aneinanderstellt oder die Brust tiefer absenkt. Oder Sie heben beim Absenken einen Fuß vom Boden oder stellen beide Füße auf einen stabilen Stuhl, eine Bank oder einen Gymnastikball.

Der ideale Klimmzug: Kaum jemand hat zu Hause eine Klimmzugstange an der Wand hängen. Wahrscheinlich müssen Sie für diese Übung also auf den nächsten Spielplatz oder ins Fitnesscenter gehen. Die Stange mit den Handflächen nach außen umfassen. Die Hände sind etwas mehr als schulterbreit auseinander. Am Anfang der Übung sind die Arme ausgestreckt, ob Sie nun hängen oder sich abstützen. Bauchmuskeln anspannen, Schulterblätter zusammen und nach unten schieben und dann den Körper langsam hochziehen, dabei auf eins oder zwei zählen. Die Brust führt die Bewegung an, Schultern nach hinten drücken. Oben ausatmen. Das Kinn sollte oberhalb der Stange ankommen (aber nicht nach vorn schieben oder den ganzen Körper über die Stange ziehen). Eine Sekunde halten, dann einatmen und langsam (auf drei zählen) absenken. Die Schultern bleiben hinten und unten; weder Rücken noch Schultern werden rund! Das Gleichgewicht lässt sich etwas leichter halten, indem man die Füße überkreuzt und die Knie beugt. Aufhören, ehe die Übung nicht mehr sauber durchführbar ist.

Klimmzug

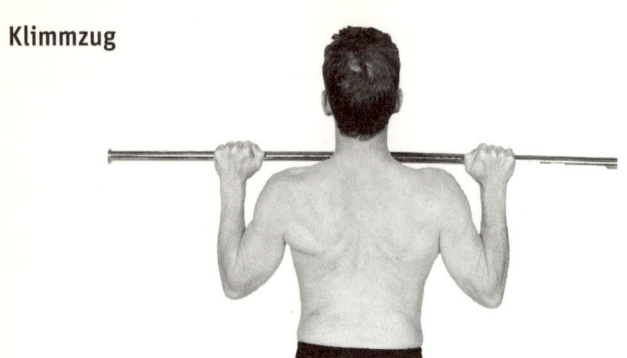

Viele haben schon mit einem einzigen sauberen Klimmzug Probleme. Das ist keine Schande. Suchen Sie sich auf dem Spielplatz eine brusthohe Stange. Stellen Sie sich mit der Brust vor die Stange, umfassen Sie die Stange und lehnen Sie sich zurück, bis die Arme lang ausgestreckt sind. Etwas schwerer wird die Übung, wenn Sie die Füße weiter von der Stange abrücken, so dass der Körper einen steileren Winkel einnimmt. Jetzt auf die Stange zuziehen, bis die Brust sie berührt und so oft wiederholen, wie es für diesen Satz vorgesehen ist. Eine noch bessere Lösung ist eine Klimmzugmaschine, bei der sich der Widerstand bei den Auf- und Ab-Bewegungen des Körpers mittels Gegengewichten einstellen lässt. Es gibt verschiedene Griffe, so dass sich diverse Muskeln trainieren lassen.

Rumpfmuskulatur

Die Planke (oder das Brett) zählt zu den besten und einfachsten Bauchmuskelübungen. Gehen Sie in die untere Liegestützposition. Das Gewicht ruht auf den Unterarmen, die Ellbogen sind etwa im 45-Grad-Winkel gebeugt, und die Fäuste weisen so zur Mitte, dass die Daumen nach oben zeigen. Die Schultern bleiben unten, der Rücken ist gerade, die Hüften hängen nicht durch. So lange halten, wie es in dieser Position sauber möglich ist, zunächst 15, dann 30, dann 45 Sekunden und so weiter. Schwieriger wird die Übung, wenn die Unterarme auf einem Gymnastikball ruhen. Die *seitliche Planke* trainiert die schräge Bauchmuskulatur: Legen Sie sich auf die Seite und stützen Sie den Körper auf einen Arm. Der Arm zeigt senkrecht nach unten, der Ellenbogen ist rechtwinklig gebeugt. Die Beine liegen aufeinander, die Hand des Arms, der kein Gewicht trägt, liegt auf der oberen Hüfte. So lange halten, wie der Körper eine gerade, ruhige Linie bilden kann, dann auf der anderen Seite wiederholen (siehe Seiten 277 und 278).

Crunch mit Gymnastikball: Der Crunch ist die vermutlich bekannteste Übung für die Rumpfmuskulatur. Dabei ist die Standardvariante nicht die einzige Option, denn sie spricht nicht die komplette Bauch- und Rückenmuskulatur an, man kann mit etwas Schwung mogeln, und die Übung kann den Nacken belasten. Besser ist deshalb die Abwandlung mit dem Gymnastikball. Legen Sie sich mit dem Rücken auf einen Gymnastikball. Die Knie sind gebeugt, die Füße stehen fest auf dem Boden. Jetzt die Schulterblätter innerhalb von zwei bis drei Sekunden vom Ball heben, im gleichen Tempo wieder ablegen. Fünf bis zehn Crunches auf dem Gymnastikball können die Bauchmuskulatur gründlicher trainieren als dieselbe Anzahl oder mehr »klassische« Crunches (siehe Seite 279).

Bei Rücken- oder Nackenbeschwerden oder Gleichgewichtsstörungen kann der Gymnastikball eine größere Herausforderung darstellen. Alternativ bietet sich dann eine Variation des üblichen Bodencrunchs an: Hände an die Ohren legen (ohne den Kopf nach vorn zu schieben) und den Oberkörper durch Anspannen der Bauchmuskeln leicht anheben, so dass die Brust zur Decke zeigt. Wenn sich dabei die Halsmuskeln anspannen, können Sie den Kopf mit Händen und Fingerspitzen stützen, um den Hals zu entlasten.

Käfer: Eine weitere Alternative zum Crunch auf dem Ball, die besonders bei Problemen mit der Schulter- und Halsmuskulatur empfehlenswert ist, ist der Käfer. Legen Sie sich auf den Rücken. Die Wirbelsäule bleibt die ganze Zeit gerade. Beide Füße anheben, bis die Knie rechtwinklig direkt über der Hüfte sind. Beide Arme senkrecht heben, dann den linken Arm gerade nach hinten absenken und gleichzeitig das rechte Bein absenken und strecken, so dass es gerade noch über dem Boden schwebt. Die Bauchmuskeln bleiben angespannt. Arm und Bein langsam wie-

Käfer

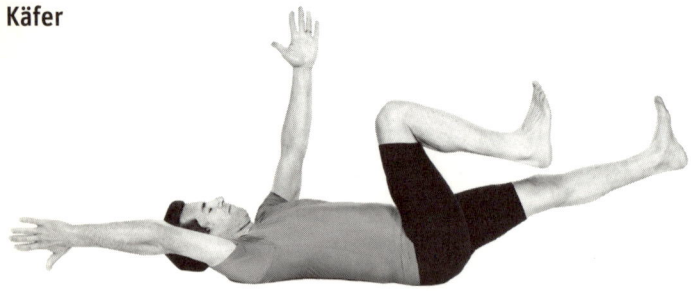

der in Ausgangsposition bringen und mit der Gegenseite wiederholen, also den rechten Arm nach hinten strecken und das linke Bein nach vorn. So oft wiederholen, wie Sie die Übung sauber bewältigen können, dabei immer die Bauchmuskeln anspannen und den Rücken flach auf dem Boden lassen. Arme und Beine nur so oft absenken, wie es kontrolliert gelingt.

Superman: Eine ausgezeichnete Übung für die Bauchmuskeln und den unteren Rücken. Sie beginnen mit dem Gesicht zum Boden auf einer Matte oder einer anderen, nachgiebigen, flachen Unterlage. Die Beine liegen geschlossen nebeneinander. Nun beide Arme mit den Handflächen nach oben und nach oben gehobenem Daumen dicht am Körper seitlich nach hinten strecken. Den Oberkörper strecken und ab der Taille anheben, so dass sich Arme, Brust und Oberkörper von der Unterlage heben. Der Hals bleibt gerade, und der Kopf bildet eine Verlängerung der Wirbelsäule. Schulterblätter zusammendrücken und von den Ohren wegschieben. 30 bis 45 Sekunden – oder solange Sie die Stellung sauber einhalten können – halten, dann lösen und wiederholen (siehe Seite 274f.).

Unterkörper

Kniebeugen: Eine ausgezeichnete Übung für den Bauch und den unteren Rücken. Die Beine stehen etwas mehr als schulterbreit auseinander. Hände nach vorn strecken, in die Hüften stützen oder hinter den Kopf legen. Mit geradem Rücken die Knie beugen und so das Gesäß in Richtung Boden absenken, bis die Hüfte auf Kniehöhe oder so tief ist, wie die Übung schmerzfrei und in guter Haltung durchführbar ist. Die Knie sollen bei der Übung nicht über die Zehen hinausragen, also eher nach hinten in die Luft setzen. Bauchmuskeln und Gesäß anspannen und wieder aufrecht hinstellen. Zehn Wiederholungen, jeweils maximal zwei Sekunden halten (siehe Seite 326f.).

Steppen: Stellen Sie sich vor eine Kiste oder Bank von 15 bis 45 Zentimeter Höhe. Die Hände in die Hüften stemmen und mit geradem Rücken mit dem linken Fuß hochdrücken, dann den rechten nach oben stellen und in derselben Reihenfolge wieder heruntersteigen. Mit dem rechten Fuß voran wiederholen, dann wieder abwechseln. Anstrengender wird die Übung, wenn Sie die Hände hinter den Kopf legen.

Ausfallschritt: Aufrecht stehen, die Füße etwas über schulterbreit auseinander, die Hände in die Hüften. Einen großen Schritt nach vorn machen, so dass das vordere Knie rechtwinklig gebeugt und das hintere leicht gebeugt ist. Die Ferse löst sich vom Boden, Sie stehen nur auf dem Ballen. In die Ausgangsposition zurückkehren, und mit dem anderen Bein vortreten, danach wieder abwechseln. Ober- und Unterschenkel bilden einen rechten Winkel, das heißt, das Knie darf sich nicht über die Zehen schieben.

Ganzkörperübung

Holz hacken: Mit diesem einfachen Bewegungsablauf trainieren Sie mehrere Muskelgruppen gleichzeitig. In schulterbreitem

Stand einen Medizinball auf Brusthöhe vor den Körper halten. Den Ball über den Kopf heben und mit gebeugten Knien zwischen die Beine herunterführen, dann wieder hochheben und dabei die Beine strecken. Fünf- bis zehnmal wiederholen.

Schwieriger wird die Übung mit einer Drehung der Wirbelsäule: Den Ball fünf- bis zehnmal zum rechten Knie führen und danach ans linke Ohr heben, danach zum linken Knie und zum rechten Ohr.

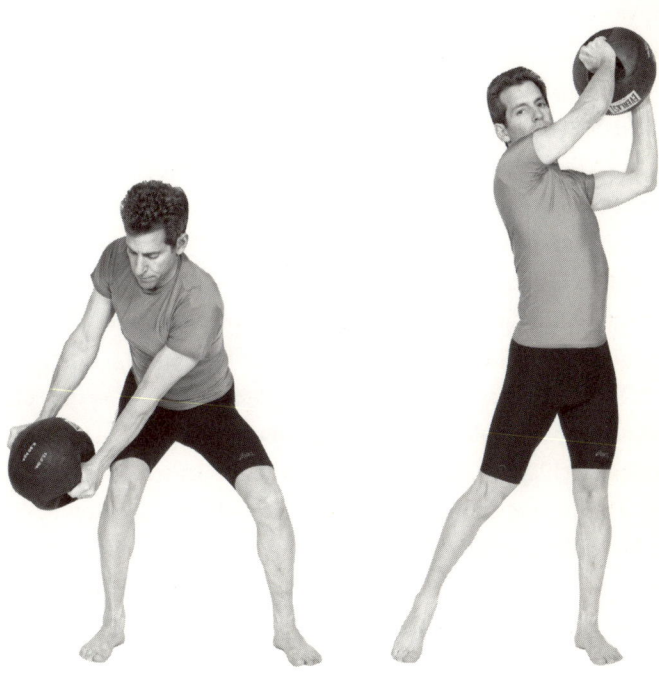

Ball nach oben prellen: Die Ellbogen am Körper halten und einen Basketball (oder einen anderen federnden Ball) 15- bis 20-mal (oder solange Sie die Übung bequem durchführen können) etwa 30 bis 60 Zentimeter über dem eigenen Kopf an die Wand prellen und wieder fangen. Diese ohnehin schon erstaunlich anstrengende Übung wird noch anspruchsvoller, wenn man nach dem Fangen eine Kniebeuge einlegt, hochkommt und erneut wirft. (Die Sequenz stammt von der Internetseite *www.crossfit.com*, wo eine Vielzahl an witzigen und effektiven Übungen hinterlegt sind.)

Ausdauer

20 bis 60 Minuten, drei- bis sechsmal pro Woche.

Manch einer steigt brav und pflichtbewusst auf das Laufband oder den Crosstrainer, bleibt aber nicht lange dabei. Deshalb vertreten wir die Auffassung, dass jeder Mensch ein Herz-Kreislauf-Training braucht, das ihm wirklich Spaß macht. Dabei spielt es keine Rolle, ob Sie einen rein aeroben Ausdauersport wie Joggen oder Radfahren wählen oder eine eher »technische« Sportart, die viel Lauferei beinhaltet, zum Beispiel Basketball oder alle Sportarten mit Schläger. (Nur Golfer müssen sich leider etwas Bewegungsfreudigeres aussuchen.) Sehen Sie sich um. Die Leute, die sich über Jahre fit halten, sind die, die »ihr Ding« gefunden haben.

Aber glauben Sie bloß nicht, dass Sie sich einfach wieder in Form spielen können. Ohne eine gewisse Grundausdauer können Sie sich nicht gefahrlos ein- bis zweimal die Woche auf dem Platz austoben. Gehen Sie also zurück zu Cardio 101.

Ausdauer für Einsteiger

(**Achtung:** Holen Sie erst grünes Licht vom Arzt, ehe Sie mit einem Herz-Kreislauf-Training beginnen.)

Wer noch nie Ausdauertraining betrieben hat oder so lange pausiert hat, dass er praktisch wieder bei null beginnt, kann jede Sportart oder Aktivität wählen, die ihn anspricht. Solange es keine körperlichen Einschränkungen gibt, steht Ihnen alles offen. Wenn jedoch Knieprobleme in der Familie liegen und sich schon erste Anzeichen von Arthrose abzeichnen, sollte man weder regelmäßig joggen noch eine Sportart wählen, bei der das Knie starke Stoßbelastungen abfedern muss. Sinnvoller erscheinen in diesem Fall der Crosstrainer, Schwimmen, Aquajogging oder Radfahren.

Danach müssen Sie schrittweise eine gewisse Grundfitness aufbauen, ohne dabei Muskeln, Bindegewebe und Herz zu überlasten. Dazu empfehlen wir Gehen und Laufen im Wechsel, wie es der bekannte Laufexperte Jeff Galloway propagiert. Dies sollte so abgewandelt sein, dass Anfänger und Freizeitsportler ohne Verletzungen einsteigen können. Das Konzept ist einfach und lässt sich auf jede Ausdauersportart übertragen. Es geht nur darum, dass sich leichte und mäßige Belastungsphasen abwechseln. Ihre individuelle Belastungsgrenze sollten Sie mit dem Arzt abstimmen. Das übliche Programm läuft folgendermaßen ab: Zu Beginn etwa zehn Minuten leichtes Aufwärmen bei geringer Intensität (50 bis 60 Prozent des Maximalpulses, falls Sie eine Pulsuhr verwenden) oder (ohne Pulsuhr) auf einer Skala von null bis zehn eine geschätzte Intensität von fünf bis sechs. Danach folgt eine Minute mäßige Anstrengung (60 bis 70 Prozent des Maximalpulses oder sechs bis sieben auf der persönlichen Skala), dann wieder eine Minute leichte Intensität. Etwa zehnmal zwischen leichter und mittlerer Intensität wechseln, je nachdem, wie viel Zeit Sie für Ihr Training haben. Zum Schluss zehn Minuten gemütlich gehen (oder Radfahren oder Schwimmen).

Wenn Sie diesen Rhythmus nach ein bis zwei Wochen problemlos durchhalten, können Sie ihn ausweiten. Nach dem zehnminütigen Aufwärmen abwechselnd zwei Minuten mäßig intensiv laufen und eine Minute gehen, zum Schluss zehn Minuten abwärmen. Je stärker und leistungsfähiger Herz und Kreislauf werden (und je besser eventuelle Verletzungen verheilen), desto weiter können Sie sich steigern, bis Sie 15 Minuten am Stück laufen und nur noch eine Minute Gehpause einlegen. Sobald eine gute Grundausdauer besteht, können Freizeitsportler, deren Sportarten kurze, intensive Belastungen fordern, auch ein- bis zweimal die Woche für zehn bis 40 Minuten aus der Komfortzone in eine stärkere Belastung übergehen (zum Beispiel auf 70 bis 90 Prozent des Maximalpulses), damit Herz und Kreislauf auch solchen höheren Anforderungen gewachsen sind. Ob kurze Sprints, hohe Widerstände auf dem Ergometer oder bergauf fahren auf dem echten Rad – alles ist erlaubt.

Von den besprochenen Ausdauersportarten stellt Laufen – mit dem ständigen Aufprall der vielen Schritte – besonders hohe Anforderungen an Beine und Rumpfmuskulatur (siehe Kasten Seite 113). Selbst wenn Sie in Bezug auf die Ausdauer bestens in Form sind, beugen Sie Verletzungen am besten vor, indem Sie regelmäßig – alle paar Kilometer, nach jeder Runde oder alle fünf Minuten – kurze Gehpausen von 30 bis 60 Sekunden einlegen.

Laufen

Laufen kann richtig Spaß machen, besonders in der Natur oder mit Freunden zusammen, aber es kann auch Verletzungen und Schwächen hervorrufen oder verschlimmern. Beim Langstreckenlauf fordern viele kleine Stöße auf die Dauer im ganzen Unterkörper ihren Tribut, nicht nur in den Knien. Herz und Kreislauf profitieren bereits von mäßigen Distanzen (30 bis 45 Kilometer pro Woche) ganz erheblich. Verzichten Sie lieber auf das Laufen in hügeligem Gelände, das die Knie zusätzlich beansprucht (besonders bergab). Laufen Sie am besten auf weicherem Untergrund und nicht am Hang entlang, wo das tiefer liegende Bein vermehrt belastet wird. Vielleicht kommt auch ein Intervalltraining mit Lauf- und Gehphasen in Frage. Spätestens ab Mitte 30 besteht für alle, die nicht für einen Wettkampf trainieren, kein Grund mehr, häufiger als alle zwei Tage zu laufen, denn Muskeln und Bindegewebe brauchen Zeit zum Regenerieren. Am besten schieben Sie an den übrigen Tagen für Herz und Kreislauf gelenkschonende Sportarten wie Radfahren und Schwimmen ein – dann macht das Training auch gleich wieder mehr Spaß. Achten Sie auf gut sitzende Laufschuhe. Nach etwa 750 Kilometern oder alle sechs Monate (je nachdem, was früher eintritt) brauchen Sie neue Schuhe, denn sowohl die ständige Belastung als auch die zeitbedingte Alterung lässt den Kunststoffschaum in den Innensohlen hart werden.

Willkommen im Club

Vermutlich fällt Ihnen auf, dass man für unsere Übungen nicht ins Fitnessstudio gehen muss. Ein gut ausgestattetes Studio eignet sich natürlich gut zum Training, aber versteifen Sie sich bitte nicht darauf, wenn Sie weder die Zeit noch die Selbstdisziplin haben, drei- bis fünfmal pro Woche dort aufzutauchen. Deshalb empfehlen wir nach Möglichkeit eher häusliche Kraftübungen, die auf dem Körpergewicht aufbauen. Der klassische Liegestütz oder Klimmzug spricht im Gegensatz zu Geräten mehrere Muskelgruppen auf einmal an (der Liegestütz zum Beispiel Brustmuskeln, Bizeps, Trizeps, Schultermuskeln, Bauchmuskeln, stabilisierende Rückenmuskeln und andere). Das führt letztlich zu besserer, funktionellerer Allroundfitness. In Kapitel 2 haben wir erklärt, dass Muskeln immer im Tandem von Agonist und Antagonist arbeiten. Wenn Sie also am Beinstrecker den vorderen Oberschenkelmuskel trainieren, aber den hinteren vernachlässigen, erzeugen Sie ein muskuläres Ungleichgewicht, welches das Verletzungsrisiko erhöht.

Im Studio wird außerdem gern »gemogelt«, indem man mit Schwung Gewichte stemmt, die eigentlich zu schwer sind. Dieser rabiate, ruckartige Ansatz ist verletzungsträchtig und läuft dem eigentlichen Sinn des Trainings – gleichmäßiger Aufbau von Muskelkraft im Rahmen der Reichweite des Gelenks – zuwider. Am besten konzentrieren Sie sich beim Heben (konzentrische Bewegung) und Senken (exzentrische Bewegung) des Gewichts auf eine langsame, kontrollierte Bewegung, ganz gleich ob es um das Stemmen einer Hantel oder des eigenen Körpergewichts geht.

Wer ein Fitnesscenter bevorzugt und sich nur mit den neuesten Geräten nicht auskennt, sollte auf jeden Fall am Anfang einen Trainer buchen, und zwar einen, der Ihre persönlichen Ziele unterstützt. Eine 50-Jährige, die gern fünf Kilogramm abnehmen und dabei magere Muskelmasse aufbauen möchte, braucht keinen Trainer, der olympiareifes Gewichtheben propagiert. Wenn Sie davon ausgehen, dass jeder Fitnesstrainer in der Lage ist, einen individuell auf Sie zugeschnittenen Trainingsplan zu erstellen, sind Enttäuschungen vorprogrammiert.

Hören Sie auf Ihren Körper! Kurze Entspannungsphasen für die Muskeln reduzieren die gefürchteten Sportverletzungen an Achillessehne, Schenkeln und Bauchmuskeln. Mit 20 ist ein solches defensives Laufverhalten für die meisten Menschen vermutlich noch unnötig. Mit 40 könnte es genau das sein, was Ihnen noch viele Jahre Sport ermöglicht.

Ausdauer für Fortgeschrittene

In-Form-Kommen ist das eine – Fitbleiben ein anderes Thema. Für ernsthafte Freizeitsportler, die schon jahrelang laufen, Rad fahren oder schwimmen, haben wir ein paar hart erkämpfte Ratschläge, wie man auf gesunde Weise dabeibleibt, ohne die Lust zu verlieren. Dabei berufen wir uns auf die eigene Erfahrung, aber auch auf die unserer Freunde und Patienten wie zum Beispiel Mike Llerandi, der seit 20 Jahren zu den besten Amateurtriathleten Amerikas zählt.

Mikes Einstellung zu Training und Alter lautet: »Anpassen, nicht nachlassen.« Wenn Familie und Job in den mittleren Jahren immer mehr von uns verlangen, sollten Sie das Wochenende gut ausnutzen. Wer am Samstag oder Sonntag zwei bis drei Stunden Rad fahren kann, kann sich während der Woche mit kurzen, schnellen Fahrten begnügen und dennoch auf relativ hohem Niveau trainieren. Versuchen Sie, Familie und Freunde in Ihre Aktivitäten einzubeziehen. Llerandis Grundregel? Mindestens einmal die Woche Sport mit dem Partner oder der Partnerin. Vielleicht verläuft diese Einheit weniger intensiv oder kürzer (was nicht unbedingt verkehrt ist), doch es macht das Leben weniger stressig und die Ehe glücklicher. Auch Kinder können mitmachen. (Zum Beispiel wurde Mike jahrelang beim Laufen von seiner Tochter auf dem Fahrrad begleitet, die ihm bei Bedarf die Wasserflasche reichte.) Ein Riesenvorteil sind ein oder mehrere Freunde, die ebenfalls regelmäßig laufen, Rad fahren oder schwimmen. Die Gruppe sorgt nicht nur dafür, dass man wirklich trainiert, sondern es macht auch gleich wieder mehr Spaß, und der Kampfgeist wird angespornt.

Den eigenen (alternden) Körper sollte man mit demselben praktischen Realismus einschätzen, mit dem man Leben und Training ausbalanciert. Ab 40 können Sie möglicherweise nicht mehr dasselbe leisten wie zwischen 20 und 30, auch wenn Sie es

DR. KELLY

Ich hatte schon drei Patientinnen, Läuferinnen unter 30, die aufgrund von Überlastungsfrakturen in der Hüfte eine Hüftprothese benötigten. Ich musste diesen Patientinnen sagen: »Warum akzeptieren Sie nicht, dass Ihre Hüfte eben nicht für Marathontraining angelegt ist? Wählen Sie einen Sport, der nicht zu Überlastungsbrüchen führt.« Ältere Läufer fragen mitunter: »Warum reißt mein Hüftknorpel ausgerechnet jetzt?« Dann muss ich sie daran erinnern, dass der Körper nicht auf ewig angelegt ist. Wir bekommen nicht nur Falten im Gesicht, sondern gleichzeitig altert auch der gesamte Körper. Deshalb muss man sein Training ständig überprüfen und anpassen, um eventuelle Schäden nicht unnötig zu verschlimmern.

Ich weiß, dass ich bestimmte Dinge nicht kann. Das bedeutet weder, dass ich ein schlechter Mensch bin, noch, dass ich nicht in Form bleiben kann. Aber ich muss diese körperlichen Einschränkungen umgehen. Leider versteifen sich viele Leute zu sehr auf das Laufen.

schon viele Jahre gewohnt sind. Für Überforderung gibt es subtile Zeichen wie Schlafstörungen, schlechte Laune, überraschend starker Muskelkater, aber auch deutliche wie Verletzungen. Aufmerksamkeit zahlt sich also aus. Auch hier gilt: Anpassen, nicht nachlassen. Sehen Sie sich die drei Variablen im Trainingsplan – Intensität, Dauer und Häufigkeit – genau an, um herauszufinden, an welcher Stelle Sie Ihr Programm anpassen müssen, um frisch zu bleiben. Ältere Menschen (auch Sportler) brauchen nach größeren Anstrengungen mehr Zeit zum Regenerieren, so dass man möglicherweise alle drei Variablen nachjustieren muss.

Ab 40 können nur wenige Läufer, Radfahrer oder Schwimmer mehr als ein Intensivtraining pro Woche verkraften, ohne sich zu überfordern oder sich zu verletzen. Für Leistungssportler wie für alle, die nur fit bleiben wollen, gilt, dass der Großteil des Trainings in der aeroben Komfortzone absolviert werden sollte: 65 bis 75 Prozent des Maximalpulses oder 6,5 bis 7,5 auf der persönlichen Skala von 1 bis 10.

Crosstraining ist eine gute Möglichkeit, sich häufig zu bewegen, also fünf- bis sechsmal pro Woche. Verschiedene Sportarten sprechen unterschiedliche, oft gegensätzliche Muskelgruppen an, so dass einzelne Gruppen weniger leicht überfordert oder aufgrund eines Ungleichgewichts verletzt werden. Gute Kombinationen sind Laufen und Radfahren, Laufen und Schwimmen sowie Radfahren und Schwimmen. Natürlich können Sie Ihre Grenzen rein theoretisch auch mit solchen Mischformen überschreiten, doch in der Praxis schlagen Läufer auf dem Rad eher ein gemäßigtes Tempo an. Dasselbe gilt für Radfahrer, die zur Abwechslung laufen.

Das Schwierigste (und Wichtigste) für Freizeitsportler ist wohl der Abschied von der Faustregel: »Was mich nicht umbringt, macht mich stark.« Nach einem guten Training sollten Sie körperlich nicht völlig am Ende sein, sondern sich langfristig erfrischt und erholt fühlen. Denn immerhin geht es um ein ganz großes Ziel – Ihr Leben.

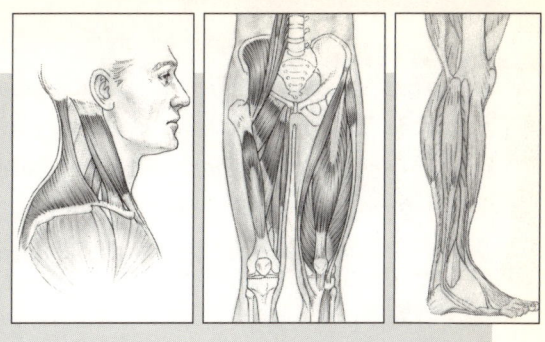

TEIL III

Gezielte
Muskelarbeit

In den Kapitel 8 bis 14 teilen wir den Körper in sieben »Problem-bereiche« (Hals und Nacken, Schultern, Ellenbogen und Hand, unterer Rücken, Hüfte, Knie sowie Sprunggelenk und Fuß) ein, die am häufigsten von Muskel- und Skelettproblemen betroffen sind. Die Schädigungen werden jeweils drei Kategorien zugeordnet:

▶ *Muskeln,*

▶ *Muskel oder Gelenk,*

▶ *Gelenk (Operation?).*

Am Anfang beschreiben wir das wohl Wichtigste, nämlich in welcher Form die drei Grundpfeiler des Systems – Muskel, Gelenk und Knochen – beeinträchtigt sein können (wobei mitunter auch Nervenverletzungen beteiligt sind). Wir behandeln grundsätzlich so konservativ wie möglich und arbeiten daher zunächst an den Muskeln, sofern eine vernünftige Aussicht besteht, das Problem ohne Medikamente oder Operation zu beheben. Dabei sollten Sie beachten, dass dieses Buch ein Selbsthilferatgeber ist, der viele der häufigsten Muskel- und Skelettprobleme anspricht, kein orthopädisches oder physiotherapeutisches Lehrbuch. Bei ernsten Verletzungen gehören Sie in professionelle Behandlung.

Am Ende jedes Kapitels überreichen wir Ihnen das passende Rüstzeug der Muskelmedizin für die Selbstbehandlung durch Massage, Dehnen und Kräftigung, deren Grundzüge wir in Kapitel 7 erläutern.

KAPITEL 7

Der Ansatz der Muskelmedizin

Zum Muskel- und Skelettsystem existiert inzwischen viel Fachwissen, von modernsten Operationstechniken bis hin zu neuesten Entwicklungen in der manuellen Therapie. Im Gegensatz zu anderen Gesundheitsthemen fehlt jedoch häufig eine verlässliche Strategie, die regelt, wie und wann jemand bei Problemen mit dem Stütz- und Bewegungsapparat behandelt wird.

Immer wieder sehen wir Leute mit harten oder entzündeten Muskeln, die in der Physiotherapie Muskelaufbau betreiben, ohne Fortschritte zu machen und sich einem erneuten Verletzungsrisiko aussetzen. Richtige Therapie, falscher Zeitpunkt. Das fehlende Puzzlestück ist mitunter die vorherige Behandlung der verkrampften, verletzten Muskeln. Geschädigtes Gewebe kann man nicht dehnen und kräftigen (nur das gesunde Gewebe drumherum), sondern allenfalls weiter reizen.

DIE STRATEGIE

In den letzten sechs Jahren haben wir eine eigene Behandlungsstrategie entwickelt, in der wir die Bewegungsprobleme unserer Patienten gemeinsam angehen und die Therapie dem jeweiligen Fortschritt (oder ausbleibenden Fortschritten) anpassen. Dabei unterscheiden wir nicht, ob der Patient sich gerade auf eine Operation vorbereitet, nach einem Eingriff Rehabilitation braucht oder überhaupt nicht operiert werden muss. Zuerst wird der geschädigte oder eingeschränkt funktionierende Muskel manuell behandelt. Erst wenn die Muskelschäden ausreichend zurückgegangen sind, tritt der Patient in die Konditionierungsphase ein, in der anfangs mittels Dehnung eine normale Reichweite angestrebt wird und anschließend die Elastizität des Stütz- und Bewegungsapparats durch Kraftaufbau verbessert wird.

DAS PROGRAMM

Unseren Grundansatz haben wir bereits in Kapitel 1 erklärt. An dieser Stelle möchten wir daraus ein Übungsprogramm machen, das Sie als Leser zu Hause durchführen können. Dieses Programm besteht aus denselben drei Teilen: Selbstbehandlung der Muskeln, Dehnen und Krafttraining. Es eignet sich für verschiedene Bedürfnisse, nämlich für

► Menschen, die keinerlei Gesundheitsprobleme haben und unseren Ansatz nur zur Prävention nutzen möchten,

► Menschen mit kleineren, medizinisch abgeklärten Problemen, die eigenständig an ihrem Thema arbeiten möchten,

► Menschen, die derzeit in ärztlicher Behandlung sind, aber das Okay haben, diese Behandlung durch unser Programm zu ergänzen, und schließlich

► Menschen, die nach Abschluss einer Behandlung grünes Licht haben, jetzt auf eigene Faust weiterzuarbeiten.

Also nahezu für jeden! Bevor wir weiter ins Detail gehen, möchten wir die einzelnen Therapieschritte – manuelle Behandlung, Dehnen und Kräftigen – näher unter die Lupe nehmen, damit Sie erkennen können, wie unser Programm entstanden ist.

MANUELLE BEHANDLUNG

Es existieren unzählige manuelle Behandlungsverfahren und Unmengen Therapeuten, die Muskeln behandeln. Da es auch verschiedene Berufsverbände gibt, kann es schwierig werden, den passenden Therapeuten zu finden, obwohl sehr viele talentierte Leute bereitstehen. Nachfolgend zählen wir einige der Schulen oder Traditionen auf, die in der modernen Medizin am besten akzeptiert sind. Akupunktur und Akupressur zielen auf bestimmte Punkte im Körper, die therapeutisch unter Druck gesetzt werden, entweder mit Nadeln (Akupunktur) oder durch Fingerdruck (Akupressur). Ein Chiropraktiker mobilisiert die Gelenke, befreit eingeklemmte Nerven und lindert Muskelkrämpfe. Physiotherapie ist eine Sammelbezeichnung. Manche Physiotherapeuten haben sich auf Rehabilitation spezialisiert und konzentrieren sich auf den Muskelaufbau, andere beherrschen verschiedene manuelle Verfahren. In den letzten 60 Jahren haben sich in der manuellen Therapie unterschiedliche Ansätze entwickelt, die häufig alte und neue Techniken verbinden und in vielen Disziplinen des Gesundheitswesens Anwendung finden. Zu den bekanntesten zählen die Art Release Techniques (ART), die Graston Technique, der myofasziale Release, die orthopädi-

●info

Selbstbehandlung

Viele unserer Patienten versuchen, sich durch »Knacken« der Gelenke, Selbstmassage und mit Überstrecken und Ziehen an den Muskeln und Gelenken auf eigene Faust zu helfen. Es gibt gute Gründe, warum eine falsche Selbstbehandlung nicht ratsam ist:

1. Rücken und Hals so zu bewegen, dass es knackt, ist kontraproduktiv. Dieser Impuls geht oft auf einen verspannten oder in seinen Bewegungsmöglichkeiten eingeschränkten Bereich zurück. Doch wo es eine solche Bewegungseinschränkung gibt, existiert für gewöhnlich auch ein hypermobiler oder übermäßig lockerer Bereich. Wenn der Patient also durch Knacken einen zu festen Bereich lockern will, bringt er stattdessen meist das lockere Gelenk in Bewegung. Das verstärkt die Hypermobilität, welche wiederum die Bänder lockert, Gelenke destabilisiert und zu einer Verkalkung des weichen Gewebes im Gelenkbereich prädestiniert, was zu Arthrose führen kann.

2. Ziehen an Gelenken und Muskeln durch Überstrecken kann vorhandene Probleme verschlimmern und selbst gesunden Gelenken schaden. Dehnen Sie sich ein- bis zweimal am Tag nach dem Aufwärmen oder nach dem Sport. Beachten Sie dabei unsere Hinweise zum richtigen Dehnen (siehe Seite 125ff.).

3. Ständiges Reiben, Drücken und Kneten der schmerzenden Muskeln kann zu Entzündungen und Reizungen führen. Ein Profi bearbeitet die Muskeln kurz, gezielt und auf eine bestimmte Weise. Lassen Sie sich von Ihrem Therapeuten zeigen, wie Sie sich zwischen den Behandlungsterminen Erleichterung verschaffen können.

sche Massage und die Triggerpunkttherapie. Die ursprünglichste Form aller manuellen Therapien ist die Massage, die in unterschiedlichen Verfahren seit Jahrhunderten eingesetzt wird.

All diese Ansätze haben ihre spezielle Methodik und eigene Erklärungen, wie und weshalb sie funktionieren. Manche behaupten, sie würden manuell mikroskopisch feines Narbengewebe oder »Verhaftungen« lösen (ART) oder aber Knötchen in schmerzhaft kontrahierten Muskeln ausmassieren (Triggerpunkttherapie). Insgesamt versuchen jedoch alle eigentlich dasselbe: verhärtete Muskeln entspannen, Druck von Gelenken und Nerven nehmen und ganz allgemein einen Stütz- und Bewegungsapparat, der ins Stocken geraten ist, wieder in Bewegung bringen.

DEHNEN

Wie bereits besprochen wird das Dehnen in der Sportmedizin eher skeptisch gesehen. Zahlreiche Studien konnten kaum eine positive Wirkung feststellen: Es verbessert weder die sportliche

Leistungsfähigkeit, noch senkt es die Verletzungszahlen. Da allerdings liegt auch der Haken. Erforscht wurde nämlich lediglich das traditionelle, »statische« Dehnen, in dem die Dehnung gehalten wird. (Der Jogger, der ein Bein auf die Parkbank stellt und sich nach seinen Zehen bückt.)

Die Dehnungen, die wir in der Regel für hilfreich halten, sind »dynamisch«, das heißt, sie umfassen Bewegungen und werden allenfalls wenige Sekunden gehalten (wenn überhaupt). Ist statisches Dehnen also schlecht? Nein. Wie alle Dehntechniken hat auch das statische Dehnen einen gewissen Nutzen. Es geht nur wieder einmal um die Frage, welches Problem man mit welcher Lösung angehen sollte. Nachfolgend geben wir einen kurzen, einfachen Überblick über die Möglichkeiten.

Statisches Dehnen ist vielen geläufig und wohl noch immer die wohl beliebteste Variante. Dabei wird der Muskel bis an die Grenze seiner Reichweite gebracht und 20 bis 30 Sekunden in dieser Stellung gehalten. Mit der Zeit können sich dadurch die Muskeln, Sehnen und Bänder verlängern, was die Beweglichkeit erhöht. Andererseits sind flexible Sehnen und Bänder nicht grundsätzlich wünschenswert. Wer Gymnastik, Tanzen oder Kampfkunst betreibt, profitiert von Verbesserungen im »Endbereich«, doch die meisten Freizeit- oder Profisportler betreiben Sportarten, für die eine besondere Flexibilität überflüssig ist (Dauerlauf, Radfahren und so weiter). Für sie gibt es daher keinen vernünftigen Grund für statisches Dehnen, im Gegenteil: Statisches Dehnen bereitet den Körper nicht auf Belastung vor, sondern kann den Muskel eine Zeit lang schwächen, so dass es vor dem Training das

Schlechteste ist, was man tun kann. Selbst wenn ein Körperbereich vorher ausreichend aufgewärmt wurde, kann eine statische Dehnung einen Muskelreflex auslösen, der den Muskel zusammenzieht, und damit den Sehnen- und Muskelbereich reizen. In der postoperativen Rehabilitation jedoch kann statisches Dehnen dazu beitragen, Narbengewebe abzubauen oder dessen Bildung zu verhindern, damit ein Gelenk sich wieder in normalem Umfang bewegen kann.

Dynamisches Dehnen umfasst Bewegung, insbesondere kontinuierliche, rhythmische Bewegung (siehe Dehnübungen auf Seite 97), die zu einer besseren Durchblutung führen, Sehnen und Muskeln lockern und aufwärmen und auf die gesteigerte Belastung im Training vorbereiten. Es ist zugleich eine sichere Methode, die beanspruchten, verkürzten Muskeln nach dem Training – ob Lauf oder Gewichtheben – zu entspannen. Dynamisches Dehnen eignet sich auch für Nichtsportler ab den mittleren Jahren und für Senioren, weil es der altersbedingten Festigung und Versteifung des Bindegewebes entgegenwirkt.

Aktiv-isoliertes Dehnen ist eine Sonderform des dynamischen Dehnens (siehe Dehnübungen am Ende der jeweiligen Einzelkapitel). Die Bewegung wird rhythmisch ausgeführt und die Dehnung maximal zwei Sekunden gehalten. Solche Übungen stellen wirkungsvoll den normalen Bewegungsumfang der Zielmuskulatur wieder her, ohne die Sehnen zu belasten oder Reflexe auszulösen, welche die Muskeln zusammenziehen.

KRAFTTRAINING

Die Muskeln gehören zu den Stoßdämpfern des Körpers und sind von großer Bedeutung für den Schutz der Gelenke. Deshalb streben wir in der Abschlussphase unserer Strategie einen Kraftaufbau in Muskeln und Bindegewebe an, der die Gelenke stabilisiert und antreibt. Dabei geht es uns nicht um »Vorzeigemuckis« aus der Fitnessbude, sondern um gleichmäßige Kraftentwicklung in gegenläufigen Muskelgruppen (Agonist und Antagonist), damit die Gelenke über ihr komplettes Bewegungsspektrum hinweg die notwendige Unterstützung der Muskeln erhalten. Mit jeder Form von Krafttraining sind Vor- und Nachteile verbunden. Wenn Sie die verschiedenen Formen verstehen, können Sie leichter entscheiden, welche für Sie persönlich sinnvoll ist.

Geräte im Studio sind für den Neuling oft der Weg des geringsten Widerstands, können aber den Kraftaufbau stark einschränken. Die Maschine steuert die Bewegung so, dass nur ein Teil der Muskeln eines Bewegungsablaufs genutzt werden. Solche Maschinen nutzen insbesondere älteren Menschen oder Patienten mit vorgeschädigten Gelenken, die mit anderen Übungen überfordert wären. Die Arbeit an verschiedenen Geräten unter Aufsicht eines erfahrenen Trainers kann ein guter Einstieg sein. Dennoch sollten Sie versuchen, ergänzend noch weitere Übungen zu machen.

Eigengewichtübungen wie Liegestütze und Übungen für Bauch und Rücken auf dem Gymnastikball sind eine optimale Grundlage für funktionelle Körperkraft und Gleichgewicht, also das, was im Alltag erforderlich ist. Damit werden Muskeln aus verschiedenen Winkeln angesprochen, insbesondere die unverzichtbare Rumpfmuskulatur, die den gesamten Körper stabilisiert. Ähnlich günstig sind Übungen, die Bewegung einbeziehen, zum Beispiel das Schwingen eines Medizinballs.

Widerstandsübungen mit einem flexiblen Seil, Gymnastikband oder Hanteln gestatten die isolierte Entwicklung bestimmter Muskeln (und gehören erst nach Erreichen einer guten allgemeinen Körperkraft auf den Plan). Da man diese Bewegungen im Gegensatz zur Arbeit an Maschinen selbst kontrollieren muss, werden hier auch benachbarte, unterstützende Muskelgruppen und die Rumpfmuskulatur angesprochen.

DAS MUSKELMEDIZIN-PROGRAMM

Aus unserer Drei-Phasen-Strategie haben wir die unserer Ansicht nach besten Techniken zusammengestellt, die man leicht und wirkungsvoll zu Hause durchführen kann. Unsere Dehnübungen beruhen auf aktiv-isoliertem Dehnen. Die Kraftübungen sind eine Mischung aus Widerstands- und Eigengewichtsübungen, wie man sie von einem guten Trainer oder Physiotherapeuten lernt, nur für den häuslichen Gebrauch abgewandelt. (Bei der Auswahl und Abwandlung haben wir uns von einem unserer Lieblingstrainer, Toni McGinley von Manhattan's Alta Fitness, unterstützen lassen.) Der Abschnitt zur Selbstbehandlung ist erklärungsbedürftiger.

Eine besonders wirkungsvolle Selbstbehandlungstechnik, die wir gern einsetzen, verknüpft in einzigartiger Form die Konzepte diverser Muskeltherapien. Diese einmalige Technik nennt sich F.A.S.T.™, eine Abkürzung für *Facilitated Active Stretch Techniques*™. Sie verbindet verschiedene Methoden zur Erleichterung des aktiven Dehnens. Einfach ausgedrückt nutzen Sie äußerlichen Druck (Finger, Ball, Stab), um den Muskel in der Nähe eines verhärteten Bereichs »festzunageln«. Beim konventionellen Dehnen baut sich die meiste Spannung am Ende des Muskels auf, dort wo er in die Sehne übergeht. Durch das »Festnageln« ersetzt man den natürlichen Endpunkt der Dehnung durch einen selbst definierten. Dieser Punkt wird durch äußeren Druck gehalten und anschließend der Muskel so bewegt, dass die gewünschten Muskelfasern unter Spannung geraten. Auf diese Weise konzentriert sich die Dehnung ganz auf den angespannten oder geschädigten Bereich des Muskels. Sie können genau bestimmen, welchen Teil des Muskels Sie dehnen möchten, so dass es nicht mehr um eine allgemeine, unspezifische Dehnung geht, sondern um die gezielte Behandlung bestimmter Stellen.

Ein Beispiel: Halten Sie den Handrücken der offenen Hand abwehrend vor den Körper, als ob Sie ein »Stopp«-Signal geben würden. Dabei beugen Sie den Ellenbogen. Jetzt zeigen Sie mit dem Daumen der anderen Hand auf Ihren Körper, setzen ihn auf den oberen Teil des Unterarmmuskels und üben damit einen einwärts und abwärts gerichteten Druck aus. Daumendruck aufrechterhalten, am behandelten Arm eine Faust machen, die Faust angespannt nach unten kippen und den Ellenbogen strecken. Das war eine F.A.S.T.™-Dehnübung zur Entlastung der Streck-

info

F.A.S.T.™-Behandlung

Die *Facilitated Active Stretch Technique*, F.A.S.T.™, ist eine Form dynamischer oder bewegungsorientierter Dehnung, die Dr. DeStefano über Jahre hinweg für seine Patienten entwickelt hat. Mit Hilfe der eigenen Hand oder eines Hilfsmittels wie des F.A.S.T.™-Sticks (oder eines anderen Therapiestabs) wird in der Umgebung eines blockierten oder geschädigten Bereichs oder auf mehreren Punkten entlang eines Muskels Druck ausgeübt und gleichzeitig mit dem Muskel eine Bewegungsabfolge durchgeführt. Damit kann eine wirkungsvolle, gezielte Dehnung erreicht werden. Es ist eine hochwirksame Methode, das Gewebe um eine Verletzung herum zu entspannen und die Heilung zu fördern.

F.A.S.T.™ lässt sich auch im Rahmen des regulären Dehnens nutzen, um die im Training beanspruchten Muskeln anzusprechen, beispielsweise schmerzende Schenkel nach einem Lauf oder ein verhärteter Bizeps nach dem Hanteltraining.

muskulatur am Handgelenk, die nach zu vielen Stunden an der Tastatur mitunter verkrampft.

Die genauen Anleitungen kommen am Ende des jeweiligen Einzelkapitels. Grundsätzlich gelten für F.A.S.T.™ folgende Prinzipien:

1. Durch Druck auf bestimmte Stellen am Muskel wird der Muskel dicht oberhalb oder unterhalb des verspannten Bereichs »festgenagelt«.

2. Während der Muskel eine Bewegung aktiv durchführt, gestattet Ihnen der veränderte »Ansatzpunkt«, die Dehnung auf den straffsten Teil des Muskels zu richten, wo sie am meisten benötigt wird. So erreicht man mehr der betroffenen Fasern.

3. Die aktive Nutzung der Antagonisten zur Bewegung des Zielmuskels löst dort einen Entspannungsreflex aus. Außerdem wird durch die Bewegung Körperwärme freigesetzt, die das Gewebe erwärmt und lockert.

4. Nach einer Verletzung gestattet F.A.S.T.™ die gezielte Beeinflussung von benachbarten Muskeln und Bindegewebe, ohne das geschädigte Gewebe zu reizen. Wenn das verletzte Gewebe entlastet wird, indem man die Zugkräfte von Muskeln und Bindegewebe in der Umgebung reduziert, kann die Verletzung rascher und besser verheilen. Auch die Blutgefäße in diesem Bereich können bei verminderter Spannung mehr Blut in das Gewebe transportieren, was ebenfalls die Heilung fördert.

Zum besseren Verständnis des Druckpunkts gibt es zu jeder Behandlung Beschreibungen, in denen die bearbeiteten Muskelgruppen in zwei oder notfalls auch drei Muskelgruppen unterteilt werden: die innere, die äußere und (eventuell) die mittlere. Man beginnt an einem Ende einer Zone und arbeitet sich in kleinen Schritten nach oben oder unten vor, bis die jeweilige Region vollständig behandelt ist. Wir erklären Ihnen, welche Art Druck Sie auf den Muskel ausüben sollen, damit er während des Bewegungsablaufs im richtigen Winkel im Gewebe ankommt. Der Druck verläuft dabei nicht senkrecht, sondern ist eher eine schräg nach oben oder unten gerichtete Kraft. Genauere Beschreibungen kommen bei den Einzelbehandlungen für die jeweilige Region.

Wir bezeichnen die Selbstbehandlung gern als einfach, aber nicht unbedingt leicht. Manuelle Therapien erfordern Erfahrung. Es könnte sinnvoll sein, anfangs einen Physiotherapeuten oder Chiropraktiker hinzuziehen, bis Sie sich sicher fühlen. Diesen Weg ist der Punter der New York Giants All-Pro, Jeff Feagles, gegangen. Neben dem erstklassigen Training und der medizinischen Betreuung, die er bei den Giants erhält, hat er gemäß unserer Anleitung mit F.A.S.T.™ seine hintere Oberschenkelmuskulatur bearbeitet und zur Abrundung die dynamischen Dehnübungen und die Kraftübungen durchgeführt. In der Saison 2008 sausten seine Punts höher denn je, was ihm die Einladung zum NFL Pro Bowl 2009 einbrachte.

info

Behandlungszonen

Wir zeigen Ihnen genau, wo die Querfriktion während der Behandlung ausgeübt werden soll. Legen Sie Ihre Hand oder das Hilfsmittel auf die Region, die in der Abbildung beschrieben ist.

Beispiel: Der Infraspinatus.

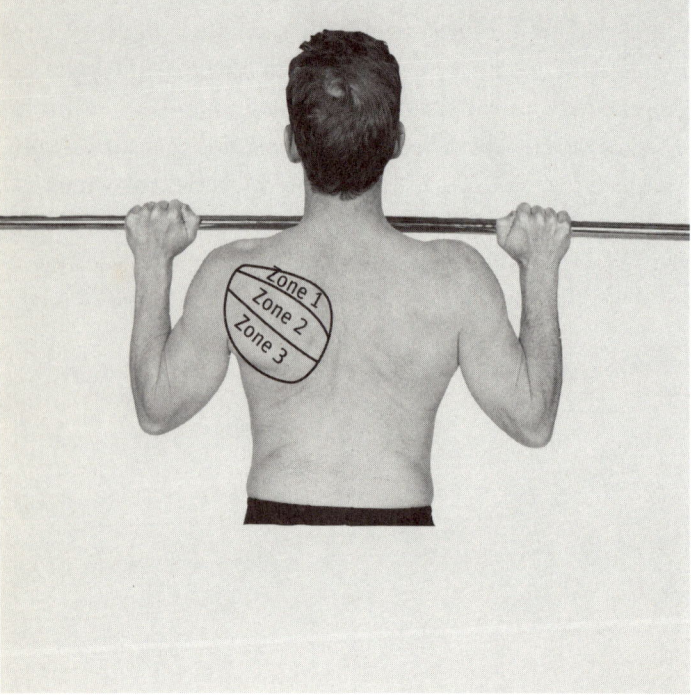

info

Friktion

Der schräg ausgerichtete Druck (Querfriktion), den wir in unseren Selbsthilfekapiteln 8 bis 14 verwenden, ist ein zentraler Bestandteil unserer Selbstbehandlungsmethode, den wir immer empfehlen, wenn Sie weiches Gewebe bearbeiten. Sie können darüber kontrollierten Druck auf einen bestimmten Bereich von Muskel, Sehne und Band ausüben und gezielt mit den Muskelfasern arbeiten. Dazu drücken Sie zuerst den Daumen, die Finger oder ein Hilfsmittel gerade so tief in den Muskel, dass er reagiert (Abbildung 1). Dann richten Sie die nötige Kraft entweder gegen die Bewegung oder unterstützen diese – je nachdem, welche Richtung die nötige Spannung zur Behandlung dieses Muskels erzeugt (Abbildung 2). Beachten Sie dabei, dass Sie »Anfänger« sind, und bleiben Sie geduldig. Manchmal braucht man mehrere Versuche, bis sich ein bestimmter Ablauf richtig anfühlt.

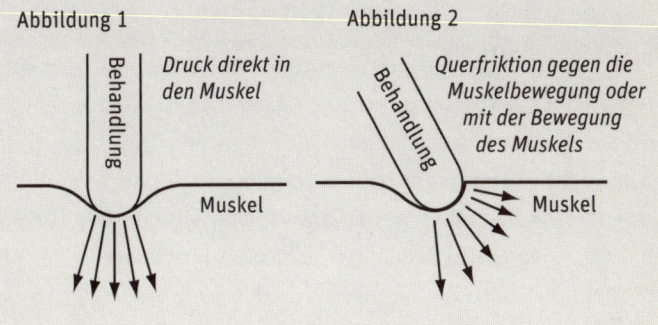

Abbildung 1

Behandlung

Druck direkt in den Muskel

Muskel

Abbildung 2

Behandlung

Querfriktion gegen die Muskelbewegung oder mit der Bewegung des Muskels

Muskel

KAPITEL 8

Hals und Nacken

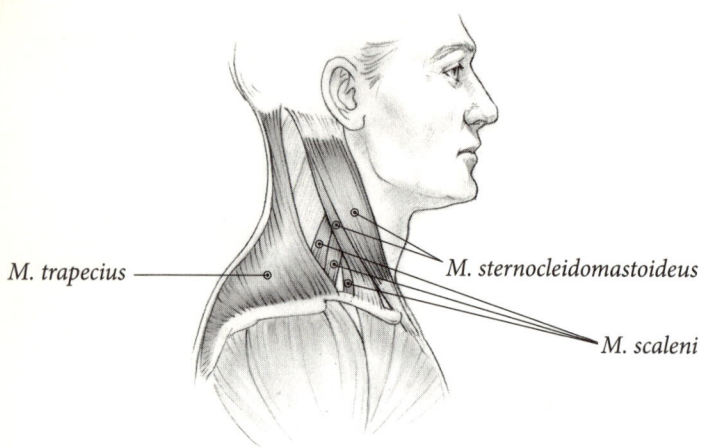

M. trapecius ——————⊙   M. sternocleidomastoideus

M. scaleni

EINFÜHRUNG

Es hat schon seinen Grund, wenn wir von Nackenschlägen sprechen oder auch von Halsstarrigkeit. Knochen, Bänder und Muskeln im Nackenbereich müssen den schweren Kopf des Menschen nicht nur aufrecht halten, sondern auch das Beugen und
Drehen ermöglichen. In der Frühgeschichte waren Menschen Jä-
ger und Gejagte und brauchten daher ein möglichst weites Ge-
sichtsfeld. All diese Bewegungen jedoch zehren an uns. Eine starre Position von Kopf und Nacken beim stundenlangen Sitzen vor

info

Die Wirbelsäule

Die Wirbelsäule ist eine senkrechte Säule aus 26 verschiebbaren Segmenten, die in fünf Abschnitte eingeteilt werden. Sie beginnt oben mit der Halswirbelsäule, es folgt im oberen Rücken die Brustwirbelsäule, danach im unteren Rücken die Lendenwirbelsäule, darunter als stabilisierender Teil das Kreuzbein. Dem fünften Teil, dem Steißbein, kommt strukturell eher geringe Bedeutung zu.

Die Wirbelsäule hat zwei Hauptfunktionen: Sie stützt den Körper und schützt das Rückenmark. Bei Bewegungen hält die Wirbelsäule den Menschen aufrecht und verbindet Ober- und Unterkörper auf flexible Weise, damit wir uns nach vorn und hinten biegen und zur Seite drehen können. Gleichzeitig bilden die miteinander verbundenen Wirbel eine schützende Umhüllung für das durch sie verlaufende Rückenmark. Das Rückenmark ist ein gummiartiges Bündel aus Millionen Nervenfasern (wie ein dicht gepacktes Glasfaserkabel), das Informationen zwischen der Zentrale (Gehirn) und den Zweigstellen (das periphere Nervensystem, das den Rest des Körpers verdrahtet) überträgt. Bei praktisch jeder Empfindung (die ein Feuern der sensorischen Neuronen auslöst) und jeder Bewegung (Reaktion der motorischen Neuronen) werden im Rückenmark als Teil des unablässigen Zwiegesprächs zwischen Gehirn und Körper Botschaften hin- und hertransportiert.

Die Wirbelsäule besteht aus zahlreichen aufeinander abgestimmten Einzelteilen. Jeder Wirbel ist ein zylindrischer Knochen mit (in der Regel) drei knochigen Fortsätzen. Auf den seitlichen Querfortsätzen liegen Wirbelgelenke (Facettengelenke), welche nach oben und nach unten eine Verbindung zwischen den einzelnen Wirbeln bilden und zugleich kontrollierte Bewegungen ermöglichen. In der Mitte hingegen liegen zwischen den Wirbeln die Bandscheiben, die außen aus Knorpel, innen aus einem Gallertkern bestehen. Sie tragen als Stoßdämpfer zur Flexibilität der Wirbelsäule bei und bewahren die Wirbelknochen davor, aneinander entlangzumahlen. Wie alles, was hart ist, unterliegt auch die Wirbelsäule Verschleiß und Alterung. Dabei sind die Bandscheiben oft der empfindlichste Bereich.

dem Bildschirm kann den Bewegungsapparat ermüden und bestimmte Schmerzzustände hervorrufen.

In jedem Einzelkapitel erklären wir, wie die drei Hauptelemente – Knochen, Gelenk und Muskeln – gemeinsam den menschlichen Körper stützen und bewegen und wie dieses Zusammenspiel bei Schmerzen und Funktionsstörungen zerfällt. Hals- und Brustwirbelsäule sind aber gewissermaßen ein Sonderfall. Es gibt große Fortschritte in der Diagnose von Schäden an Knochen, Bändern und Bandscheiben mittels Röntgenbild oder MRT, aber der genaue Zusammenhang zwischen Schädigung und individueller Symptomatik ist nicht immer ersichtlich.

Im Gegenteil: Selbst die besten Wirbelsäulenspezialisten geben zu, dass sie nicht immer wissen, was in Hals- und Brustwirbelsäule die schlimmsten Schmerzen verursacht oder weshalb bei ähnlichem MRT-Befund der eine Mensch symptomfrei ist, während ein anderer sich vor Schmerzen windet. Forschung und Erfahrung deuten darauf hin, dass der Unterschied den Muskeln zugeschrieben werden könnte. Dennoch sind wir in Bezug auf die

Alarmstufe Rot

Sofort zum Arzt

Bei Verdacht auf einen Schaden an der Wirbelsäule ist Vorsicht geboten. Ein harter Schlag oder Stoß auf Kopf oder Nacken sollte umgehend ärztlich untersucht werden, um festzustellen, ob die Nerven oder Teile der Wirbelsäule (Wirbel, Rückenmark, Bänder an der Wirbelsäule oder Bandscheiben) geschädigt sind. Auch ohne Trauma erfordern heftige Nackenschmerzen, Taubheitsgefühle in jeglichem Teil des Körpers oder Schmerzen, die den Arm herunterschießen, sofortige ärztliche Hilfe. Bei Veränderungen von Darm- oder Blasenfunktion gehören Sie in die Notaufnahme. Dasselbe gilt für Bewusstlosigkeit im Zusammenhang mit einer Halsverletzung. Es könnte zumindest eine Gehirnerschütterung vorliegen. Bei Hinweisen auf eine Infektion (Rötung, Fieber, Überwärmung) sollten Sie, wie bei allen Gelenkproblemen, möglichst rasch einen Arzt aufsuchen.

MUSKELMEDIZIN

Häufige Probleme und Übeltäter

Die Treppenmuskeln *(M. scaleni)* und der Kopfwender *(M. sternocleidomastoideus;* verbindet Brustbein, Schlüsselbein und Schädelbasis) im vorderen Halsbereich sind an der Vorwärtsneigung des Kopfes beteiligt. Wenn sie sich entspannen, werden der Rückenstrecker *(M. erector spinae)* und die hinteren geraden Kopfmuskeln *(M. rectus capitis posterior maior* und *minor)* aktiv und ziehen den Kopf nach hinten. Ist der Hals zu lange oder zu weit nach vorn geneigt, verkrampfen die hinteren geraden Kopfmuskeln am Schädelansatz und klemmen dort Nerven ein. Das erzeugt Spannungskopfschmerzen oder eine Occipitalis-Neuralgie. Die Treppenmuskeln können Nerven im vorderen Halsbereich einklemmen und Schmerzen und Taubheitsgefühle entlang des Arms erzeugen. Diese Symptome ähneln denen eines abgeklemmten Nervs, wenn eine Bandscheibe oder ein Teil eines Wirbelfortsatzes auf eine Nervenwurzel, die aus dem Rückenmark austritt, drückt oder diese einklemmt.

Diagnose bei der Wirbelsäule vorsichtig. Bei den meisten anderen Problembereichen, zum Beispiel der Hüfte oder der Schulter, werden wir die einzelnen Muskeln, die auf die Gelenke einwirken und zu bestimmten Problemen führen, so genau wie möglich identifizieren. Dem Hals und dem unterem Rücken hingegen nähern wir uns eher »ganzheitlich«, indem wir uns auf einige Muskelgruppen konzentrieren, über die ausgezeichnete Behandlungs- und Selbstbehandlungserfolge erreicht werden, unabhängig von der exakten Diagnose. Bezeichnungen wie »Schultergürtel-Kompressionssyndrom« sind zwar anatomisch präzise, geben aber keinen Hinweis auf die optimale Therapie. Dabei ist, wie wir noch besprechen werden, eine Operation bei Problemen im Bereich von Hals und unterem Rücken in der Regel nur der allerletzte Ausweg.

WAS LÄUFT FALSCH –
UND WAS KANN MAN TUN?

Muskel

Chronische Verspannung in Hals und Nacken

John (45) ist Buchhalter in Westchester, New York, und kauert jeden Tag stundenlang vor seinem Bildschirm, wo er über den Steuererklärungen und Bilanzen seiner Firmenkunden brütet. Wenn die Abgabetermine drücken, klebt er meist acht bis zwölf Stunden auf seinem Stuhl, wo sich neben den Akten die Kartons des gelieferten Essens und die leeren Diät-Cola-Becher stapeln. Seine Frau liegt ihm seit Jahren wegen seiner schlechten Haltung in den Ohren – seine Schultern kippen rund nach vorn, und Kopf und Hals zeigen nach vorn, anstatt mit dem Rest der Wirbelsäule eine gerade Linie zu bilden. Er ignorierte ihre Hinweise, bis ihm immer mehr Beschwerden zu schaffen machten, die seine Arbeitsfähigkeit einschränkten. Er leidet an ständigen Nackenschmerzen, Schulter-

schmerzen im Bereich des Schulterblatts und mittlerweile auch
»Spannungskopfschmerz« im Bereich des Schädeldachs.

Stellen Sie sich vor, Sie hielten eine Bowlingkugel, die ungefähr so viel wiegt wie ein menschlicher Kopf, über dem Kopf. Solange die Kugel genau über dem Kopf ist, senkrecht zur Wirbelsäule, ist das gar nicht so schlimm und eine Zeit lang durchzuhalten. Wenn Sie jedoch die Arme nach vorn kippen lassen, wird die Haltung rasch anstrengend bis schmerzhaft. Nun sind die Armmuskeln und die Stützmuskeln von Brust und Rücken beteiligt. So ähnlich ist es für Hals und Nacken, wenn der Kopf nicht senkrecht gehalten wird. Deshalb ist eine gute Haltung so wichtig.

Wie John schmerzhaft erkennen musste, kann die Wirbelsäule der Schwerkraft nur ohne Beschwerden widerstehen, solange sie im Gleichgewicht ist. Das ist nicht gleichbedeutend mit starr und senkrecht, denn dann hätte die Natur uns ein starres Rückgrat gegeben, das weder so biegsam ist noch Stöße abfängt.

Vielmehr besteht unsere Wirbelsäule aus vier leicht geschwungenen C-förmigen Abschnitten, die einander gegenseitig ausbalancieren: Die Halswirbelsäule biegt sich nach vorn, die Brustwirbelsäule nach hinten, die Lendenwirbelsäule nach vorn und das Kreuzbein nach hinten. Dieser Aufbau hat die Funktion einer Feder. Das weiche Gewebe hält dieses anmutig geschwungene Gebilde an Ort und Stelle, und parallel dazu verläuft entlang der Wirbelsäule ein Netzwerk aus Bändern, die wie Halteseile wirken. Auch einander entgegengesetzte Muskeln, die beidseits der Wirbelsäule ansetzen, tragen ihren Teil zu einer ausbalancierten, flexiblen Unterstützung bei.

Wenn Johns Schultern nach vorn sacken und sein Nacken und der Kopf es sich in der vorgeschobenen Haltung einrichten, überdehnt er einen Teil der Muskeln vorn am Hals und im oberen Rücken. Er überfordert bestimmte Muskeln im Schulter-, Nacken- und oberen Rückenbereich. Das führt zu verschiedenen Schmerzsymptomen. Zum einen können sich die überbeanspruchten Muskeln (wie in Kapitel 3 erläutert) so fest zusammenziehen, dass ein direkter Schmerz die Folge ist. Oder die Halsmuskulatur verkrampft und klemmt Nerven ein, die nach unten in die Schulter laufen. John hat Schmerzen in beiden Bereichen. (Die Nacken-Schulter-Verbindung ist eng und häufig problematisch.) Durch den gebeugten Hals werden die hinteren geraden Kopfmuskeln an der Schädelbasis und beiderseits des Schädels angespannt, was Nerven am Hinterhaupt einklemmen kann und bei John Spannungskopfschmerzen hervorruft. (Einige seiner Kollegen, die noch nicht zum Headset übergegangen sind, kennen andere muskuläre Probleme, die darauf beruhen, dass sie den Hörer zwischen die hochgezogene Schulter und den seitlich geneigten Hals klemmen.)

Das Skelett ist bei John nicht ernsthaft beteiligt, doch seine Muskulatur läuft Amok. Wenn er nichts gegen seine zusammengesackte Arbeitshaltung unternimmt, kann der Verlust der normalen Krümmung der Halswirbelsäule auf die Dauer so viel Druck auf die Bandscheiben ausüben, dass diese langfristig Schaden nehmen. Dann sind alle Schmerzen, die er bis dahin gelitten hat, nur der Auftakt.

Medizinisch könnte man Johns Probleme einfach mit einem frei verkäuflichen, entzündungshemmenden Wirkstoff wie Ibuprofen behandeln. Solche Substanzen dämpfen wirkungsvoll den Schmerz, verhelfen dem Körper zu einer Entspannungspause und dem Menschen zurück ins Leben, gehen dem Problem aber nicht auf den Grund. Eine andere Möglichkeit wären stärkere, verschreibungspflichtige Mittel zur Muskelentspannung, die ähnliche Vor- und Nachteile haben. Wer klug ist, nutzt entzündungshemmende Mittel und behandelt parallel dazu das eigentliche Problem. John müsste die ergonomische Gestaltung seiner Arbeitsumgebung und seine Arbeitsgewohnheiten verbessern (siehe Kasten Seite 147f.) und zur Physiotherapie gehen. Der Therapeut wird vermutlich daran arbeiten, mit bestimmten Übungen die überstraffen Muskeln an Hals und Brust zu dehnen und anschließend die Muskeln im Nacken und oberen Rücken zu kräftigen.

Dabei ist allerdings noch etwas zu beachten. Dass der Kopf nach vorn sackt, kann auch eine angeborene Neigung sein. Möglicherweise hat John die genetische Veranlagung, mit zunehmendem Alter immer rundere Schultern zu machen. Die jahrelange gebeugte Haltung über der Tastatur hat sich seiner Gehirn-Muskel-Verbindung eingeprägt, dem »propriozeptiven« Gefühl, wo der eigene Körper zu sein hat. Deshalb fühlt sich diese Haltung für ihn normal an. Vier bis sechs Termine Physiotherapie auf Rezept werden daran nichts ändern. Und ein sofortiger Übergang zu Kraft- und Dehnübungen dürfte eher schaden als nutzen, solange seine Muskeln noch kontrahiert und entzündet sind.

Es kommt also auf den richtigen Zeitpunkt an. Im Idealfall erfolgt zunächst eine schmerzlindernde, manuelle Behandlung, durch die sich die Muskelspannung löst, insbesondere an den

Treppenmuskeln, deren Kontraktion den Hals nach vorn zieht. Sobald diese Muskeln wieder besser nachgeben, kann John von physiotherapeutischen Übungen profitieren, die seine Muskeln umerziehen. Optimal wäre es, wenn John einen Teil dieser Übungen in seinen Alltag integriert, um damit der Schwerkraft und falschen Arbeitsgewohnheiten entgegenzuwirken. (Die passenden Übungen für Selbstbehandlung, Dehnung und Kräftigung finden Sie am Ende dieses Kapitels.) Kann John also mit viel Disziplin eine perfekte Haltung erreichen? Wahrscheinlich nicht, aber sein Einsatz kann ihm vielleicht Schmerzen und ernsthafte Bandscheibenschäden ersparen. Möglicherweise reicht es bereits, wenn er in der Physiotherapie lernt, seinen Körper mehrmals am Tag zu überprüfen, die Schultern zu entspannen und abzusenken.

Geri muss für ihren Job endlose Strecken zurücklegen und sitzt später im Büro viel zu lange auf unbequemen Bürostühlen in Besprechungen fest. Das hinterlässt Spuren an ihrem Rücken. Im MRT sind erste Schäden an einigen Bandscheiben der Halswirbelsäule erkennbar, was sowohl altersbedingt ist als auch auf die harten Anforderungen ihres Berufs zurückgeht. Damit ist sie anfälliger für verkrampfte Muskeln und Schmerzen im Schulter- und Halsbereich, die Dr. DeStefano mit manuellen Therapien fünf Jahre lang immer wieder erfolgreich behandeln konnte. Als sie vor kurzem wieder in seiner Praxis vorsprach, konnte sie den Kopf kaum noch bewegen. Sie hatte gerade ein großes Geschäft unter Dach und Fach gebracht, doch Stress und ständige Flugreisen haben ihre Symptomatik massiv verschlimmert. Dr. DeStefano bearbeitete die Trep-

penmuskeln und den M. longissimus colli im vorderen Halsbereich und nahm ein paar sanfte, chiropraktische Anpassungen vor. Nach zwei Terminen war Geri wieder einsatzbereit.

Mit zunehmendem Alter verliert die gallertartige Masse im Inneren der Bandscheiben Wasser, schrumpft und verhärtet. Das ist einer der Gründe, weshalb wir ab den mittleren Jahren kleiner werden (die Bandscheiben machen volle 20 Prozent der Körpergröße aus). Gleichzeitig werden sie weniger flexibel und können Stöße nicht mehr so gut abfangen. Das wiederum macht den festeren Knorpel im Außenbereich der Bandscheiben für Risse anfälliger. Das bedeutet natürlich nicht, dass Sie mit zunehmendem Alter zu Nacken- und Rückenschmerzen verdammt sind, sondern vielmehr, dass die Wirbelsäule aufgrund der normalen Abnutzung und der Zumutungen des Lebens Fehler immer schlechter ausgleichen kann.

Geri ist ein typisches Beispiel dafür. Vielleicht tragen auch die abgenutzten Bandscheiben zu ihren Schmerzen bei. Möglicherweise waren die Nerven im Bereich der Bandscheiben gereizt und haben Notsignale an die Muskeln gefunkt, die dann als Schutzmaßnahme ihren Dienst einstellten. Das wissen wir nicht. Unsere Diagnostik und das periodische Aufflackern ihrer Schmerzen deuten jedoch ziemlich sicher darauf hin, dass das eigentliche Thema die Muskeln sind, die nach ein paar stressigen Arbeitswochen auf schmerzhafte Weise den Dienst quittieren. Die zugrunde liegenden Prozesse haben wir in Kapitel 4 geschildert: Psychischer Stress sorgte für unbewusste Verspannungen in Hals und Nacken, schränkte die Sauerstoffversorgung in diesem Bereich

Schutz für Hals und Nacken

▶ Beim Lesen nicht den Kopf senken. Wenn Sie eine Lesebrille tragen, sollten Sie nicht den Kopf zurücklegen, um den richtigen Abstand einzunehmen. Der Kopf soll sich nicht an den Lesestoff anpassen, sondern Sie müssen den Lesestoff in die optimale Position bringen. Dabei sollte der Kopf eine neutrale Haltung einnehmen.

▶ Beim Fernsehen sollten Couch oder Sessel frontal vor dem Fernseher stehen und der Kopf ausreichend abgestützt sein, zum Beispiel durch ein Kissen.

▶ Auf Flug- oder Zugreisen kann ein kleines Kissen den Kopf besser abstützen.

▶ Nicht auf dem Bauch schlafen. Wer darauf nicht verzichten kann, sollte den Kopf wenigstens mal auf die eine, mal auf die andere Seite legen. Das Kissen muss den Kopf stützen und in Verlängerung der Wirbelsäule lagern.

▶ Den Kopf beim Schreiben nicht über die Tastatur hängen (lernen Sie das Zehn-Finger-Blindschreiben!).

▶ Der Monitor am Computer soll so stehen, dass Sie gerade darauf blicken können, ohne den Kopf nach oben oder unten zu neigen.

▶ Wer viel telefoniert, sollte sich ein Headset zulegen. Klemmen Sie das Telefon nicht zwischen Ohr und Schulter.

> ▶ Regelmäßig kurze Pausen einlegen. Bewegen Sie sich, damit das Blut im Oberkörper wieder in Gang kommt. Am besten auch mal die Schultern kreisen lassen oder andere kleine Übungen durchführen.

weiter ein und ließ sie noch flacher atmen. Nach vielen Stunden Zwangshaltung im Flieger ohne ausreichende Stütze für Hals und Lendenwirbelsäule war die Sache besiegelt. (Zur Vorbeugung unterwegs siehe Kasten Seite 147.) Die Lösung war, ihre Muskeln und Gelenke durch manuelle Behandlung wieder in Gang zu setzen und ihr einige Übungen zur Tiefenatmung beizubringen.

Schleudertrauma

Tiki Barber war Running Back, als er nach einem abendlichen Spiel am Sonntag am nächsten Morgen so zerschlagen aufwachte, dass er den Kopf nur mit Hilfe seiner Hand vom Kissen heben konnte. Erst dachte er, er hätte sich vielleicht das Schulterblatt gebrochen. Nach gründlicher Untersuchung und Entwarnung seitens der Ärzte wurde er täglich von den Trainern behandelt. Zu seiner Therapie gehörte auch die Arbeit mit Dr. DeStefano, der die verspannten, verhärteten Muskeln löste und chiropraktisch beeinflusste. Schon am nächsten Sonntag konnte Barber wieder spielen.

Bei chronischen Problemen (zum Beispiel nach 20 Jahren über der Tastatur) oder akuten Verletzungen (nach einem heftigen Zusammenprall auf dem Spielfeld) bildet sich in dem geschädigten Muskel Narbengewebe, das manuell auf dieselbe Weise behandelt wird. Wenn Kopf und Hals jedoch bei einem Schleudertrauma nach hinten schnellen (wie bei einem Auffahrunfall), sind Muskeln und Bänder einem enormem Druck ausgesetzt. Bänder heilen sehr schlecht. Da sie für das Halten des Halses unerlässlich sind, ist ein Bänderriss an der Halswirbelsäule eine ernste Geschichte, die zu einer dauerhaften Schwächung und Instabilität führen kann. Tiki Barbers Problem war glücklicherweise vor allem muskulär bedingt. Er war selbst erstaunt, wie sehr ein »bloßes« Muskelproblem einen beeinträchtigen kann und wie schnell das Gewebe sich mit der richtigen Behandlung regeneriert.

Muskel mit Gelenkbeteiligung

Bandscheibenschaden in der Halswirbelsäule

Barbara, eine 43-jährige Bankangestellte aus Manhattan, litt an anhaltenden Nackenbeschwerden, die in den letzten Wochen zugenommen hatten. Hinzu kamen plötzliche Schmerzen, welche die Arme herunterschossen. Im MRT zeigten sich zwei geschädigte Bandscheiben, die Teil des Problems sein mochten. Doch Dr. DeStefano war der Meinung, dass er durch Entspannung der Hals- und Nackenmuskulatur ihre Schmerzen wahrscheinlich lindern könnte. Seine Bemühungen ergaben eine gewisse Besserung, die jedoch nicht ausreichte. Das deutete darauf hin, dass wohl doch die Bandscheiben und nicht die Muskeln das Hauptproblem darstellten. Er schickte Barbara zu Dr. Jennifer Solomon, einer Fachärztin für physikalische und Rehabilitationsmedizin und Expertin für

Wirbelsäulen- und Sportmedizin, im Hospital for Special Surgery in Manhattan. Sie spritzte Barbara ein entzündungshemmendes Kortikoid direkt an die Bandscheibe, was den Schmerz sofort um 90 Prozent verringerte. Anschließend wurden die gereizten Muskeln manuell weiterbehandelt, ehe Barbara unter gezielter Anleitung ihre Haltung verbesserte und die Halsmuskulatur dehnte und kräftigte. Vier Monate später tauchte sie wieder bei Dr. DeStefano auf. Die Schmerzen waren verschwunden. Ihr Leben verlief wieder normal.

Bei einem Bandscheibenvorfall reißt der äußere, feste Knorpel der Bandscheibe, und ein Teil des Gallertkerns quillt heraus. Das kann die Nerven in diesem Bereich auf zwei Arten reizen, nämlich durch Druckausübung, aber auch durch eine chemische Reizung durch Entzündungsproteine im Bereich der Verletzung. Man kann die geschädigte Bandscheibe operativ entfernen und die beiden Wirbel ohne Bandscheibe zusammenzementieren. Allerdings ist dies selbst in den Augen von Wirbelsäulenchirurgen nur die letzte Option, wenn alle weniger invasiven Methoden ausgereizt sind.

Angesichts des Zustands von Barbaras Halswirbelsäule war die Schlussfolgerung, dass die Schmerzen im Arm von dort herrühren, nur logisch. Logisch bedeutet allerdings nicht immer »richtig«. Studien zufolge sind etwa bei 20 Prozent aller unter 60-Jährigen schmerzlose Bandscheibenvorfälle nachweisbar. Offenbar sind Bandscheibenschäden nicht immer die direkte (oder wichtigste) Ursache für Schmerzen, die von Hals- oder Lendenwirbelsäule ausgehen. Zum Beispiel können sich die Halsmuskeln, insbesondere die Treppenmuskeln, entzünden und die umliegenden Nerven reizen, was zu ähnlich verstörenden Schmerzen, Taubheit und Prickeln führen kann. In der Medizin spricht man gern von einem Schultergürtel-Kompressionssyndrom oder T.O.S. *(Thoracic outlet syndrome)*. Die Behandlung erfolgt meist medikamentös.

Unserer Erfahrung nach geht man derartige Wirbelsäulenprobleme am besten so konservativ wie möglich an. Falls die Muskeltherapie das Problem nicht löst, gibt sie in der Regel einen Hinweis auf die richtige Diagnose. Wie sich herausstellte, quetschten Barbaras angeschlagene Bandscheiben bestimmte Nerven ein, worauf die Muskeln den Dienst quittierten, was das Problem weiter verschlimmerte. Durch Teamarbeit mit medikamentöser Behandlung (die Kortisonspritze), Muskeltherapie und Physiotherapie ließ sich der Fall ohne Operation lösen. Studien zufolge sind Operationen bei Bandscheibenvorfällen im Brust- oder Lendenwirbelbereich in der Regel nicht erforderlich. Aus bisher unbekannten Gründen lässt der Schmerz innerhalb einiger Monate häufig von selbst nach. Dr. Solomon, die uns beide bei besonders schwierigen Fällen auch ihrerseits hinzuzieht, ob für manuelle Therapie oder für einen operativen Eingriff, konnte die gereizten Nerven mit einer einzigen Injektion eines Kortikosteroids ausreichend beruhigen. Schon eine kurzfristige Unterbrechung des Schmerz- und Entzündungskreislaufs gibt dem Körper die Chance, aus eigener Kraft die Heilung einzuleiten.

Operation?

Schmerzen in der Halswirbelsäule (mit schweren neurologischen Symptomen)

Bei starken, anhaltenden Nervenschmerzen, die in den Körper ausstrahlen, und zunehmender Schwächung der mit diesen Nerven verbundenen Muskulatur ist dringend ein Arztbesuch erforderlich. Möglicherweise ist in solch einem Fall eine Operation die beste Lösung.

Arthrose

Bei Arthrose denken viele eher ans Knie oder an die Hüfte, nicht an den Hals. Doch die Gelenke, welche die Wirbel verknüpfen, leiden tatsächlich häufig unter Verschleiß. In diesem Fall reiben die Wirbel aneinander, Knochen auf Knochen, was zu Schmerzen und auch zu Entzündungen führen kann.

Wir können nicht mit Sicherheit sagen, wie viel Schmerz durch die geschädigte Wirbelsäule entsteht und wie viel durch die Umgebungsmuskulatur, die sich als Reaktion auf die Verletzungssignale, die von der Wirbelsäule gefunkt werden, verfestigt. Da niemand weiß, wie Arthrose aufzuhalten ist, kann eine manuelle Behandlung – die bei Entspannung der Halsmuskeln wenigstens eine symptomatische Schmerzlinderung bewirkt – einen wichtigen Baustein der Therapie darstellen. Auch entzündungshemmende Medikamente und gelegentlich eine Kortikoidinjektion haben ihre Berechtigung. Doch ein Arthrosepatient muss sich auch anpassen, um die Wirbelsäule zu entlasten: abnehmen, eine stoßarme Sportart betreiben und Krankengymnastik zur Verbesserung info

Facharzt für physikalische und Rehabilitationsmedizin

Ein Facharzt für physikalische und Rehabilitationsmedizin ist ein Arzt, der auf die Diagnose und Behandlung von Muskel- und Gelenkproblemen spezialisiert ist und sich auch mit Rehabilitation, Physiotherapie und Schmerzlinderung auskennt. Bei chronischen Schmerzen im Bereich der Hals- und Lendenwirbelsäule kann es sinnvoll sein, ihn zusätzlich zum Orthopäden hinzuzuziehen.

der Körperhaltung machen. »Man muss immer das Gesamtbild sehen«, sagt Dr. Solomon. »Und dabei ist die aktive Mitarbeit und Mitverantwortung des Patienten von großer Bedeutung.«

Spinalstenose

Eine Spinalstenose oder Spinalkanalstenose ist eine Verengung des Wirbelkanals, die an jeder Stelle der Wirbelsäule entstehen kann. Wenn sich an den Wirbeln knöcherne Auswüchse bilden oder die Bandscheiben beispielsweise in den Wirbelkanal quellen, wird es dort eng, und die hindurchlaufenden Nerven werden zusammengedrückt. Das führt zu Schmerzen, Taubheitsgefühlen und Schwäche in Armen, Händen oder Beinen.

Bei älteren Patienten ist eine Operation oft schwierig. Für sie und für viele andere ist eine Kombination aus manueller und

info

Wann operieren?

Bei bestimmten Wirbelsäulenschäden ist die Antwort eindeutig:

1. Bandscheibenvorfall mit Verlust der motorischen Kontrolle oder Kraftverlust.

2. Bandscheibenvorfall mit Verlust der Blasen- oder Darmkontrolle.

3. Spinalstenose mit motorischen Symptomen oder neurogener Claudicatio (Hinken wegen Schwäche oder schmerzhafter Krämpfe, die vom Nerv herrühren).

physikalischer Therapie, möglicherweise unterstützt durch Kortikoidinjektionen, ein hoch wirksamer Ansatz zur symptomatischen Linderung. Andererseits geht die chirurgische Beseitigung der Stenose, durch die die Nerven entlastet werden, direkt an die Ursache und zählt zu den wohl wirkungsvollsten und bewährtesten Eingriffen an der Wirbelsäule.

DAS PROGRAMM

Der Hals lässt sich in drei Behandlungszonen unterteilen, nämlich Vorderseite, Nacken und Seiten *(anterior, posterior* und *late-
ral)*. Zu den Bewegungen zählen Beugen *(Flexion*; Kinn Richtung
Brust senken), Strecken *(Extension*; Kinn zur Decke), seitlich
Kippen *(laterale Flexion*; Ohr zur Schulter), Drehen *(Rotation,*
Kinn Richtung Schulter) und verschiedene Kombinationen dieser Bewegungen. Der Hals hat so viel Beweglichkeit, weil er den
Augen ein möglichst großes Blickfeld ermöglichen soll. Bei Taubheitsgefühlen oder Prickeln in den oberen Extremitäten während
einer der folgenden Selbstbehandlungs-, Dehn- oder Kräftigungsübungen sollten Sie einen Arzt aufsuchen.

Vordere Halsmuskulatur

A. Treppenmuskeln *(M. scaleni)*

Ziel: Beseitigung von Blockaden und Wiederherstellung der Beweglichkeit der vorderen Halsmuskulatur, besonders der Treppenmuskeln, durch manuelle Entlastung verhärteter, verkürzter oder geschädigter Muskeln.

Ausgangsposition: Sie sitzen auf einem Gymnastikball oder auf einem Stuhl. Die Füße stehen schulterbreit auseinander. Hals nach vorn beugen und das Kinn anziehen. Zeige- und Mittelfinger aneinanderlegen und zwischen Kehlkopf und verlängerter Ohrlinie so an den Hals legen, dass sie hinter dem großen Muskel liegen, der schräg über den Hals verläuft *(M. sternocleidomastoideus).*

Durchführung: Mit den Fingern leichten Druck nach innen und unten ausüben, als ob Sie jemanden daran hindern wollten, Ihnen ein Blatt Papier wegzuziehen. Den Kopf nach hinten neigen, zur Decke blicken und den Hals strecken. Ein bis zwei Sekunden halten. Auf der anderen Seite wiederholen. Zwei- bis dreimal auf beiden Seiten, dabei die Hand jedes Mal etwas tiefer ansetzen.

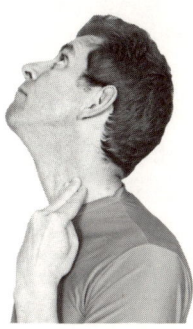

Achtung: Zu fester Druck kann die Muskeln reizen. Keinen übermäßigen Druck auf die Blutgefäße am Hals ausüben. Während der Friktion soll die Haut nicht unter den Fingern wegrutschen (siehe Kasten »Friktion« auf Seite 135). Die Dehnung soll sanft sein und den Muskel nicht überlasten.

Wichtig: Jeden manuellen Ansatz im vorderen Halsbereich vorher mit dem Arzt abklären. Das gilt besonders bei Herzgefäßerkrankungen oder Arterienverkalkung *(Arteriosklerose)*.

B. Kopfwender *(M. sternocleidomastoideus)*

Ziel: Beseitigung von Blockaden und Wiederherstellung der Beweglichkeit der vorderen Halsmuskulatur, besonders des Kopfwenders, durch manuelle Entlastung verhärteter, verkürzter oder geschädigter Muskeln.

Ausgangsposition: Sie sitzen auf einem Gymnastikball oder auf einem Stuhl. Die Füße stehen schulterbreit auseinander. Das Kinn so drehen, dass Sie auf das jeweils entgegengesetzte Knie blicken. Zeige- und Mittelfinger der Hand auf der nicht behandelten Seite aneinanderlegen und zwischen Kehlkopf und verlängerter Ohrlinie so an den Hals legen, dass die Finger auf dem großen Muskel liegen, der schräg über den Hals verläuft.

Durchführung: Mit den Fingern leichten Druck nach innen und unten ausüben, als ob Sie jemanden daran hindern wollten, Ihnen ein Blatt Papier wegzuziehen. Den Kopf zur behandelten Seite drehen und dabei nach oben an der Schulter vorbeiblicken. Der vordere Halsbereich soll gedehnt werden, ohne dass zu viel Spannung im Rücken entsteht. Ein bis zwei Sekunden halten, dann auf der anderen Seite wiederholen. Zwei- bis dreimal wiederholen, dabei die Hand jedes Mal ein Stückchen weiter unten am Muskel ansetzen.

Achtung: Zu fester Druck kann die Muskeln reizen. Keinen übermäßigen Druck auf die Blutgefäße am Hals ausüben. Während der Friktion soll die Haut nicht unter den Fingern wegrutschen.

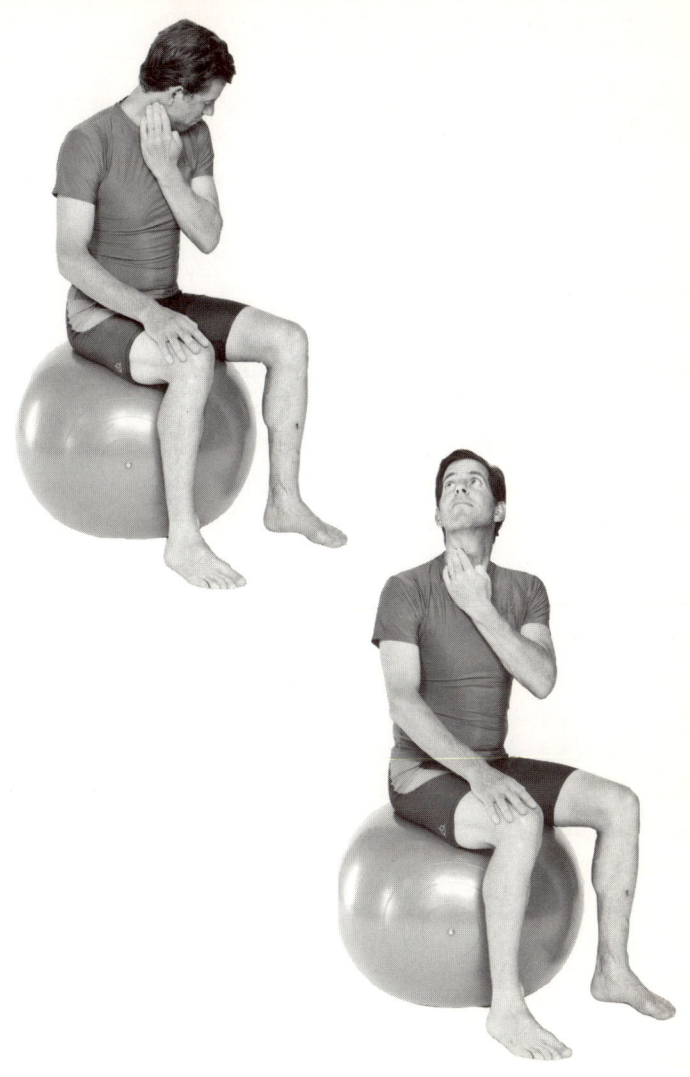

Nackenmuskulatur

Ziel: Beseitigung von Blockaden und Wiederherstellung der Beweglichkeit der Nackenmuskulatur (Rückenstrecker, oberer Trapezius und tiefe Muskelschichten) durch manuelle Entlastung verhärteter, verkürzter oder geschädigter Muskeln. Dieser Bereich ist besonders bei Bildschirmarbeit, Studenten oder Kopfschmerzpatienten häufig starken Belastungen ausgesetzt.

Ausgangsposition: Sie sitzen mit geradem Rücken auf einem Gymnastikball oder auf einem Stuhl. Die Füße stehen schulterbreit auseinander. Den Kopf nach hinten neigen. Zeige-, Mittel- und Ringfinger aneinanderlegen und die Fingerspitzen etwa einen Fingerbreit neben der Wirbelsäule auf den dicken Muskel im Nacken legen.

Durchführung: Die Finger sanft nach innen und unten drücken, so dass sie bei der Bewegung nicht abrutschen. Jetzt in einer sanften Bewegung den Hals nach vorn beugen, als ob Sie einen Tennisball mit leichtem Druck auf der Brust halten wollten. Ein bis zwei Sekunden halten und auf der anderen Seite wiederholen. Zwei- bis dreimal wiederholen, dabei die Hand im Nacken jedes Mal etwas weiter unten ansetzen.

Achtung: Zu fester Druck kann die Muskeln reizen. Während der Friktion soll die Haut nicht unter den Fingern wegrutschen. Der Hals soll nicht nach vorn oder hinten fallen, weil das die Wirbelsäule quetscht. Aufrecht halten.

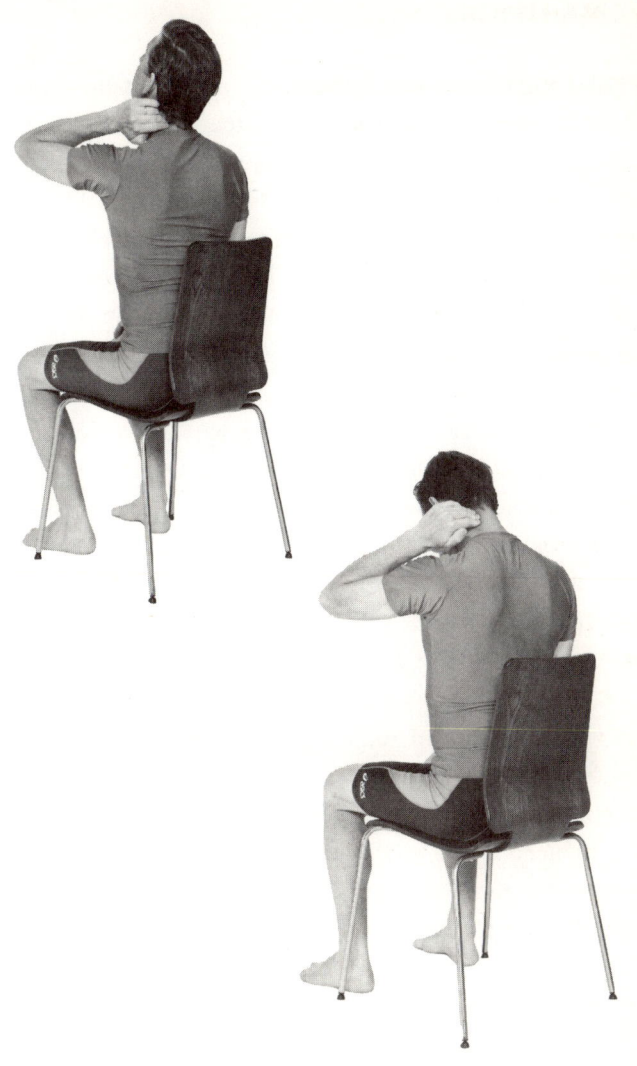

Seitliche Halsmuskulatur

Ziel: Beseitigung von Blockaden und Wiederherstellung der Beweglichkeit der seitlichen Halsmuskulatur, besonders des oberen Trapezius, durch manuelle Entlastung verhärteter, verkürzter oder geschädigter Muskeln. Diese Muskeln machen Menschen, die am Bildschirm oder mit den Händen arbeiten, oft zu schaffen.

Ausgangsposition: Sie sitzen auf einem Gymnastikball oder auf einem Stuhl. Die Füße stehen schulterbreit auseinander. Das Ohr auf der behandelten Seite in Richtung Schulter neigen, ohne dass der Kopf dabei nach vorn oder hinten kippt. Ertasten Sie mit der Hand der nicht behandelten Seite den knochigen Wulst hinter den Ohren, legen Sie die Finger dahinter und folgen Sie nun einer gedachten Linie zum Halsansatz. Die Fingerspitzen von Zeige-, Mittel- und Ringfinger an dieser Stelle auf den seitlichen Halsansatz legen. An drei Stellen Druck ausüben: Auf dem Muskel, besonders am Halsansatz, kurz vor dem Muskel und kurz dahinter.

Durchführung: Mit den Fingern leichten Druck nach innen und in Richtung Schulter ausüben, so dass sie nicht wegrutschen. Das Ohr zur anderen Schulter neigen. Ein bis zwei Sekunden halten, dann auf der anderen Seite wiederholen. Zwei- bis dreimal mit je drei Druckpunkten pro Zone wiederholen, dabei am Hals entlang in Richtung Schulter vorrücken.

Achtung: Nicht zu fest drücken. Die Finger mit Friktion über die Haut und die Muskeln bewegen. Das Ohr über die entgegenge-

162

setzte Schulter neigen, ohne dass der Kopf bei der Bewegung nach vorn oder nach hinten kippt oder in irgendeiner Form nach links oder rechts rotiert. Die Schulter nicht dem Ohr entgegenheben, sondern entspannt hängen lassen.

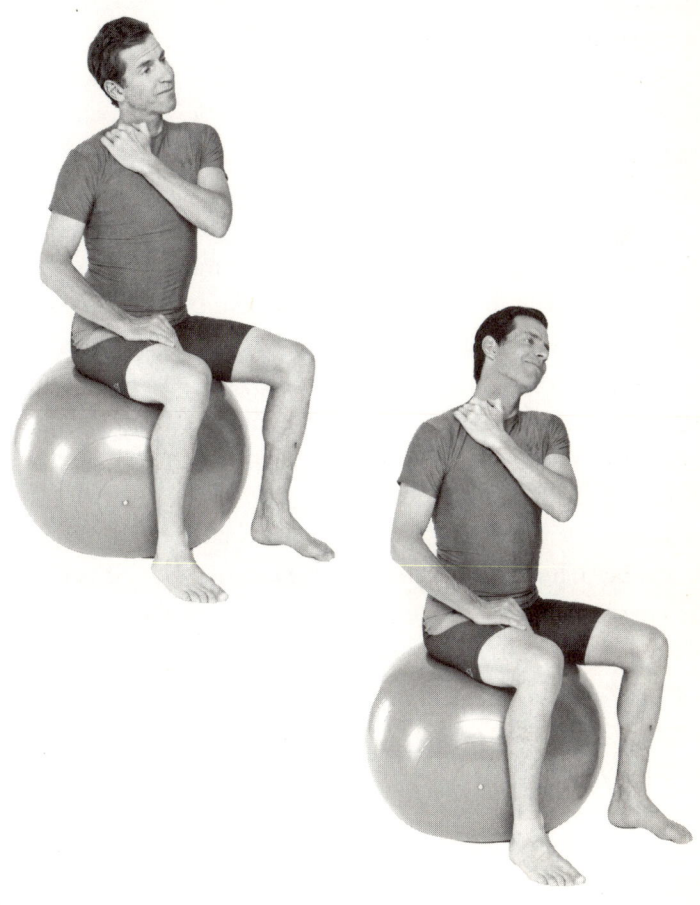

Vordere und hintere Halsmuskulatur

Ziel: Volle, schmerzfreie Beweglichkeit für die vordere und hintere Halsmuskulatur und Aufwärmübung für Hals, Nacken und oberen Rücken.

Ausgangsposition: Sitzposition auf einem Gymnastikball oder Stuhl mit schulterbreit aufgestellten Beinen. Sie sitzen aufrecht, die Augen blicken nach vorn.

Durchführung: Den Kopf sanft in Richtung Brust absenken, als ob Sie einen Tennisball mit leichtem Druck unter dem Kinn halten möchten. Ein bis zwei Sekunden halten. Der Rücken bleibt aufrecht. Den Kopf langsam in die Ausgangsposition heben, dann nach hinten neigen, so dass die Nase zur Decke weist. Beide Endpositionen jeweils ein bis zwei Sekunden halten. Zehnmal wiederholen, dabei nie länger als zwei Sekunden halten.

Achtung: Der Kopf soll nicht nach vorn oder hinten kippen. Nicht die Schultern hochziehen und aufrecht sitzen bleiben, damit der Hals nicht gestaucht wird. Die Dehnung soll im vorderen und hinteren Halsbereich spürbar sein, ohne dass die gerade nicht gedehnte Seite sich verspannt. Es geht um *sanftes* Dehnen.

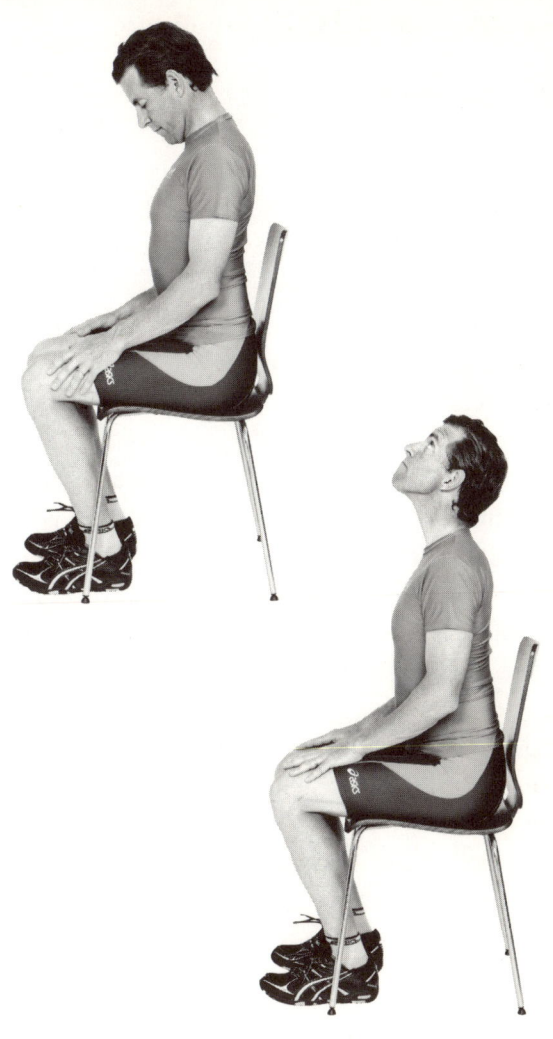

Seitliche Halsmuskulatur

A. Seitliche Beugung

Ziel: Schmerzfreie Beweglichkeit für die Halsmuskulatur. Diese Übung dient zum Aufwärmen und gestattet das gefahrlose Herantasten an die eigenen Grenzen.

Ausgangsposition: Sitzposition auf einem Gymnastikball oder Stuhl mit schulterbreit aufgestellten Beinen. Sie sitzen aufrecht; der Kopf bildet eine Linie mit den Schultern.

Durchführung: Kopf und Ohr seitlich zur Schulter neigen. Wenn diese Bewegung schmerzfrei und ohne Druck auf den Hals möglich ist, dürfen Sie den Kopf am Ende der Bewegung vorsichtig mit der Hand etwas weiter in Richtung Schulter drücken. Ein bis zwei Sekunden halten. Auf der Gegenseite wiederholen. Zehnmal wiederholen, dabei nie länger als ein bis zwei Sekunden halten.

Achtung: Der Kopf bleibt in einer Linie mit den Schultern. Er kippt während der Bewegung weder nach vorn noch nach hinten oder dreht sich nach rechts oder links. Nicht die Schultern in Richtung Ohren hochziehen oder zur Seite schielen, sondern die ganze Zeit geradeaus blicken.

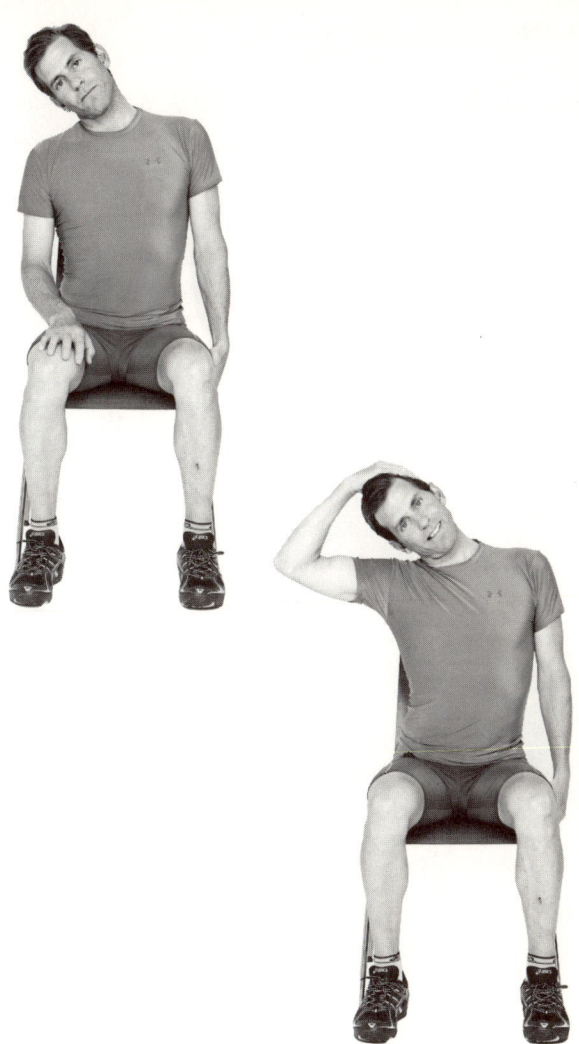

B. Drehen

Ziel: Schmerzfreie Beweglichkeit für die an der Drehbewegung beteiligte Halsmuskulatur und Aufwärmen der Muskeln von Hals, Nacken und oberem Rücken.

Ausgangsposition: Sitzposition auf einem Gymnastikball oder Stuhl mit schulterbreit aufgestellten Beinen. Die Wirbelsäule ist aufrecht, die Augen blicken geradeaus.

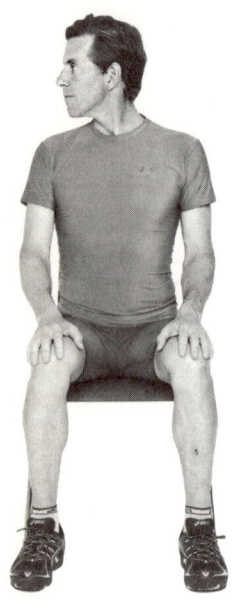

Durchführung: Das Kinn nach rechts drehen, dabei den Kopf aufrecht halten, damit der Hals nicht gequetscht wird. Ein bis zwei Sekunden halten, dann auf der anderen Seite wiederholen. Zehnmal wiederholen und nie länger als zwei Sekunden halten.

Achtung: Es handelt sich um eine sanfte Bewegung, die weder Schmerzen verursachen noch übermäßig am Hals zerren soll. Den Hals nicht überdrehen und immer aufrecht bleiben. Der Kopf soll weder nach vorn noch nach hinten gebeugt oder gestreckt werden.

Gesamte äußere und innere Halsmuskulatur

Streckung der Halswirbelsäule mit gerolltem Handtuch

Ziel: Diese Dehnübung ist die einzige passive Entspannungs-übung oder lösende Haltung in diesem Buch. Dabei werden so-wohl oberflächliche als auch tiefer gelegene Muskelschichten an-gesprochen. Die Übung soll die Halsmuskeln in eine neutrale Haltung zurückführen und besonders bei verhärteten, ver-krampften oder nicht im Gleichgewicht befindlichen Muskeln die Entspannung fördern.

Ausgangsposition: Rückenlage mit angezogenen Knien und auf-gestellten Füßen. Schieben Sie ein zusammengerolltes Handtuch unter den Nacken, damit ein leichter Zug entsteht. Die Wirbel-säule soll ihre neutrale Haltung mit anatomischer Krümmung einnehmen.

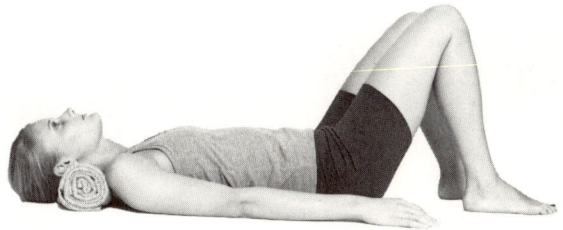

Durchführung: Für die Übung wird ein kleines Handtuch so zu einem Zylinder gerollt, dass es den Hals bequem abstützt, ohne dass sich der Kopf vom Boden hebt. Es geht um ein angenehmes

Gefühl der Verlängerung oder »Öffnung« des Halses, das zu einer Entspannung aller Muskeln führt. (Man kann auch ein Kühlkissen auf das Handtuch legen und mit ein oder zwei Papiertüchern bedecken. Das Kühlkissen fünf bis 15 Minuten wirken lassen. Falls nötig, nach einer Stunde wiederholen.)

Achtung: Bei Schmerzen oder Verschlimmerung der Symptome die Übung sofort abbrechen. Eine zu dicke oder zu dünne Nackenrolle ist nicht neutral, so dass die Muskulatur sich nicht vollständig entspannen kann. Es soll sich nicht so anfühlen, als ob der Hals vorn oder hinten qequetscht wird. Bei Taubheitsgefühlen oder Prickeln in den Armen während dieser oder anderen Dehn- oder Selbstbehandlungsübungen bitte einen Arzt oder Physiotherapeuten hinzuziehen.

Vordere, hintere und seitliche Halsmuskulatur

A. Kopf gegen die Wand drücken

Ziel: Kräftigung der vorderen, hinteren und seitlichen Halsmuskulatur zum Aufwärmen und zur Stabilisierung der Halswirbelsäule, was einen wichtigen Beitrag zu deren Gesundheit darstellt.

Ausgangsposition: (Diese Beschreibung gilt für die vordere Halsmuskulatur, lässt sich jedoch problemlos auf die seitlichen und hinteren Halsmuskeln übertragen.) Schulterbreiter, aufrechter Stand. Sie blicken nach vorn und legen einen Ball zwischen Kopf und Wand.

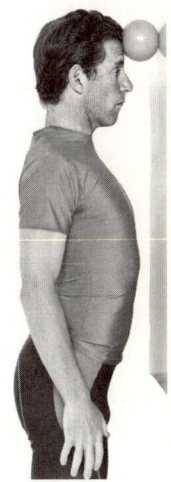

Durchführung: Den Kopf leicht gegen den Ball drücken, ohne sich anzulehnen, dann wieder locker lassen. Zehnmal wiederholen; dabei nie länger als zwei Sekunden halten.

Achtung: Keinen übermäßigen Druck auf den Ball legen. Den Körper nicht gegen den Ball drücken und eine gute Haltung beibehalten, also den Hals beim Drücken in keine Richtung neigen.

B. Kopf gegen die Hand drücken

Ziel: Kräftigung der vorderen, hinteren und seitlichen Halsmuskulatur zum Aufwärmen und zur Stabilisierung der Halswirbelsäule.

Ausgangsposition: (Diese Beschreibung gilt für die vordere Halsmuskulatur, lässt sich jedoch problemlos auf die hintere oder seitliche Halsmuskulatur übertragen.) Schulterbreiter Stand oder Sitzposition auf einem Gymnastikball mit schulterbreit aufgestellten Füßen. Die Wirbelsäule ist aufrecht, die Augen blicken nach vorn. Eine Hand auf die Stirn legen (oder auf den Hinterkopf oder seitlich oberhalb der Ohren an den Kopf).

Durchführung: Den Kopf sanft gegen die Hand drücken, ohne sich dagegenzulehnen, dann entspannen. Zehnmal wiederholen, dabei nie länger als zwei Sekunden halten. Mit den verschiedenen Handpositionen weiterüben.

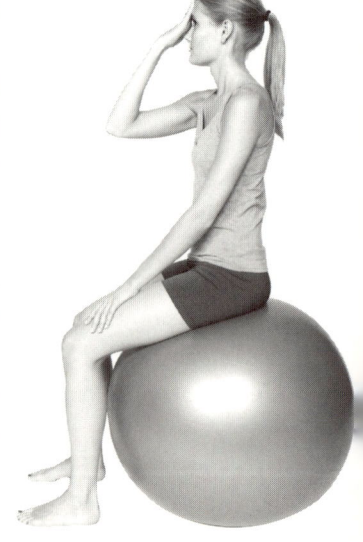

Achtung: Keinen übermäßigen Druck ausüben und den Körper nicht an die Hand lehnen – achten Sie auf eine gute Körperhaltung. Während des Drückens gegen die Hand soll der Hals sich in keine Richtung neigen.

KAPITEL 9
Die Schulter

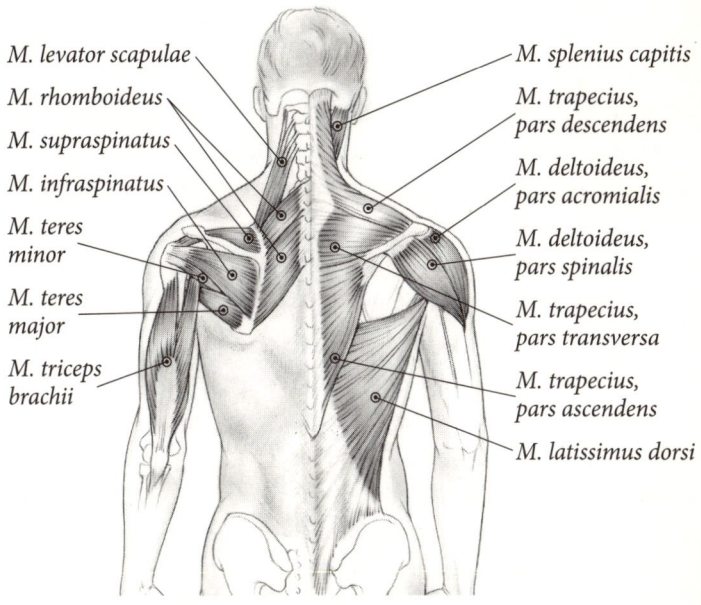

M. levator scapulae

M. rhomboideus

M. supraspinatus

M. infraspinatus

M. teres minor

M. teres major

M. triceps brachii

M. splenius capitis

M. trapecius, pars descendens

M. deltoideus, pars acromialis

M. deltoideus, pars spinalis

M. trapecius, pars transversa

M. trapecius, pars ascendens

M. latissimus dorsi

EINFÜHRUNG

Jedes Gelenk ist ein Kompromiss zwischen Stabilität und Beweglichkeit. Beim Schultergelenk hat die Evolution konsequent auf die Mobilität gesetzt, so dass sich die Schulter in jede Richtung frei bewegen kann. Diese Vielseitigkeit ist der Grund, weshalb wir im

Tennis kräftig ausholen, aber uns auch morgens ankleiden können. Die komplexen Bewegungen der Schulter beruhen auf einem ausgeklügelten Zusammenspiel von 18 Muskeln und drei wichtigen Knochen: dem Oberarmknochen *(Humerus)*, dem Schlüsselbein *(Clavicula)* und dem Schulterblatt *(Scapula)*. Um den Arm über den Kopf zu heben, müssen sich diese drei Knochen bewegen. Diese Bewegung wird von den Muskeln koordiniert.

Der Preis für diese Beweglichkeit ist mangelnde Stabilität. Von allen Gelenken im Körper kann das Schultergelenk am leichtesten ausgerenkt werden. Im Gegensatz zum stabileren Hüftgelenk ist die Schulter so fein ausbalanciert, dass das Zusammenwirken aller drei Elemente – Knochen, Gelenk und Muskeln – an dieser Stelle unübersehbar ist. Sehen wir uns das Schultergelenk (Glenohumeralgelenk) näher an. Der gerundete Kopf des Oberarmknochens fügt sich genau in die Schulterhöhlung am Ende des Schulterblatts ein, wo er gerade ausreichend Platz hat, um dank eines Stützapparats aus Bindegewebe und Muskeln zu gleiten und zu rotieren, ohne herauszufallen.

Grundlage dieses Apparats ist die Rotatorenmanschette, der breite, manschettenartige, gemeinsame Sehnenansatz von vier Muskeln in unmittelbarer Umgebung des Schultergelenks. Diese Sehnen und Muskeln tragen zur Koordinierung der vielschichtigen Bewegungen der Schulter bei und halten das Gelenk an Ort und Stelle.

Bei extremer Belastung kann die Rotatorenmanschette reißen. In mittlerem Alter entstehen die meisten Verletzungen der Rotatorenmanschette durch Verschleiß infolge von ständig wiederholten Bewegungen. Größere Risse müssen operativ geschlossen

Alarmstufe Rot

Sofort zum Arzt

Bei Verdacht auf einen Knochenbruch müssen Sie sofort zum Arzt. Dasselbe gilt bei einer ausgekugelten Schulter, wenn der Oberarmkopf aus der Höhle tritt. Selbst wenn die Schulter sich mit oder ohne Hilfe wieder einrichten lässt, können Knorpel, Blutgefäße oder Nerven geschädigt sein. Wenn sich der Arm nach einem Sturz nicht mehr bewegen lässt, kommen Nervenschäden oder ein Sehnenriss in Frage. Beides muss von einem Arzt behandelt werden. Bei allen Gelenkproblemen ist auf Anzeichen für eine Infektion zu achten, also Rötung, Überwärmung, Fieber und Schmerzen, die nichts mit veränderter Aktivität zu tun haben. In solchen Fällen müssen Sie zum Arzt. Sobald ernste Erkrankungen ausscheiden, ist von einer Schädigung des weichen Gewebes auszugehen, meist einer Muskel- oder Gelenkzerrung oder -dehnung. Hier gilt die Grundregel **PECH: P**ause (Körperteil nicht belasten), **E**is auflegen, **C**ompression (gegen eine entzündliche Reaktion) und **H**ochlagern (über Herzhöhe). Wenn der Schmerz sich nach ein bis zwei Wochen nicht gelegt hat, sollte ein Arzt hinzugezogen werden.

werden, während bei kleineren auch eine Kombinationstherapie hilft, die verspannte Muskeln dehnt und zu schwache Muskulatur kräftigt.

MUSKELMEDIZIN

Häufige Probleme und ihre Ursache

Die 18 Muskeln über der Schulter bieten jede Menge Beispiele für »Übertragungsschmerzen«, bei denen der Ursprung der Muskelschmerzen und deren Lokalisierung an unterschiedlichen Orten liegen. Denken Sie an den Deltamuskel, der die Schulter auf drei Seiten umschließt, oder den breiten Rückenmuskel *(Latissimus dorsi)*, der sich wie eine Decke von der Vorderseite der Schulter aus über den Rücken zieht. Der Schmerz ist oft in diesen großen Muskeln spürbar, die gleich unter der Haut liegen. Diese Muskeln werden dann von den Therapeuten bearbeitet, und die Ärzte setzen Spritzen hinein. Doch das eigentliche Problem kann in der tiefer gelegenen, stabilisierenden Muskulatur liegen, die mit dem Halten des Schultergürtels überfordert ist. Am häufigsten sind die vier Muskeln der Rotatorenmanschette betroffen, die den Oberarm korrekt in der Schulterhöhle bewegen: der Unterschulterblattmuskel *(M. subscapularis)*, der Obergrätenmuskel *(M. supraspinatus)*, der Untergrätenmuskel *(M. infraspinatus)* und der kleine Rundmuskel *(M. teres minor)*.

Ein anderer Muskel, der bei Funktionsstörungen der Schulter oft beteiligt ist, sorgt vielleicht für Überraschung, weil er so bekannt ist. Der Bizeps sitzt zwar auf dem Oberarm, doch seine zwei oberen Köpfe beginnen nicht am Oberarmknochen, sondern an der Schulter. Der Bizeps muss viel heben und kann sich dadurch verspannen und die Schulter nach vorn ziehen. Das führt zu Schulterschmerzen. In schweren Fällen kommt es zu einer Entzündung der Bizepssehne. Dann sprechen wir von einer *bizipitalen Tendinitis*. Die Sehne am längeren Bizepskopf kann so gereizt und geschwächt sein, dass sie schließlich reißt. Mitunter ist eine Operation die beste Lösung.

Der obere Trapezmuskel ist der Schulterheber im oberen Rücken. Dieser Muskel ist bei vielen Menschen durch eine schlechte Körperhaltung überlastet und verspannt, was sich auf die Halsmuskeln überträgt.

Zur Stabilisierung des Schultergürtels sind viele Muskeln, die am Schulterblatt ansetzen, im Bereich von Schädel, Nacken und oberem Rücken verankert. Alle diese Muskeln können bei einer Verspannung Druck auf die Schulternerven ausüben, die darauf gereizt reagieren. Deshalb gehen Schulterschmerzen so häufig mit Beschwerden im Kopf- und Nackenbereich, aber auch im oberen Rücken einher.

WAS LÄUFT FALSCH –
UND WAS KANN MAN TUN?

Muskel

Schulterzerrung oder
»Zerrung der Rotatorenmanschette«

*Die Rentnerin Mary war Witwe und trotz ihrer 78 Jahre körperlich
in ausgezeichneter Verfassung. Sie genoss ihr aktives Leben. Eines
Tages stand sie in der Küche auf der Arbeitsplatte, um Vorhänge zu
wechseln, als sie ausrutschte, stürzte und beim Sturz mit Arm und
Schulter auf eine Tischplatte schlug. Die Schulter tat so weh, dass
sie zum Arzt ging, der über MRT feststellte, dass ihre Rotatorenmanschette glücklicherweise unversehrt war. Allerdings war eine
Schleimbeutelentzündung zu erkennen, ein häufiges Schulterprob-
lem älterer Menschen. Der Arzt teilte Mary mit, dass sie mit diesen Schmerzen eben leben müsse. Das schmeckte der alten Dame,
die nicht einmal mehr ohne Hilfe einen Pullover überstreifen konnte, gar nicht. Sie suchte Dr. DeStefano auf, der bei der Behandlung
erkannte, dass bei dem Sturz die Muskeln der Rotatorenmanschette und der Deltamuskel verletzt worden waren. Die geschädigten
Muskeln hatten sich kontrahiert und mikroskopisch feines Narbengewebe gebildet, das jetzt die Muskeln miteinander verband.
Sobald Mary nun den Arm hob, entstand ein schmerzhafter Zug
im Muskelgewebe. Dr. DeStefano brach die Vernarbungen manuell auf, entspannte die Muskeln und trennte sie wieder voneinander. Mary konnte ihr gewohntes Leben schmerzfrei wieder aufnehmen.*

SELBSTHILFE

Die Schultern schützen

- Bei Stress ziehen viele Menschen automatisch die Schultern hoch. Achten Sie im Tagesverlauf darauf, die Schultern bewusst abzusenken.

- Persönliche Dinge und Arbeitsmaterial mit einem Rucksack tragen und beide Riemen überstreifen, um gleichmäßigen Druck auf die Schultern auszuüben. Wenn eine Schultertasche unumgänglich ist, bewusst regelmäßig die Seiten wechseln.

- Eine schmerzende Schulter nicht reiben. Das Reiben mag kurzfristig Erleichterung verschaffen, verstärkt aber langfristig die Entzündung und erzeugt damit noch mehr Schmerzen.

- Lassen Sie sich von einem Profi helfen, der zwischen Therapie und weiterer Reizung unterscheiden kann.

Wenn jemand das Gleichgewicht verliert, versucht er normalerweise, den Sturz mit ausgestreckten Armen abzufangen. Dabei tragen die Schultermuskeln leicht eine plötzliche Stauchung davon. Bei Mary war die Muskelverletzung auf dem MRT nicht zu erkennen, weil die Sehnen der Rotatorenmanschette unverletzt waren. Deshalb machte der Arzt die erkennbare Schädigung – die Schleimbeutelentzündung – für die Schmerzen verantwortlich.

In Wirklichkeit jedoch störten die Narben in den Schultermuskeln die Bewegung des ganzen Gelenks. Die leichte Entzündung hatte Mary vor dem Sturz nicht beeinträchtigt und blieb auch hinterher beschwerdefrei. Manchmal gehen Schmerzen tatsächlich auf den Schleimbeutel zurück, doch häufig gerät man auf die falsche Spur, wenn er das einzig sichtbare strukturelle Problem darstellt.

Becky ist eine begabte 17-jährige Softballspielerin, die in einer hohen Mädchenliga in New Jersey als Pitcher erfolgreich war. Vor einem Jahr schien ihre Saison noch vor dem Start vorbei zu sein. Jedes Mal, wenn sie mit der üblichen Geschwindigkeit warf, zwangen Schmerzen im Wurfarm sie zum Abbrechen. Der Orthopäde fand im MRT keine Hinweise auf einen Muskelriss, nur eine kleinere Entzündung, riet ihr also zu einer Auszeit und verschrieb Physiotherapie zur Kräftigung und Konditionierung der Muskeln. Als sie wieder auf dem Platz stand, kam der Schmerz zurück. Auch entzündungshemmende Spritzen halfen nur begrenzt. Dr. DeStefano stellte bei der Behandlung fest, dass etliche Schultermuskeln fehlreagierten. Betroffen war die gesamte Rotatorenmanschette, besonders der Unterschulterblattmuskel (M. subscapularis). Die wiederholte Wucht von Beckys Pitchbewegung hatte ihn verkürzt, verhärtet und verletzt. Dadurch stimmte die Bewegung des Oberarmknochens in der Gelenkpfanne nicht mehr, und das gesamte Gelenk hatte sich entzündet. Nachdem Dr. DeStefano die Verhärtung manuell gelöst hatte, ließ die Entzündung nach, und Becky konnte die Schulter mittels Physiotherapie kräftigen. Binnen Wochen spielte sie wieder in ihrer Mannschaft.

Die Schulter ist sehr anfällig für Sportverletzungen, und das Pitchen ist eine ganz besondere Belastung. Die Muskeln der Rotatorenmanschette sind dabei stark gefordert, vor allem wenn sie den Arm nach dem Wurf bremsen müssen.

Der Obergrätenmuskel *(M. supraspinatus)* oberhalb des Schulterblatts ist der »Star« der Oberarmdrehmuskeln. Da er relativ leicht erreichbar ist, wird er von Therapeuten gern behandelt. Manchmal liegt das eigentliche Problem jedoch in dem Muskel zwischen Schulterblatt und Brustkorb, dessen Spannung den Arm nach innen dreht. Wann immer Becky zum Wurf ansetzte, meldete sich ihr verletzter Unterschulterblattmuskel.

Schulterinstabilität

Laura ist ein Teenager aus Sheepshead Bay in Brooklyn, New York. Sie schwimmt für die amerikanische Nationalmannschaft. Bei Laura wurde eine Überdehnung der Schulterkapsel festgestellt, was bei Schwimmern relativ verbreitet ist. Die Bänder der Schulterkapsel, die das Schultergelenk in seiner Position halten, sind von Natur aus locker. Solche hypermobilen Gelenke können im Wettkampfschwimmen von Vorteil sein, doch viele Schwimmer leiden an Schulterschmerzen bis hin zu Luxationen (Teilausrenkungen). Bei Laura musste die Rotatorenmanschette sich so anstrengen, das Gelenk zu halten, dass insbesondere ihr Unterschulterblattmuskel hart und überlastet war. Über manuelle Behandlung stellte Dr. DeStefano das Gleichgewicht im System der Rotatorenmanschette wieder her. Die verspannten Muskeln wurden manuell gelockert. Die Muskeln, die bisher vernachlässigt waren, wurden in der Physiotherapie gekräftigt.

Wie viele Sportler will Laura ihr Problem auf eigene Faust lösen, wenn es ihr nicht gut geht. Als sie also die Verspannung ihrer Schultermuskeln bemerkte, fing sie an, den ganzen Bereich immer wieder zu dehnen. Dadurch lockerte sich die Schulterkapsel, die bereits für die ursprüngliche Verspannung verantwortlich war, noch mehr. Außerdem massierte Laura pausenlos den schmerzenden Bereich, und ihr ungeübter, direkter Druck reizte die Muskeln noch mehr. Wir zeigten ihr verschiedene Dehn- und Kräftigungsübungen, mit denen die richtigen Muskeln angesprochen wurden (siehe Selbstbehandlung und Dehnübungen am Ende dieses Kapitels), worauf sie sich glücklich wieder der Nationalmannschaft anschloss.

Muskel mit Gelenkbeteiligung

Sehnenentzündung der Rotatorenmanschette, partielle Risse

Bei den meisten Menschen wird eine Verletzung der Rotatorenmanschette zum Dauerthema. Mit zunehmendem Alter verlieren die Sehnen an Geschmeidigkeit. Wenn sie beim Heben des Armes über Kopfhöhe an der knochigen Unterseite des Schulterblatts entlangreiben, reagieren sie gereizt. Schließlich setzt eine schmerzhafte Entzündung ein, und die beteiligten Muskeln versagen allmählich ihren Dienst, was die Bewegung des Oberarmkopfs in der Pfanne aus dem Gleichgewicht bringt. Wenn er zu hoch sitzt, kann er die Sehnen gegen die Spitze des Schulterblatts drücken und dort einquetschen (Engpasssyndrom, englisch: *Impingement*), was den Schaden noch vermehrt. Die knochige Spitze kann dabei so geformt sein, dass sie sich in die Sehnen bohrt. Diese Abwärtsspirale lässt sich am besten durch manuelle Therapie aufhalten, mit der die Muskeln behandelt werden. Nach dem Abklingen von Entzündung und Reizung werden die Rotatorenmanschette und die umliegenden Muskeln durch Physiotherapie wieder aufgebaut. Andernfalls kann eine Sehnenentzündung das Gewebe so schwächen, dass die Sehne schließlich teilweise oder vollständig reißt. Partielle Risse können selbstständig wieder heilen, vollständige Risse können dies nicht; sie müssen oft operiert werden.

Schmerzhafte Schultersteife (Adhäsive Kapsulitis)

Joan war mit Familie und Ehrenämtern so ausgelastet, dass sie ein paar Jahre aufs Tennisspielen verzichtet hatte. Nach einem Umzug entdeckte sie schöne Plätze in der Nachbarschaft und begann wieder regelmäßig zweimal pro Woche zu spielen, was ihr mit Anfang 50 richtig guttat. Für gezieltes Training oder Dehnen nahm sie sich keine Zeit, doch das schien ihr Spiel nicht zu beeinträchtigen. Nach einigen Wochen jedoch wurde sie nachts zunehmend von dumpfen Schulterschmerzen geweckt und musste nach Positionen suchen, in denen sie wieder einschlafen konnte. Doch die Schmerzen nahmen zu und machten ihr schließlich Tag und Nacht zu schaffen. Außerdem konnte sie die Schulter immer schlechter bewegen. Es fiel ihr schon schwer, einen Mantel überzuziehen, so dass an Tennis kaum noch zu denken war. Ihr Orthopäde diagnostizierte eine »eingefrorene Schulter« – die Schmerzen und die eingeschränkte Beweglichkeit stammten von einer Schrumpfung und Verhärtung der knorpeligen Bindegewebskapsel um das Schultergelenk. Er erklärte ihr, dass eine Operation hier nur selten sinnvoll sei, und schickte sie zur Physiotherapie, um die Schulter zu kräftigen. Zum Glück kannte sich die Therapeutin gut mit manuellen Techniken aus. Bevor sie mit den Kräftigungsübungen begann, welche die geschädigte Muskulatur überlastet hätten, löste sie die straffen Muskeln um die Kapsel und durch direkten Druck auf die Kapsel auch einen Teil der Vernarbungen, welche die Arbeit einschränkten. Eine adhäsive Kapselentzündung ist eine langwierige Erkrankung. Erst nach mehreren Monaten Behandlung war Joans Schulter wieder vollständig »aufgetaut«, so dass sie wieder auf den Platz konnte. Bei diesem zweiten Anlauf verbrachte sie für jede Stunde auf dem Platz eine Stunde im Fitnessstudio, wo sie ihren Körper dehnte und kräftigte, um den Anforderungen ihres Sports gewachsen zu sein.

Warum sich die Schulterkapsel so verhält – das Gewebe beginnt zu verkleben und bleibt an den Muskeln hängen, die darübergleiten –, zählt zu den ungeklärten Fragen der Medizin. Ohne Behandlung »gefriert« die Kapsel meist ein knappes Jahr, um danach über Jahre hinweg »aufzutauen«, während der Schmerz langsam abklingt und die Beweglichkeit weitgehend, aber nicht unbedingt vollständig, zurückkehrt. Die schmerzhafte Schultersteife betrifft zumeist Frauen mittleren Alters, so dass möglicherweise der Rückgang der Sexualhormone dabei eine Rolle spielt. Wer eine etwas eingerostete Schulter zu vielen Überkopfbewegungen zwingt, scheint anfälliger dafür zu sein. Entzündungshemmende Injektionen können hilfreich sein.

Der Chirurg kann das Narbengewebe in der Kapsel entfernen und den Arm dann unter Anästhesie zwingen, seinen vollen Bewegungsspielraum auszunutzen. Diese Behandlung funktioniert, doch solange die manuelle Behandlung Erfolg verspricht, besteht kein Grund, den Patienten dem immer vorhandenen Narkoserisiko auszusetzen.

Operation?

Riss der Rotatorenmanschette

Kürzlich musste Dr. Kelly einen Feuerwehrmann behandeln, dem am Strand, während er schlief, ein Geländewagen über die Schulter gefahren war. Dr. Kelly korrigierte den riesigen Riss in der Sehne des Unterschulterblattmuskels, und der Mann war vollständig wiederhergestellt.

Es gibt keine festgeschriebenen Regeln, wann die Rotatorenmanschette operiert werden sollte. 1995 war Dr. Kelly federführend an einer Studie beteiligt, der zufolge auch Personen mit schweren Rissen in der Manschette ihre Arme noch über den Kopf heben konnten. Ihre starken Muskeln konnten den nachweisbaren Schaden ausreichend ausgleichen. Dass ein Defekt vorhanden ist, bedeutet keineswegs zwangsläufig, dass man ihn reparieren muss!

Im Alter von 80 oder 90 Jahren kann es klüger und leichter sein, eine körperliche Einschränkung zu akzeptieren (und den Kaffee nicht ins oberste Regal zu stellen), anstatt eine Operation und anschließend die mühsame Rehabilitation durchzuführen. Für einen 30-jährigen Gipser hingegen ist eine funktionsfähige Schulter gleichbedeutend mit seinem Gehalt, so dass die Operation normalerweise als Muss gilt. Je jünger der Patient und je besser

der Allgemeinzustand der Sehne, desto bessere Chancen bestehen für eine erfolgreiche Operation mit vollständiger Genesung.

Schultereckgelenksverrenkung

Viele Sportler aus Kontaktsportarten kennen dieses Problem:
Durch einen heftigen Schlag oder Sturz auf die Schulter kann das
Band am Acromioclaviculargelenk am Schultereck (AC-Gelenk)
eine Zerrung davontragen oder gar reißen. Dieses Band verbindet das Schlüsselbein *(Clavicula)* mit der breiten Spitze des Schulterblatts *(Acromion)*. Man spricht auch von einer AC-Sprengung.
In den meisten Fällen lassen die PECH-Maßnahmen die Verletzung eigenständig ausheilen. Bei besonders schweren Verletzungen ist eventuell eine operative Wiederherstellung des AC-Ge-
lenks geboten, damit der Patient den Arm wieder normal über
den Kopf heben kann. Solche Operationen sind jedoch unüblich.

Ausgekugelte Schulter (Luxation)

*Dan hat vor kurzem das College abgeschlossen und spielt nun in ei-
ner Freizeitmannschaft in New Jersey Rugby. Mit der Schulter hatte er nie Probleme, bis ihm ein gegnerischer Spieler den Oberkörper
rammte, als er bäuchlings auf dem Feld lag. Die Schulter wurde dabei ausgekugelt. Sowohl Dan, der Rugbyspieler, als auch Laura, die
Schwimmerin, haben eine instabile Schulter, doch er braucht eine
Operation, während sie eine Therapie zur Korrektur eines muskulären Ungleichgewichts benötigt.*

Wenn die Schulter aufgrund eines Traumas ganz oder teilweise
(Subluxation) ausgerenkt ist, ist der Arzt gefragt. Häufig reißt

dabei das Labrum, ein Faserknorpelring, der die Schulterhöhlung vertieft und den Oberarmkopf an seinem Platz hält. Der Oberarmkopf kann dann am Knorpel entlangschaben und diesen verletzen. Deshalb kommt es bei jungen Leuten mit normaler Schulteranatomie nach einer Luxation in 90 Prozent der Fälle zu weiteren Verrenkungen, wenn der Schaden nicht korrigiert wird. In vielen Fällen müssen Risse im Labrum operativ behoben werden, denn eine instabile Schulter kann auf die Dauer zu Arthrose führen.

In manchen Fällen, zum Beispiel bei Teilrissen in der Rotatorenmanschette, lässt sich eine Operation vermeiden, obwohl das Problem weiter vorliegt, wenn die Symptome durch verbesserte Muskelfunktion zurückgehen. Risse im Labrum hingegen müssen manchmal sogar dann geschlossen werden, wenn der Schmerz von selbst vergeht, weil sie unbehandelt degenerative Veränderungen an der Schulter auslösen können. Die richtige Behandlung muss zusammen mit dem Arzt festgelegt werden.

Arthrose

Arthose in der Schulter ist weniger verbreitet und meist nicht mit so massiven Beschwerden verbunden wie Arthrose im Knie oder in der Hüfte. Dennoch ist die Schulter sowohl am AC-Gelenk als auch in der Schulterpfanne anfällig dafür. Da bisher noch niemand weiß, wie man das übermäßige Knochenwachstum stoppen kann, sind unsere Möglichkeiten begrenzt. Mit manueller Therapie kann man die Muskeln entspannen und den Druck der Sehnen mindern, die an dem Gelenk ziehen. Das hilft gegen Schmerzen und Steifheit und kann die Lebensdauer eines Ge-

lenks verlängern. Entzündungshemmende Medikamente und
Kortikoidinjektionen können in vernünftigem Umfang ebenfalls
eine Hilfe darstellen. In schweren Fällen jedoch ist ein aggressi-
veres Herangehen erforderlich, wenn der Gesamtzustand des Patienten eine Operation gestattet. Beim Schultergelenk wäre das
eine Gelenkprothese, bei welcher der geschädigte Knochen und
der Knorpel durch ein Implantat aus Metall und Kunststoff ersetzt werden. Beim Schultereckgelenk muss für eine entsprechende Operation ein Teil des Schlüsselbeins entfernt werden,
damit zwischen dem Knochen und der Spitze des Schulterblatts
wieder Raum ist. Manche Verletzungen des Schultereckgelenks
lassen sich auch durch chirurgische Rekonstruktion wiederherstellen.

DAS PROGRAMM

Die Schulter gilt als das beweglichste Gelenk im Körper, bezahlt für dieses Privileg jedoch mit einer gewissen Instabilität. Die Schulter wird mehr von Bindegewebe zusammengehalten als von festen Knochenverbindungen, so dass es auf die Erhaltung dieses Gewebes ankommt. Andererseits kann sie alle erdenklichen Bewegungen ausführen, und zwar vorwärts, rückwärts, auf den Körper zu, zur Seite, im Kreis und entsprechende Kombinationen. Sehen Sie sich noch einmal ein Baseballspiel, ein Tennismatch, eine Turnmeisterschaft oder eine Zirkusvorstellung an. Dann lernen Sie zu schätzen, was die Schulter vermag.

Oberarm: Vorderseite

Ziel: Beseitigung von Blockaden und Wiederherstellung der Beweglichkeit in allen drei Zonen des Bizeps durch manuelle Entlastung verhärteter, verkürzter oder geschädigter Muskeln.

Ausgangsposition: Sie stehen oder sitzen mit schulterbreit aufgestellten Füßen. Ellenbogen anheben und mit entspanntem Arm die Hand in Richtung Schulter führen. Den Daumen der anderen Hand zur Querfriktion auf den Bizeps setzen. Behandelt werden der innere, der mittlere und der äußere Bereich des Muskels. Benutzen Sie für die innere Zone den Daumen und für die mittlere und äußere Zone die Fingerspitzen. Wenn es für Sie einfacher ist, können Sie auch alle drei Zonen mit den Fingerspitzen bearbeiten.

Durchführung: Mit dem Daumen oder den Fingern leichten Druck auf den Bizeps ausüben (je nach Gefühl und der gerade behandelten Zone). Anschließend den behandelten Arm langsam und kontrolliert unter Friktion strecken und zum Körper hin nach unten bewegen. Mit dem anderen Arm wiederholen. Zwei bis drei Durchgänge pro Zone, dabei in jeder Zone in der Nähe der Ellenbeuge beginnen und in Richtung Schulter vorarbeiten.

Achtung: Der Muskel sollte entspannt sein, wenn Sie den Druck ausüben. Zu fester Druck kann den Muskel reizen. Konstante Querfriktion verwenden, bei der die Haut nicht unter den Fingern wegrutscht.

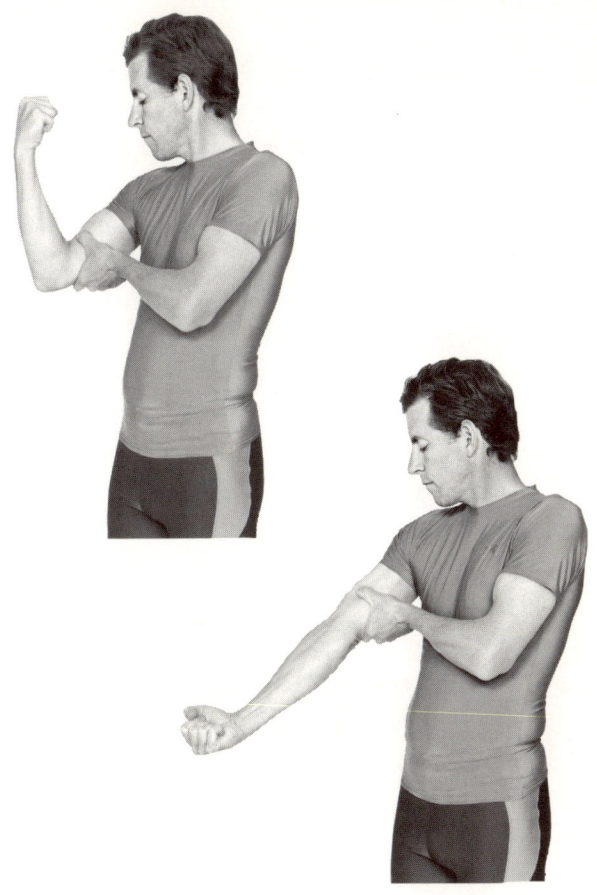

Oberarm: Rückseite

Ziel: Beseitigung von Blockaden und Wiederherstellung der Beweglichkeit in den drei Zonen des Trizeps durch manuelle Entlastung verhärteter, verkürzter oder geschädigter Muskeln.

Ausgangsposition: Sie stehen oder sitzen mit schulterbreit aufgestellten Füßen. Den Arm abwärts strecken, so dass die Handfläche nach oben weist und die Rückseite des Oberarms entspannt ist. Daumen oder Fingerspitzen mit schräg in Richtung Schulter gerichtetem Druck auf den Muskel setzen. Die drei Behandlungszonen sind der innere, der hintere und der äußere Bereich des Trizeps. Der äußere Bereich (Außenseite) wird mit den Fingerspitzen bearbeitet. Die Handfläche weist dabei nach oben. Anschließend die Hand drehen und den Rest mit dem Daumen bearbeiten.

Durchführung: Sobald der richtige Kontakt hergestellt ist, den Ellenbogen beugen und den Arm so heben, dass der Ellenbogen sich zum Ohr hin bewegt. Die Bewegung verläuft langsam und kontrolliert. Mit dem anderen Arm wiederholen. Zwei bis drei Durchgänge pro Zone, dabei in jeder Zone in der Nähe des Ellenbogens beginnen und in Richtung Schulter vorarbeiten.

Achtung: Der Muskel sollte entspannt sein, wenn Sie den Druck ausüben. Zu fester Druck kann den Muskel reizen. Konstante Querfriktion verwenden, bei der die Haut nicht unter den Fingern wegrutscht. Achten Sie auf eine gute Haltung – nicht den Kopf verschieben.

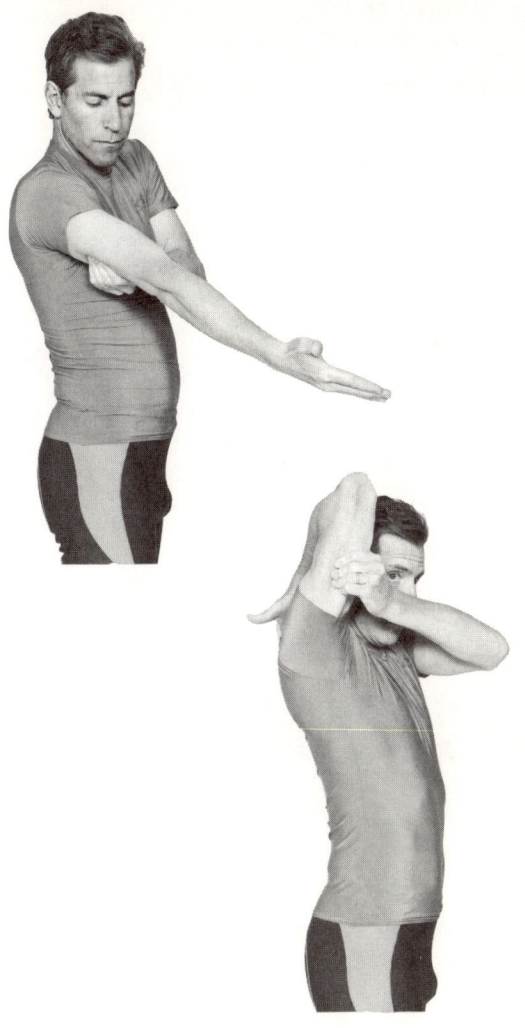

Schulter: Oberseite

Ziel: Beseitigung von Blockaden und Wiederherstel-
lung der Beweglichkeit in
den drei Zonen des Ober-
grätenmuskels *(M. supraspinatus)* über dem Schulterblatt.

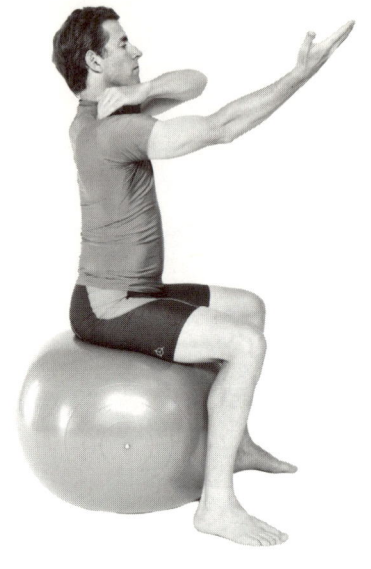

Ausgangsposition: Sie sitzen auf einem Gymnastik-
ball. Die Füße sind schulterbreit aufgestellt. Den Arm
mit nach oben gerichteter
Handfläche nach vorn strecken und anheben. Der Kopf
ist neutral, das Gesicht zeigt nach vorn. Mit der anderen Hand
über die Brust greifen und die Fingerspitzen schräg in den Muskel schieben. Die drei Behandlungszonen sind der vordere, der
mittlere (obere) und der hintere Bereich des Obergrätenmuskels
zwischen Hals und Schulter. Dieser Muskel liegt unter dem oberen Trapezius.

Durchführung: Der Druck der Finger richtet sich einwärts und
halswärts. Sobald der Kontakt hergestellt ist, den Arm nach unten und die Handfläche nach außen drehen, nach hinten greifen
und den Handrücken an die entgegengesetzte Gesäßhälfte legen.

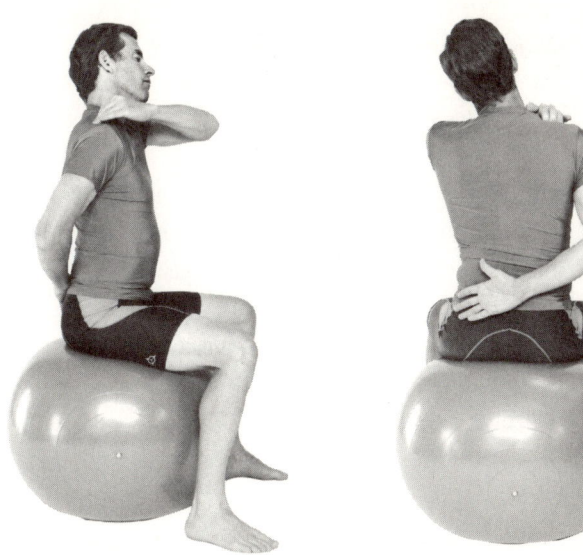

Den Kopf von der behandelten Seite weg mit dem Ohr in Richtung Schulter neigen. Die Bewegung verläuft langsam und kontrolliert. Mit dem anderen Arm wiederholen. Zwei bis drei Durchgänge pro Zone, dabei in jeder Zone in Halsnähe beginnen und in Richtung Schulter vorarbeiten.

Achtung: Der Muskel sollte entspannt sein, wenn Sie den Druck ausüben. Zu fester Druck kann den Muskel reizen. Konstante Querfriktion einsetzen, bei der die Haut nicht unter den Fingern wegrutscht. Vor der manuellen Behandlung den Arm in alle Richtungen bewegen. Nicht die Schultern hochziehen.

Schulter: Rückseite

Ziel: Beseitigung von Blockaden und Wiederherstellung der Beweglichkeit des hinteren Teils des Deltamuskels durch manuelle Entlastung verhärteter, verkürzter oder geschädigter Muskeln.

Ausgangsposition: Die Füße stehen schulterbreit auseinander, und der Körper lehnt im 45-Grad-Winkel seitlich an der Wand, so dass nur die Schulterrückseite die Wand berührt. Legen Sie einen kleinen, harten Ball zwischen Schulter und Wand. Der behandelte Arm ist parallel zur Wand gerade nach vorn gestreckt. Leicht gegen den Ball lehnen, so dass dieser einen angenehmen Druck auf die Schulterrückseite ausübt.

Durchführung: Durch leichtes Anlehnen den Druck aufrechterhalten und den behandelten Arm vor den Körper führen, ohne dass er absinkt oder der Ball herunterfällt. Den Arm dabei sanft mit der anderen Hand unterstützen. Eine bis zwei Sekunden halten. Mit dem anderen Arm ebenfalls durchführen. Zwei- bis dreimal wiederholen, dabei zwischendurch jedes Mal lösen und den Ball ein Stückchen verschieben.

Achtung: Zu fester Druck kann die Muskeln reizen. Die Haut unter dem Ball soll nicht verrutschen, was eventuell etwas schwieriger ist als bei der Arbeit mit der Hand oder mit den Fingern. Möglicherweise brauchen Sie mehrere Anläufe, bis Sie diese Bewegung richtig durchführen können – nicht vorzeitig aufgeben!

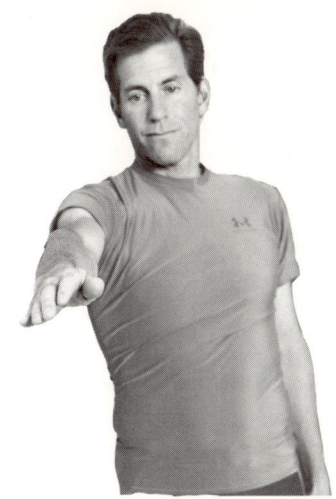

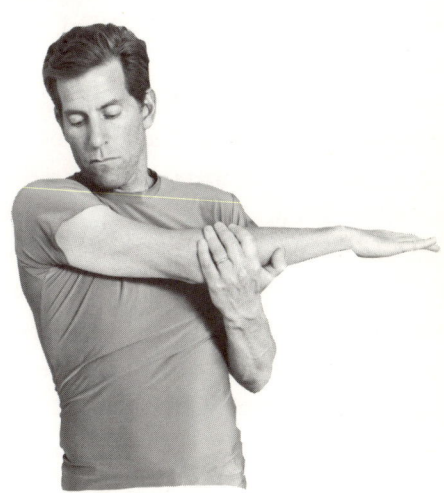

Schulter: Vorderseite

Ziel: Beseitigung von Blockaden und Wiederherstellung der Beweglichkeit der Brustmuskulatur und des vorderen Deltamuskels durch manuelle Entlastung verhärteter, verkürzter oder geschädigter Muskeln.

Ausgangsposition: Sie sitzen oder stehen mit schulterbreit aufgestellten Füßen. Der behandelte Arm ist neutral und entspannt (er darf sogar auf dem Schoß liegen). Mit der anderen Hand in dem Bereich, wo sich Schulter und Brust treffen, schräg nach unten gerichteten Druck ausüben. Der Druck soll leicht abwärts ziehen und sich auf den ganzen Körper auswirken.

Durchführung: Unter konstantem Druck den behandelten Arm nach hinten strecken, von der Schulter weg. Die Finger auf der behandelten Seite strecken, um die Hand ganz zu öffnen, und das Gesicht zur Gegenseite wenden. Eine bis zwei Sekunden halten. Zwei- bis dreimal wiederholen, dabei die Hand entlang dieser einen Behandlungszone von der Schulter her in Richtung Brust jedes Mal an einem neuen Punkt ansetzen.

Achtung: Zu fester Druck kann die Muskeln reizen. Während der Friktion soll die Haut nicht unter den Fingern wegrutschen. Bitte Vorsicht bei dem dünnen Muskel direkt über dem Schultergelenk!

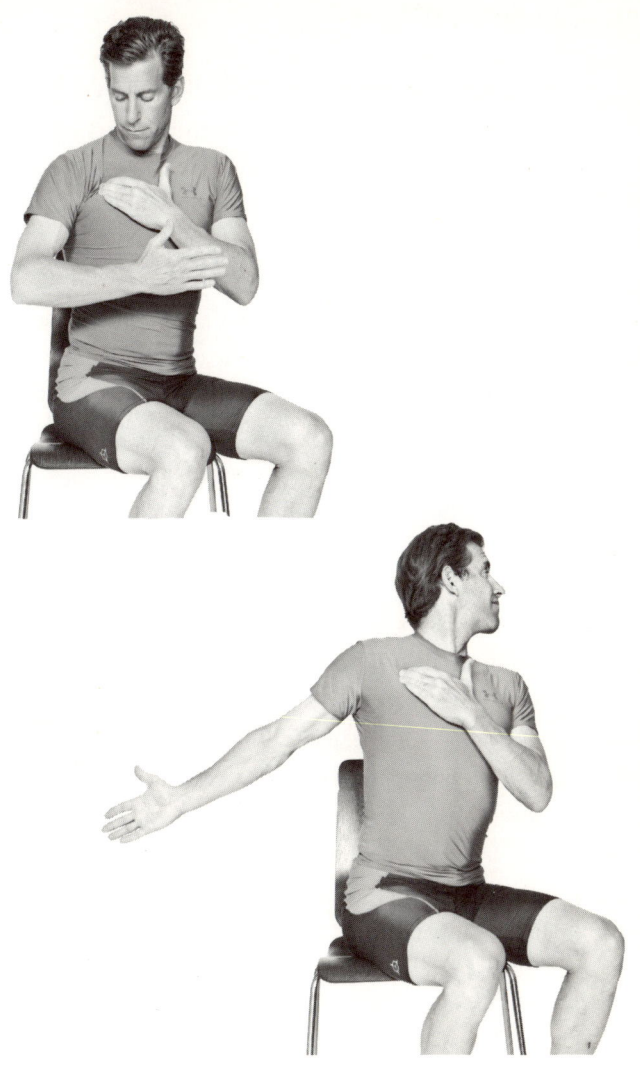

Oberarm: Rückseite

Ziel: Schmerzfreie und sichere Überprüfung der Beweglichkeit der rückwärtigen Oberarmmuskeln (insbesondere Trizeps, aber auch breiter Rückenmuskel, großer und kleiner Rundmuskel, unterer Trapezius und Brustmuskel). Diese Muskeln werden durch diese Übung auch aufgewärmt.

Ausgangsposition: Schulterbreiter Stand. Den Ellenbogen anwinkeln und mit der hohlen Hand der Gegenseite umschließen.

Durchführung: Den Ellenbogen unter sanfter Führung der anderen Hand nach oben heben und die behandelte Hand mit der Handfläche zum Körper so tief auf den Rücken schieben, wie die Haltung noch angenehm ist. Den anderen Arm dabei so anheben, dass er am Ende der Bewegung den Kopf umrahmt. Es geht um eine sanfte Dehnung für die Oberarmrückseite und möglichst auch die entsprechende Körperseite. Eine bis zwei Sekunden halten, dann mit dem anderen Arm ebenfalls durchführen. Zehnmal wiederholen, dabei nie länger als zwei Sekunden halten.

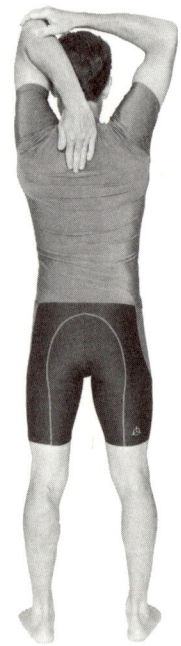

Achtung: Beim Dehnen nicht übertreiben. Der Druck auf das Schultergelenk soll nicht unangenehm werden. Beide Schultern hängen lassen und eine gute, entspannte Haltung beibehalten.

Hintere Schultermuskulatur

Ziel: Schmerzfreie Überprüfung der Beweglichkeit der rückwär-tigen Schultermuskulatur (hinterer Deltamuskel, Untergräten-muskel, kleiner und großer Rautenmuskel, breiter Rückenmus-kel, mittlerer und unterer Trapezius und Brustmuskel).

Ausgangsposition: Sie stehen oder sitzen aufrecht mit schulter-breit aufgestellten Füßen. Der Arm ist zur Seite gestreckt, so dass Schulter, Ellenbogen und Hand in einer Linie parallel zum Boden verlaufen.

Durchführung: Den Arm quer vor den Körper schwenken, dabei mit der ande-ren Hand den Ellenbogen mit sanftem Druck in Richtung der gegenläufigen Schulter schieben. Die Dehnung sollte hinten an der Schulter spürbar sein und in den Rücken ausstrahlen. Eine bis zwei Sekunden halten. Mit dem anderen Arm ebenfalls durchführen. Zehnmal wiederholen, nie länger als zwei Sekun-den halten.

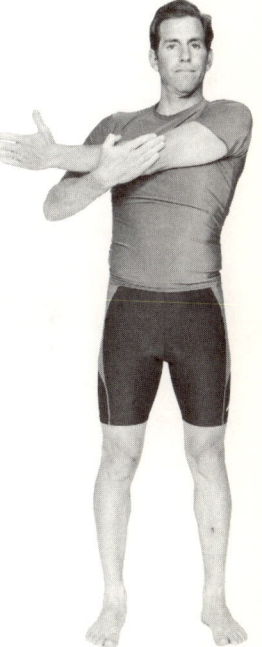

Achtung: Beim Druck mit der anderen Hand nicht die Schulter quetschen. Bei-de Schultern bleiben abgesenkt. Achten Sie auf eine gute, entspannte Haltung.

Vordere Schultermuskulatur

Ziel: Schmerzfreie und sichere Überprüfung der Beweglichkeit der vorderen Schultermuskulatur (vorderer Deltamuskel, großer und kleiner Brustmuskel, Unterschulterblattmuskel). Diese Muskeln werden durch diese hervorragende, für jeden geeignete Dehnübung auch aufgewärmt.

Ausgangsposition: Schulterbreiter Stand. Schulter und Ellenbogen einer Seite sind in einer Linie parallel zum Boden; die Hand ist so erhoben, dass sie sich direkt über dem Ellenbogen befindet. Ellenbogen und Hand in einer Linie an einen Türrahmen legen.

Durchführung: Den Arm nicht bewegen. Kopf und Körper vom Arm wegdrehen, so dass eine leichte Dehnung im vorderen Schulterbereich entsteht, die in die Brust ausstrahlt. Eine bis zwei Sekunden halten. Mit dem anderen Arm ebenfalls durchführen. Zehnmal wiederholen, dabei maximal zwei Sekunden halten.

Achtung: Den Ellenbogen nicht absacken lassen. Beide Schultern sind entspannt abgesenkt. Den Körper nicht überdrehen, nur bis zu einer angenehmen Position gehen. Bei Schmerzen die Übung abbrechen.

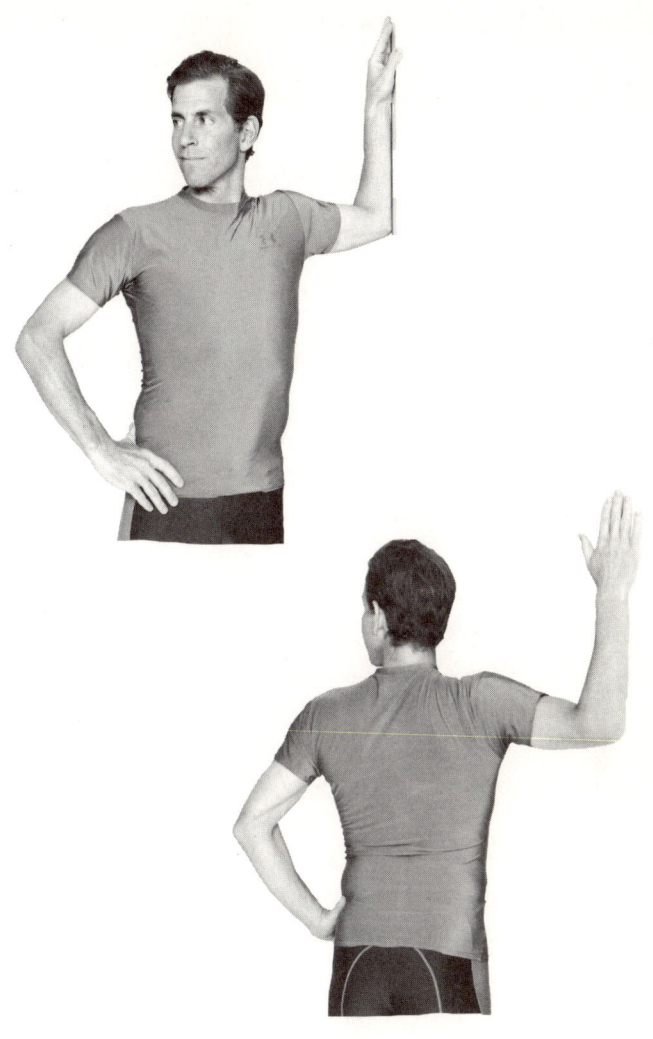

Schulter: Ober- und Rückseite

Ziel: Kräftigung der Muskeln für die äußere Schulterrotation. Für diese Bewegung müssen etliche Muskeln zusammenwirken: Ober- und Untergrätenmuskel, alle drei Teile des Trapezius, hinterer und mittlerer Deltamuskel, kleiner und großer Rundmuskel und diverse stabilisierende Muskeln. Die Übung dient zum Aufwärmen und erhöht die Stabilität der Schulter.

Ausgangsposition: Schulterbreiter Stand. Der behandelte Arm liegt ausgestreckt quer über den Körper und umfasst mit der Hand ein Trainingsband oder ein Gewicht in Höhe der gegenüberliegenden Hüfte. Die Spannung des Bands sollte auf der gegenüberliegenden Seite vom Boden ausgehen.

Durchführung: Das Band oder das Gewicht festhalten und den Arm gerade nach außen und quer über den Körper nach oben führen, bis die Hand auf Kopfhöhe oder etwas darüber ist. Die Schulterblätter bei dieser Bewegung unterstützend nach innen und nach unten drücken. Mit dem anderen Arm wiederholen. Zehn Wiederholungen, nie länger als zwei Sekunden halten.

Achtung: Die Schultern nicht hochziehen und nicht den Nacken verspannen. Der Arm bleibt während der gesamten Bewegung gerade. Gegen Ende jeder Wiederholung die Schulterblätter nach hinten und unten drücken. Der Rücken bleibt aufrecht und muss mitarbeiten. Die verwendeten Bänder sollen nicht zu starken Widerstand bieten, die Gewichte nicht zu schwer sein.

204

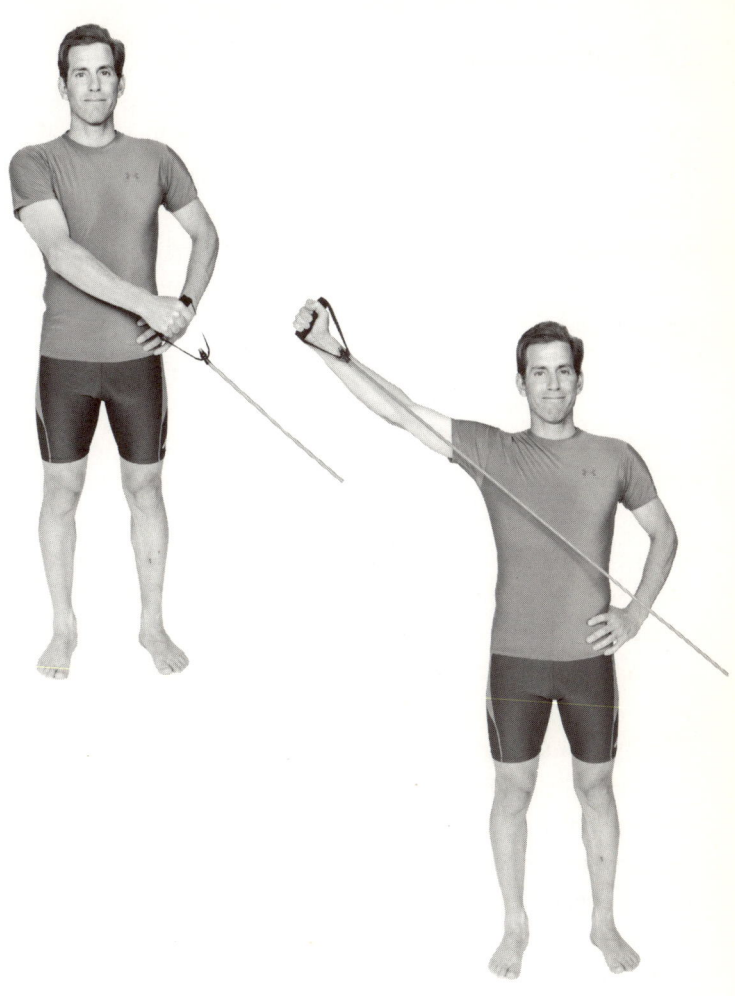

Rückwärtige Schultermuskulatur

Ziel: Kräftigung und Funktionsaufbau für die äußere Schulterrotation: Untergrätenmuskel, hinterer Deltamuskel und kleiner Rundmuskel. An der äußeren Rotation sind weniger Muskeln beteiligt als an der inneren, so dass die richtige Balance hier besonders wichtig ist. Diese Übung wärmt diese Muskulatur auf und stabilisiert die Schulter. Sie ist wichtig für die Haltung und wirkt den Anforderungen bei Computerarbeit und beim Fahren entgegen, also jeder Aktivität, wo die Arme vor dem Körper arbeiten.

Ausgangsposition: Schulterbreiter Stand. Der behandelte Arm ist gebeugt, der Ellenbogen berührt die Seite, der Unterarm ist parallel zum Boden. Ellenbogen und Schulter sind so weit zur entgegengesetzten Seite gedreht, dass gerade noch der Kontakt zwischen Ellenbogen und Körper besteht. Die behandelte Hand hält den Griff eines Trainingsbands, wobei das Band auf der anderen Seite in Handhöhe befestigt ist.

Durchführung: Den Arm von der Schulter aus auswärts drehen (zur behandelten Seite hin). Die Hand bleibt dabei parallel zum Boden und der Ellenbogen am Körper. Die Schulterblätter unterstützend nach hinten und unten drücken. Mit dem anderen Arm wiederholen. Zehn Wiederholungen, dabei nie länger als zwei Sekunden halten. Wenn Sie kein passendes Trainingsband haben, lässt sich die Übung auch in Seitenlage mit einem Gewicht in der Hand durchführen.

Achtung: Bei der Übung nicht die Schultern hochziehen oder im Nacken verspannen. Am Ende jeder Wiederholung die Schultern nach hinten schieben. Der restliche Körper soll sich weder verdrehen noch nach einer Seite lehnen.

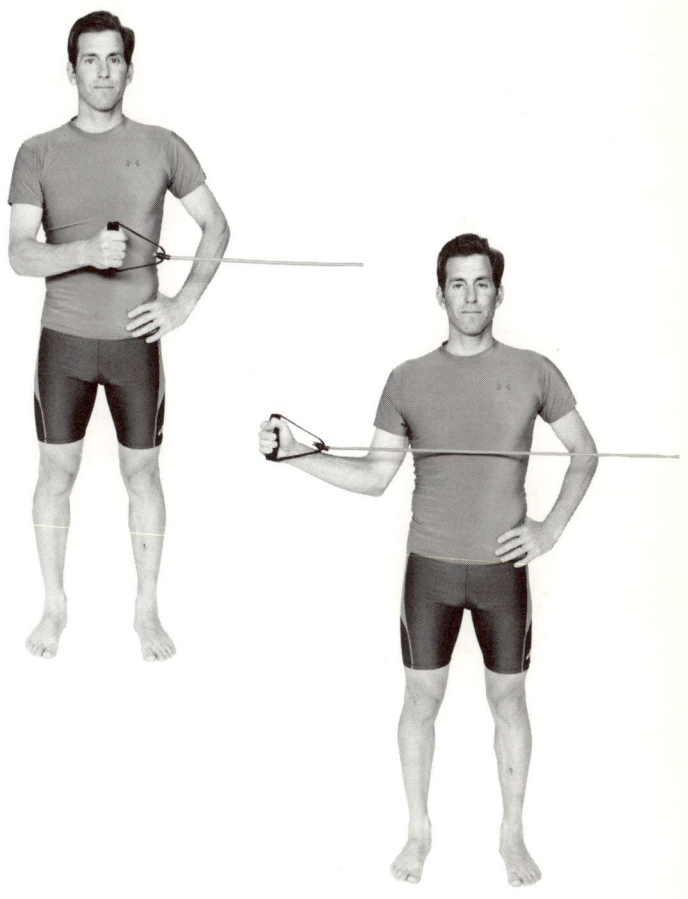

Vordere Schultermuskulatur

Ziel: Kräftigung der Muskeln für die innere Schulterrotation und Wiederherstellung der Funktion von vorderem Deltamuskel, Unterschulterblattmuskel, Rabenschnabeloberarmmuskel und großem Brustmuskel. Die Übung verbessert das Zusammenspiel dieser Muskeln, wärmt sie auf und stabilisiert die Schulter.

Ausgangsposition: Schulterbreiter Stand. Der behandelte Arm ist so angewinkelt, dass der Ellenbogen die Körperseite berührt und der Unterarm parallel zum Boden ist. Unterstützend die Schulterblätter nach hinten und unten drücken. Die behandelte Hand hält ein Trainingsband, das auf der behandelten Seite in Handhöhe befestigt ist.

Durchführung: Den Arm von der Schulter aus drehen und die Hand auf die andere Körperseite führen. Dabei bleibt die Hand parallel zum Boden und der Ellenbogen an der Seite. Mit dem anderen Arm wiederholen. Zehnmal wiederholen, nie länger als zwei Sekunden halten. Wenn Ihnen kein Trainingsband zur Verfügung steht, können Sie die Übung auch in Seitenlage mit einer Hantel durchführen.

Achtung: Die Schultern nicht hochziehen und nicht den Nacken verspannen. Vor jeder Wiederholung die Schultern wieder nach hinten schieben. Der Rest des Körpers soll sich nicht verdrehen oder in irgendeine Richtung lehnen.

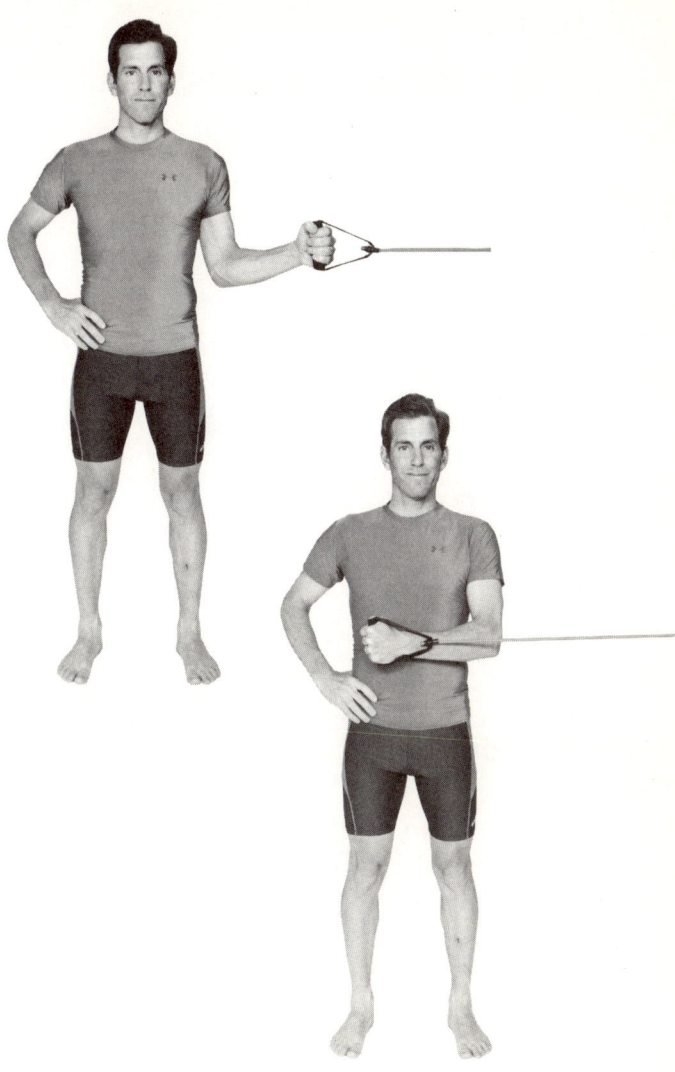

KAPITEL 10

Ellenbogen, Handgelenk und Hand

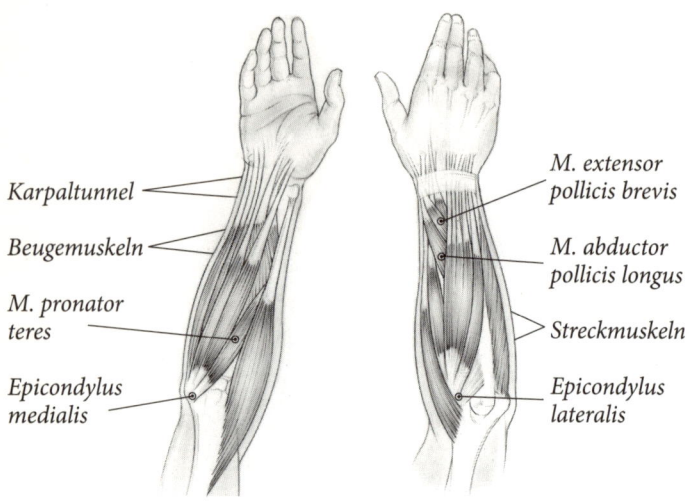

Karpaltunnel

Beugemuskeln

M. pronator
teres

Epicondylus
medialis

M. extensor
pollicis brevis

M. abductor
pollicis longus

Streckmuskeln

Epicondylus
lateralis

EINFÜHRUNG

Abgesehen vom Gehirn sind Ellenbogen, Handgelenk und die
Hand mit dem vielseitig nutzbaren Daumen der Körperbereich,
der uns am besten als Menschen definiert. Die Flexibilität unserer
oberen Extremitäten, die in derart geschickten Händen gipfelt,
war ein wichtiger Faktor für die Evolution unserer problemlösen-
den Spezies und verschafft uns heute Werkzeuge, die wir mitunter über- und fehlbeanspruchen, was dann Schmerzen hervorruft.

Probleme an Ellenbogen, Handgelenk und Hand gehen zumeist auf Überbeanspruchung zurück. Wer stundenlang mit der Maus arbeitet, einen Kugelschreiber benutzt oder Tennis spielt, vernachlässigt meist die restliche Oberkörpermuskulatur. So ermüden und verspannen sich die Hals- und Schultermuskeln durch mangelnde Bewegung, während sich die kleineren Unterarmmuskeln durch die pausenlose Wiederholung kleiner Bewegungen überanstrengen. Ein Mausklick wirkt so harmlos, dass man die Überbeanspruchung erst bemerkt, wenn die Muskeln gereizt und entzündet reagieren. Dann lassen sich Handgelenk und Ellenbogen kaum noch schmerzfrei beugen. Solche Überlastungsverletzungen, die gern als repetitive Stressverletzungen (RSI) bezeichnet werden, sind sowohl im Beruf als auch im Sport gefürchtet. Zu den häufigsten Beschwerden der Armmuskulatur zählen der Tennisellenbogen (laterale Epikondylitis) und das Karpaltunnelsyndrom, das zugleich eine der häufigsten Berufskrankheiten darstellt. Beide Erkrankungen verschlingen jedes Jahr Millionen an Behandlungskosten, Fehlzeiten, Krankengeld und anderen indirekten Ausgaben.

Im Unterarm herrscht ähnlich wie in der Wirbelsäule auf relativ engem Raum viel Gedränge, denn hier bewegen sich Muskeln, Sehnen und Nerven dicht an dicht. Damit sind Druck auf die Nerven, Schmerzen und Funktionsstörungen praktisch vorprogrammiert. Auch hier zahlt sich der genaue Blick auf das Zusammenspiel der drei Grundelemente – Knochen, Gelenke und Muskeln – aus. Die verbreitete Diagnose *Karpaltunnelsyndrom (KTS)* umfasst ein ganzes Spektrum an Symptomen, das entsteht, wenn der Medianusnerv im Karpaltunnel unter Druck gerät. Das klingt nachvollziehbar und wird von den Medien gern aufgegrif-

Alarmstufe Rot

Sofort zum Arzt

Bei einer chronischen Verletzung mit schießenden Schmerzen und Taubheitserscheinungen ist in der Regel ein Nerv beteiligt. Hier sollte ein Arzt hinzugezogen werden. Auch länger anhaltende Taubheit oder Muskelschwäche sind ernst zu nehmen. Handgelenkstraumata mit schmerzhafter Schwellung sollten ebenfalls dem Arzt vorgestellt werden. Ältere Menschen erleiden bei einem Sturz häufig ernste Zerrungen und Brüche, die geschient oder gegipst werden müssen, um gut zu verheilen. Wie bei allen Gelenkproblemen ist auf Anzeichen für eine Infektion zu achten: Bei Rötung, Überwärmung oder Schmerzen, die nicht mit veränderter Aktivität zu tun haben, sollten Sie sofort zum Arzt gehen. Wenn ernste Ursachen ausgeschlossen sind, ist von einer weniger schweren Bindegewebsschädigung, zum Beispiel einer leichten Bänderdehnung oder einer Muskel- oder Sehnenzerrung auszugehen. Hier gelten die üblichen **PECH**-Regeln: **P**ause (entlasten), **E**is, **C**ompression (bandagieren, um die Entzündung zu zügeln) und **H**ochlagern (über Herzhöhe).

fen, so dass Menschen mit tauben, schmerzenden Händen oft davon überzeugt sind, dieses Syndrom zu haben. Wir hingegen unterstützen die Ansicht der Spezialistin für physikalische und Rehabilitationsmedizin, Dr. Jennifer Solomon (siehe Kasten Seite 153), dass das KTS eher zu häufig diagnostiziert wird. Viele bzw. die meisten Fälle gehen darauf zurück, dass verspannte Muskeln den Nerv über dem Handgelenk zusammendrücken. In solchen Fällen wirkt die manuelle Therapie zur Muskelentspannung wahre Wunder. Eine operative Entlastung des Medianus (die Standardtherapie für schwere KTS-Fälle) ist überflüssig.

Für komplexe Bewegungen ist ein koordiniertes Zusammenwirken einzelner Körperteile erforderlich. Die dabei entstehende Bewegungsabfolge wird als *kinetische Kette* bezeichnet. Probleme im oberen Bereich der Kette übertragen sich normalerweise auf den unteren Bereich. Der Arm ist ein perfektes Beispiel. Die Schultermuskeln sorgen dafür, dass das Schultergelenk den Oberarm bewegt. Die Oberarmmuskeln wirken auf den Ellenbogen ein, der wiederum den Unterarm bewegt. Dieser beeinflusst über das Handgelenk die Bewegung der Hand. Das Ellenbogengelenk ist als mittleres Glied der Kette sehr direkt betroffen. Der einzige Knochen des Oberarms trifft dort auf die beiden Knochen des Unterarms, Elle und Speiche. Die längere Elle bildet zusammen mit dem Oberarmknochen ein Scharniergelenk, das sich öffnen und schließen kann. Die kürzere Speiche dreht sich neben diesem Scharnier auf der Elle und dem Oberarmknochen seitlich hin und her, damit wir den Unterarm auch verdrehen können. Der Ellenbogen wird von Bändern zusammengehalten und ist durch die knöcherne Spitze des Oberarmknochens geschützt.

Das Handgelenk ist komplizierter. Dort laufen Elle und Speiche zusammen und bilden eine Schale für vier nebeneinanderliegende, ungleichmäßig geformte Handgelenksknochen. Davor liegt eine zweite Reihe mit weiteren vier Knochen, die alle zusam-

MUSKELMEDIZIN

Häufige Probleme und Übeltäter

Die Muskeln, die den Unterarm bewegen – der Bizeps und der Brachialis auf der Oberarmvorderseite, die das Ellenbogengelenk beugen, und der Trizeps auf der Oberarmrückseite als Streckmuskel –, sind schwere Geschosse, die nicht so leicht aus dem Gleichgewicht geraten. Dennoch gelingt es manchen Menschen, durch schweres Heben ihren Bizeps zu überlasten oder zu zerren. Kraftsportler ziehen sich mitunter Verletzungen zu, weil sie beim Bizepstraining den Trizeps vernachlässigen.

Die kleineren Unterarmmuskeln, die für Hand und Handgelenk zuständig sind, sind besonders anfällig für repetitive Stressverletzungen. Die Armstrecker auf der Rückseite des Unterarms ziehen das Handgelenk streckend nach hinten. Wiederholte Bewegungen bei der Arbeit (zum Beispiel mit einem Schraubenzieher oder einem Skalpell) oder beim Sport (Tennis, Bowling) können die Muskeln und Sehnen reizen, bis als entzündliche Reaktion ein »Tennisellenbogen« *(laterale Epikondylitis)* entsteht. Bei wiederholtem Beugen des Handgelenks hingegen werden die Beugemuskeln auf der Vorderseite überlastet, die am inneren Ende des Ellenbogens ansetzen. Golfer, Bowlingspieler, Pitcher und Leute, die mit den Händen arbeiten, leiden dann an dem nicht ganz so verbreiteten »Golferellenbogen« *(mediale Epikondylitis)*.

Auch die beiden Unterarmmuskeln, die den Daumen steuern, der kurze Daumenstrecker und der lange Daumenspreizer, können ermüden und sich verkürzen. Das führt zur Reizung und Entzündung ihrer gemeinsamen Sehne und Sehnenscheide und zu Schmerzen auf der Daumenseite des Handgelenks. Diese Überlastung, das *De-Quervain-Syndrom*, betrifft häufig Menschen, die ihren Daumen stark beanspruchen, beispielsweise durch Stricken, übermäßige Computernutzung oder auch (bei jungen Müttern) ständiges Heben von Säuglingen.

Die am häufigsten diagnostizierte Nervenerkrankung am Arm ist das Karpaltunnelsyndrom, bei dem der dort verlaufende Medianusnerv zusammengedrückt wird. Durch diesen Druck entstehen Taubheitsgefühle, Prickeln und Schwäche in Daumen, Zeige- oder Mittelfinger sowie in der Handfläche und im Unterarm. Der Raum im Tunnel nimmt ab, wenn sich durch repetitiven Stress beispielsweise die umliegenden Sehnen entzünden oder das Karpalband anschwillt. Oft drücken aber auch überstraffe Muskeln, zum Beispiel der Einwärtsdreher, der an der Drehung des Unterarms beteiligt ist, auf den Nerv und erzeugen genau dieselben Symptome. Aber auch der Ellennerv *(Nervus ulnaris)*, der durch eine Furche auf der Innenseite des Ellenbogens verläuft, kann gequetscht werden, was Prickeln und Taubheit im vierten und fünften Finger nach sich zieht. Dann spricht man von einem *Sulcus-ulnaris-* oder *Kubitaltunnelsyndrom*. Wie der Medianus kann der Ellennerv an vielen Stellen des Arms durch verspannte Muskeln komprimiert werden. Ebenso kann es dem Speichennerv *(Nervus radialis)* ergehen. Wird er entlang des Arms eingeklemmt, kommt es zu Taubheit und Prickeln auf dem Handrücken.

men die Karpalknochen darstellen. Das komplette System wird durch zahlreiche schmale, flexible Bänder zusammengehalten, die Hand und Handgelenk so einzigartig vielseitig machen. Das Handgelenk kann sich vor und zurück sowie von einer Seite zur anderen biegen. An seiner Unterseite verläuft das Karpalband, das eine Wand des berüchtigten, beengten Karpaltunnels aus Knochen und Bindegewebe darstellt, durch den Venen, Arterien, die drei Hauptnerven und die Sehnen der vier Finger und des Daumens laufen.

WAS LÄUFT FALSCH – UND WAS KANN MAN TUN?

Muskel

Tennisellenbogen (laterale Epikondylitis)

Bob ist 57 Jahre alt und Tennislehrer im nördlichen New Jersey. Seit mehr als zehn Jahren wird er immer wieder wegen seines Tennisellenbogens behandelt. Kortikosteroidinjektionen entlasten den Be-

reich eine Weile, bis die Erkrankung erneut aufflammt und die Ell-
bogenaußenseite wieder empfindlich schmerzt. Bei Bob besteht ei-
ne klassische Überlastungsverletzung. Die Unterarmmuskeln, die
sich unablässig bemühen, den Ellenbogen zu strecken (zum Beispiel
für immer neue Rückhandschläge), aber auch die Sehne an der Au-
ßenseite des Ellenbogens, an dem sie festhängen, reagieren gereizt.
Der Ansatz der Muskelmedizin ist die manuelle Entspannung der
Unterarmmuskeln, die an dieser Sehne zerren. Bei Bob kommt
noch die Arbeit an der verspannten Schulter hinzu, die das Problem
verschärft. Nach sechs Terminen war Bob beschwerdefrei und
konnte mit Krankengymnastik beginnen, die normale Beweglich-
keit seiner Schulter mit Kräftigungsübungen zu stabilisieren. Zwei
Jahre später war Bob nach wie vor schmerzfrei.

Die Bezeichnung »Tennisellenbogen« ist etwas irreführend. Die
Erkrankung betrifft natürlich viele Tennisspieler, aber auch viele
Menschen, die nie Tennis spielen. Allen gemeinsam ist eine für
ihre Aktivität zu schlechte körperliche Verfassung. Häufig beginnt das Problem an der Schulter, die sozusagen der erste Domi-
nostein in der Kette ist. Wenn das Schultergelenk wegen verspannter Schultermuskeln nicht frei beweglich ist, müssen Ellenbogen und Handgelenk dieses Problem ausgleichen, in diesem
Fall durch Überstreckung. Das gilt sowohl fürs Tennisspielen als
auch für häusliche Arbeiten mit dem Schraubenzieher. Auch ein
muskuläres Ungleichgewicht kann das Problem verschärfen. Bei
einem verhärteten oder überentwickelten Bizeps muss der Trizeps sich stark bemühen, den Ellenbogen zu strecken und belastet denselben Bereich des äußeren Ellenbogens.

Der Golferellenbogen, die mediale Epikondylitis, ist eine ganz ähnliche Geschichte. Hier geht es um die Beugemuskeln und -sehnen auf der Vorderseite des Unterarms, die am inneren Auswuchs des Ellenbogens, dem medialen Epikondylus, befestigt sind. Dieser Apparat wird beim Golf, beim Bowling und beim Pitchen stark belastet, aber auch wenn man lange Zeit mit den Händen Werkzeuge führt.

Laut Lehrbuch entstehen bei diesen Sehnenentzündungen wiederholt mikroskopisch feine Risse in den überanstrengten Muskeln und Sehnen, die zu Entzündungen führen (die Endung -itis in Bezeichnungen wie *Epikondylitis* oder *Tendinitis* weist immer auf eine Entzündung hin). Wie in Kapitel 3 geschildert ist mittlerweile klar, dass Sehnen sich im Gegensatz zu Muskeln nicht so leicht entzünden. Bei der chronischen Sehnenentzündung bildet sich die anfängliche Schwellung wieder zurück. Der Schmerz geht vermutlich eher auf wiederholte Vernarbungen der Sehne oder reizende Botenstoffe zurück, die von diesen Vernarbungen ausgesondert werden. Beides schränkt die Durchblutung ein und macht das Gewebe brüchiger, was weitere Verletzungen begünstigt. (*Tendinose* oder *chronische Tendinopathie* wären bessere Bezeichnungen für diese Degeneration der Kollagenfasern der Sehne, aber in der Medizin setzen sich neue Begriffe nur langsam durch.) Inzwischen propagieren führende Universitätsärzte neue Behandlungsansätze für geschädigte Sehnen (siehe Kasten Seite 219). In den wenigen Fällen, wo Tennis- oder Golferellenbogen jeder konservativen Behandlung widerstehen, kann ein Chirurg den geschädigten Teil der Sehne entfernen und sie wieder zusammennähen.

info

PRP-Injektionen

Dr. Jennifer Solomon, Ärztin für physikalische und Rehabilitationsmedizin: »Viele Ärzte behandeln chronische Sehnenschmerzen mit Kortikosteroidspritzen gegen die Entzündung, worauf die Patienten jedoch nicht immer ansprechen. Bei einer Tendinose rühren die Schmerzen nämlich oft nicht von einer Entzündung her, sondern von anderen, reizenden biochemischen Substanzen, die mit der Verletzung zu tun haben. Deshalb ist es wichtiger, das Grundproblem zu lösen.

In den meisten Fällen ist eine Kombination aus manueller Behandlung und anschließender Krankengymnastik der richtige Weg. Es gibt aber auch Patienten, bei denen scheinbar nichts anschlägt. In dieser Gruppe haben wir mit PRP-Injektionen (*platelet rich plasma*, ein Teil des Vollbluts mit hoher Thrombozytenkonzentration, auch Eigenplasmatherapie genannt) viel Erfolg. Hierzu nehmen wir dem Patienten Blut ab, verdünnen es, um das nährstoffreiche Plasma zu gewinnen, und injizieren dieses dann in den betroffenen Bereich. So gelangen heilende Nährstoffe ins Sehnengewebe. Ich gehe davon aus, dass dieser Ansatz im kommenden Jahrzehnt für die Behandlung von Arthritis, Bandscheibenschäden und im Muskel- und Skelettbereich genutzt wird, wo wir bisher kaum Fortschritte sehen.«

Quervain-Krankheit

Ruth war schon über 50. Sie arbeitete in einer Fabrik in New Jersey in der Montage, wo sie immer wieder dieselbe Bewegung durchführen musste: Einen Deckel in ein Gerät einhängen und zuklappen. Nach etlichen Jahren verspürte sie ständig dumpfe Schmerzen auf der Daumenseite des Handgelenks. Das war das De-Quervain-Syndrom, eine Reizung und Entzündung der Sehnenscheide, in der verschiedene kleine Muskeln stecken, die den Daumen steuern. Ihr Arzt verordnete eine Handgelenksschiene, die nicht half. Danach erhielt sie Injektionen mit Kortikosteroiden, was die Symptome linderte, allerdings nur ein paar Monate, denn die verkürzten, verhärteten Muskeln blieben unbehandelt. Schließlich wurde die Spannung in den Muskeln, die an der Sehne zogen, manuell gelöst, was den Schmerz nahm. Sobald die Muskeln sich wieder normal bewegen konnten, wurden Ruth bestimmte Übungen gezeigt, mit denen sie die Kraft und Flexibilität von Muskeln und Sehnen aufbauen konnte. Damit konnte sie ihren Unterarm eigenständig so trainieren, dass sie ihren Job wieder aufnehmen konnte, ohne erneut die Grenze zur repetitiven Stressverletzung zu überschreiten.

Mühsame Arbeit mit den Händen wie Nähen oder Holzhacken oder – bei Ruth – am Fließband umfasst Dreh- und Greifbewegungen, welche die Daumensehnen überlasten können. Das gilt besonders, wenn das Handgelenk dabei gedehnt wird (Daumengrundgelenk nach hinten gezogen).

Bei jeder neuen Aktivität brauchen Muskeln und Sehnen ausreichend Zeit, auf die plötzliche zusätzliche Anforderung zu reagieren. Ein Baby zu halten, ist zwar kein Sport, doch eine gute

SELBSTHILFE

Die Handgelenke schützen

▶ Beim Schreiben an der Tastatur sollten die Handgelenke gerade gehalten werden. Die Ellenbogen sind rechtwinklig gebeugt. Ein Tastaturauszug kann hilfreich sein, um den richtigen Abstand zwischen Tastatur und Körper herzustellen. Die Unterarme sollten möglichst neutral gehalten werden und sich nach keiner Seite drehen.

▶ Beim Schreiben, bei der Hausarbeit oder bei häuslichen Reparaturen, die das Handgelenk stark beanspruchen, sollten Sie stets regelmäßig eine Pause einlegen, also alle viertel oder halbe Stunde.

▶ Halten Sie die Arme immer möglichst körpernah, egal ob Sie ein Baby hochnehmen oder mit dem Schraubenzieher arbeiten. Je mehr die Arme gestreckt sind, desto höher ist die Belastung von Ellenbogen und Handgelenk.

▶ Bei Problemen mit den Hand- oder Handgelenksnerven kann eine nächtliche Handgelenkschiene helfen. Viele Menschen schlafen mit gebeugtem Handgelenk, was diese Stelle weiter belastet.

▶ Tennis- und Golfspieler sollten ihre Technik regelmäßig von einem Trainer überprüfen lassen, besonders bei Schmerzen am Ellenbogen oder Handgelenk. Beim Tennisellenbogen lohnt sich auch ein kritischer Blick auf den

Schläger. Vielleicht ist er zu schwer, zu straff bespannt, oder der Griff ist zu dünn. All das kann das Problem verursachen oder verschlimmern.

▶ Nicht auf die Ellenbogen stützen.

▶ Wer durch Gewichtheben seinen Bizeps kräftigt, muss darauf achten, auch dessen Gegenspieler, den Trizeps, aufzubauen.

Allgemeinverfassung ist dabei genauso wichtig wie im Tennis. Bei frühzeitiger Diagnose liegt bei der Quervain-Krankheit nur eine Entzündung vor, die sich mit ein bis zwei Kortisonspritzen erfolgreich beheben lässt. Am besten ist jedoch dasselbe wie bei anderen Unterarm- und Handproblemen durch repetitiven Stress: Haltung korrigieren, die Muskeln manuell entspannen und mit gezielter Krankengymnastik kräftigen.

Muskel mit Gelenkbeteiligung

Karpaltunnelsyndrom

Die 25-jährige Studentin Julie saß pausenlos am Computer, um ihre Dissertation pünktlich abzugeben. Gegen Ende ließen die Hände sie im Stich. Der Daumen und die ersten beiden Finger der linken Hand wurden taub und begannen zu prickeln. Eine Untersuchung ergab, dass sie ein leichtes Karpaltunnelsyndrom aufwies. Der Arzt empfahl eine Operation, doch sie wollte es zunächst mit Muskelme-

dizin versuchen. Dr. DeStefano lockerte alle Muskeln in Schulter und Unterarm, doch letztlich war wie vermutet ein kleiner Unterarmmuskel, der runde Einwärtsdreher, das Hauptproblem. Der verkürzte, entzündete Muskel hatte auf den Medianus gedrückt. Nach fünf Terminen bei Dr. DeStefano ließ sich der Muskel wieder normal bewegen, und die Symptome verschwanden. Julie erhielt ein Programm mit Dehn- und Kräftigungsübungen, mit denen sie sich während der letzten Kapitel ihrer Arbeit vor weiteren Problemen schützen konnte.

Die 50-jährige Martha arbeitete schon 20 Jahre als Sekretärin für eine Firma in New Jersey, wo sie jeden Tag ein hohes Schreibpensum hatte. Seit Jahren litt sie zeitweise an Schmerzen und Taubheitsgefühlen in den Händen, die sie jedoch immer wieder mit Schmerzmitteln betäubte. Schließlich wurde es zu viel. Die Arm-, Handgelenks- und Handmuskeln, auch der runde Einwärtsdreher, wurden manuell behandelt, doch das brachte keine große Erleichterung. Der Nerv war bereits so stark geschädigt, dass die Handmuskeln, die vom Medianus aktiviert wurden, schon schwächer wurden (Atrophie). Martha konnte kein Glas mehr aufschrauben und kaum noch ihre Bluse zuknöpfen. Dr. DeStefano schickte sie zu einem Handchirurgen, der das Karpalband durchtrennte und so den dringend erforderlichen Raum für den Nerv schuf. Die Operation verlief erfolgreich, doch die Narben erzeugten anschließend weiterhin Schmerzzustände in der Hand. Erst nach manueller Bearbeitung des vernarbten Muskelgewebes war Martha endlich schmerzfrei.

Zwei Geschichten, zwei unterschiedliche Strategien. Überlastungsschäden entstehen häufig durch die Kombination verschiedener Faktoren. Beim Karpaltunnelsyndrom geht es in erster Linie um den Druck auf den Medianusnerv im Karpaltunnel. Doch dieser Druck kann direkt vom Karpalband herrühren, von angeschwollenem Gewebe im Tunnel, von angesammeltem Narbengewebe oder von Fremdkörpern.

Auch hier geht es letztlich um die Kombination von Knochen, Gewebe und Muskeln, die individuell stets verschieden ist. Julie und Martha waren Frauen mit schmalen Handgelenken, was ihre Anfälligkeit an dieser Stelle erhöhte. (Weitere Risikofaktoren sind eine Schwangerschaft mit den dazugehörigen Wassereinlagerungen, genetische Veranlagung und – bei Männern und Frauen gleichermaßen – Traumata.) Julie ist jung, so dass ihr Bindegewebe noch sehr geschmeidig ist. Zudem hält der repetitive Stress noch nicht sehr lange an. Deshalb war es keine große Überraschung, dass ihr Gelenk nur leicht geschädigt war. Das Problem ließ sich durch Behandlung der straffen Muskeln lösen, die die Sehnen und den Muskel reizten, die wiederum auf den Medianus drückten. (Die Überbeanspruchung ging auf Julies Neigung zurück, den Arm beim Tippen einwärts zu verdrehen.) Bei Martha hingegen waren zu viele Faktoren beteiligt. Wenn die Verbindung zwischen Nerv und Muskel derart gestört ist, wird normalerweise operiert. Andernfalls können die Nervenfasern absterben und die Muskeln dauerhaft unbrauchbar werden.

Andere Patienten benötigen vielleicht andere »Werkzeuge« aus dem »Werkzeugkasten.« Häufig sind falsche Arbeitsgewohnheiten und mangelnde Ergonomie bei Tastatur und Maus zu behe-

info

Dr. Jennifer Solomon:
Karpaltunnelsyndrom

Die Diagnose Karpaltunnelsyndrom wird zu häufig gestellt. Zu mir kommen vor allem viele Sekretärinnen, die über Taubheit und Prickeln in den Fingern klagen. Sie sind davon überzeugt, dass sie eine Operation am Karpaltunnel benötigen. Ich messe dann, wie schnell der Medianus ein Signal übermittelt, und komme auf ein normales Ergebnis. Wenn ich diese Patientinnen zu Rob schicke und er den Einwärtsdreher löst, tritt eine deutliche Besserung ein. Natürlich drückt mitunter wirklich das Karpalband auf den Nerv, oder es besteht ein Problem im Tunnel. Dann wird operiert. Aber jede Operation hat Risiken wie Narbenbildung, Infektion, Nerven- oder Muskelschäden. Manche Handspezialisten sind mit Handgelenksschienen und einer Kortikosteroidspritze ausgesprochen erfolgreich.

ben (siehe Kasten *Selbsthilfe* auf Seite 221f.). Früher galten Handgelenksschienen oder Armschienen als probates Mittel, um den Karpaltunnel zu entlasten. Inzwischen halten wir und auch die meisten Experten auf diesem Gebiet es für falsch, die Armmuskeln bei der Arbeit den ganzen Tag zu fixieren. Bei Patienten, die ihre Handgelenke im Schlaf durch eine gebeugte Handhaltung belasten, können Nachtschienen jedoch sinnvoll sein.

Eingeklemmter Ellennerv (Kubitaltunnelsyndrom)

Jeder kennt das Gefühl, sich den »Musikknochen« an der Ellenbogeninnenseite anzuschlagen. Der heftige Schmerz stammt vom Ellennerv, der dort dicht unter der Haut verläuft. Der Ellennerv ist einer von drei Hauptnerven, die entlang des Arms und durch das Handgelenk verlaufen. Wie der Medianus im Karpaltunnel eingeklemmt werden kann, kann es dem Ellennerven im so genannten Guyon-Tunnel ergehen. Anfälliger ist allerdings eine Stelle am Ellenbogen, wo er in eine Furche in der Elle gedrückt wird, die als Kubitaltunnel bezeichnet wird. Das führt zu Prickeln und Taubheit im Ringfinger und im kleinen Finger. Man kann den Ellennerv operativ sehr gut abseits des Kubitaltunnels neu positionieren, doch häufig kann auch eine manuelle Entspannung der verkrampften Ober- und Unterarmmuskeln das Problem beheben. Der Flaschenhals am Gelenk ist nämlich oft nicht das eigentliche Problem. Der Ellennerv kann an vielen Stellen im Arm durch zu feste Muskeln zusammengedrückt werden. Dabei übersieht man häufig den Schulterbereich am Unterschulterblattmuskel, wo der Nerv seinen Ursprung hat (als mittlerer Strang des Nervengeflechts für den Arm, des *Plexus brachialis*).

Operation?

Verstauchung

Ein verstauchtes Handgelenk ist eine häufige Verletzung, mit der nicht zu spaßen ist. Wir beobachten sie vor allem bei älteren Patienten, die einen Sturz mit ausgestreckten Armen abfangen wollen, aber auch bei Sportlern, die häufig unfreiwillig zu Boden gehen. Dabei kann es auf beiden Seiten des Handgelenks zu schmerzhaften Zerrungen kommen, und der ganze Bereich kann empfindlich schmerzen. Hier ist oft eine Schiene oder ein Gips erforderlich. Ein schwerer Bänderriss muss mitunter operiert werden.

Gebrochenes Handgelenk

Ohne Röntgenaufnahme ist oft schwer zu erkennen, ob es sich um eine Verstauchung oder einen Bruch von Elle oder Speiche oder Kahnbein handelt. Häufiger und ernster ist der Kahnbeinbruch, der geschient oder gegipst werden muss. Wegen der schlechten Durchblutung im Bereich des Kahnbeins muss schlimmstenfalls operiert werden. Bei Frauen und älteren Patienten sollte bei einem Bruch am Handgelenk auch die Knochendichte bestimmt werden, denn das eigentliche Problem kann ein schleichender Kalkverlust im Knochen *(Osteoporose)* sein.

DAS PROGRAMM

Das Handgelenk kann nach vorn und hinten und zu beiden Seiten gebeugt werden (Flexion, Extension, Adduktion und Abduktion) und kreisen (Circumduktion). Der Ellenbogen kann sich nur beugen und strecken (Flexion und Extension).

Unterarm: Vorderseite (Handflächenseite)

Ziel: Beseitigung von Blockaden und Wiederherstellung der vollen Beweglichkeit der drei Zonen der Beugergruppe durch manuelle Entlastung verhärteter, verkürzter oder geschädigter Muskeln. Diese Übung eignet sich ausgezeichnet für alle, die repetitive Bewegungen mit Händen oder Armen durchführen, vom Tennis übers Tischlern bis hin zu Computerarbeit.

Ausgangsposition: Sie sitzen auf einem Gymnastikball. Die Füße stehen schulterbreit auf dem Boden. Eine Hand weist angewinkelt nach oben, so dass die Finger zur Decke zeigen. Mit Daumen oder Fingerspitzen, einem Ball oder einem Behandlungsstab die andere Hand auf den Unterarmmuskel setzen. Der Druck geht nach innen und in Richtung Ellenbogen. Die drei Behandlungszonen sind der inne-

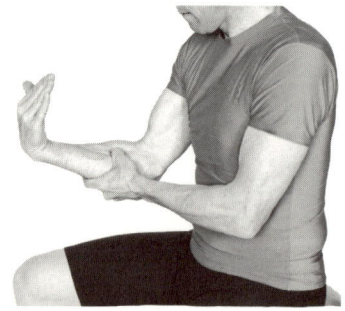

re, der mittlere und der äußere Bereich der Armbeugemuskeln. Wählen Sie die Handposition, die Ihnen am geeignetsten erscheint.

Durchführung: Sobald Sie die richtige Stelle gefunden haben, kippen Sie die behandelte Hand in einer langsamen, kontrollierten Bewegung nach unten, bis die Finger in Richtung Boden weisen, und strecken danach den Ellenbogen. Mit dem anderen Arm wiederholen. Zwei bis drei Durchgänge in jeder Zone, dabei nahe am Handgelenk beginnen und schrittweise in Richtung Ellenbogen arbeiten. Mehr Druck erzeugen Sie mit einem Golf- oder Tennisball.

Achtung: Während des Drucks soll der Muskel entspannt sein. Zu fester Druck kann die Muskeln reizen. Während der Friktion soll die Haut nicht unter den Fingern wegrutschen; er soll konstant sein. Achten Sie darauf, sowohl das Handgelenk als auch den Ellenbogen vollständig zu strecken, denn ein Teil der hier angesiedelten Muskeln zieht sich über beide Gelenke hin.

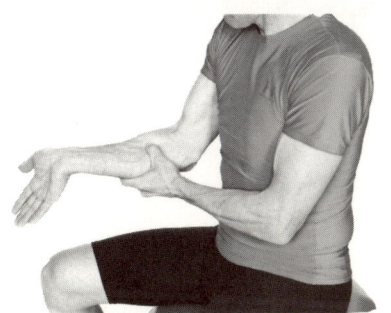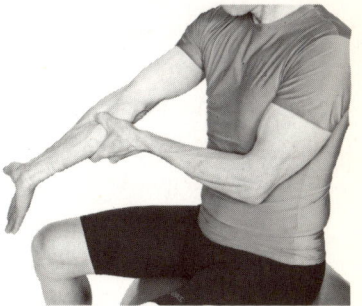

Unterarm: Rückseite (Fingerknöchelseite)

Ziel: Beseitigung von Blockaden und Wiederherstellung der vollen Beweglichkeit in den drei Zonen der Unterarmstrecker durch manuelle Entlastung verhärteter, verkürzter oder geschädigter Muskeln.

Ausgangsposition: Sie sitzen auf einem Gymnastikball. Die Füße stehen schulterbreit auf dem Boden. Die Handfläche weist vor dem Körper gestreckt nach außen, so dass die Finger zur Decke weisen. Daumen, Finger oder Handkante (die Seite für den Karateschlag) der anderen Hand auf den Unterarmmuskel legen und Friktion in Richtung Ellenbogen ausüben. Die drei Behandlungszonen sind der obere, der mittlere und der untere Bereich der Streckmuskeln. Wählen Sie die Behandlungsposition, die Ihnen am geeignetsten erscheint.

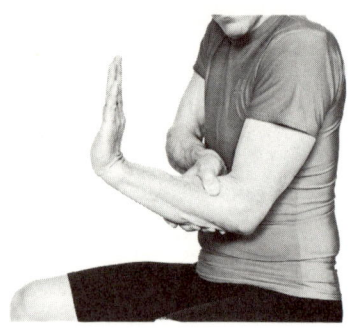

Durchführung: Sobald Sie die richtige Position gefunden haben, klappen Sie die behandelte Hand in einer langsamen, kontrollierten Bewegung nach unten. Danach den Ellenbogen strecken, bis der Arm gerade ausgestreckt ist. Mit dem anderen Arm wiederholen. Zwei bis drei Durchgänge pro Zone, dabei jeweils in Ellenbogennähe beginnen und in Richtung Handgelenk vorrücken.

Achtung: Zu Beginn des Drucks sollen die Muskeln entspannt sein. Zu fester Druck kann die Muskeln reizen. Während der Friktion soll die Haut nicht unter den Fingern wegrutschen; er soll konstant bleiben. Achten Sie darauf, sowohl das Handgelenk als auch den Ellenbogen vollständig zu strecken, denn ein Teil der hier angesiedelten Muskeln zieht sich über beide Gelenke hin. Beim Strecken des Ellenbogens ist die Behandlung mit den Fingern oft leichter als mit dem Daumen.

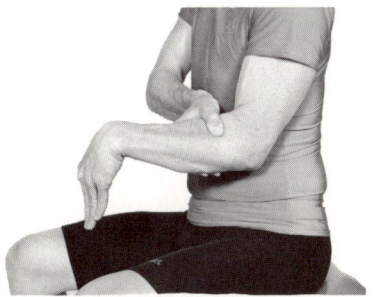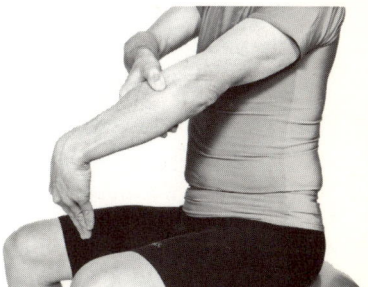

Unterarm: Vorderseite (Handflächenseite)

Ziel: Schmerzfreie Beweglichkeit für die Beugemuskeln. Diese Übung wärmt die Muskeln auf und lindert Spannungen.

Ausgangsposition: Sie sitzen mit schulterbreit aufgestellten Füßen auf einem Gymnastikball oder Stuhl. Der behandelte Arm ist am Ellenbogen gebeugt. Die Handfläche zeigt in neutraler Haltung nach oben. Die Finger der anderen Hand liegen auf den Fingern der behandelten Hand.

Durchführung: Den Arm strecken und die Finger der behandelten Hand mit der anderen Hand sanft in Richtung Körper schieben. Die Bewegung wird langsam und kontrolliert durchgeführt. Zwei Sekunden halten. Mit dem anderen Arm wiederholen. Zehn Wiederholungen, nie länger als zwei Sekunden halten.

Achtung: Nicht an den Handmuskeln ziehen – es geht nur um sanfte Dehnung. Weniger ist mehr! Achten Sie darauf, dass der Ellenbogen gestreckt ist, bevor Sie zusätzlich die Finger strecken.

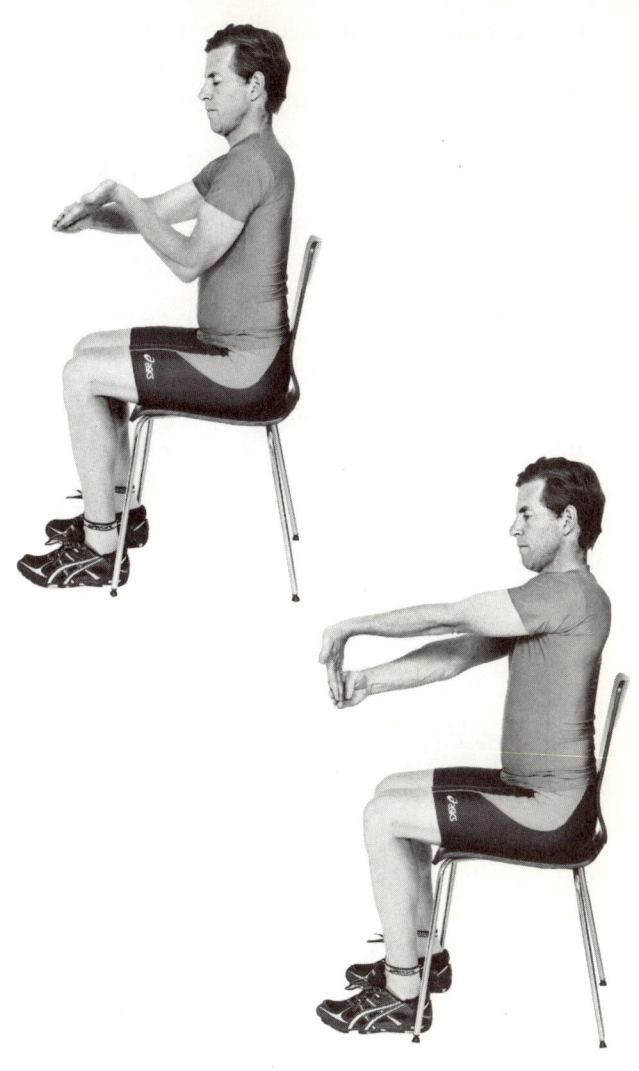

Unterarm: Rückseite (Fingerknöchelseite)

Ziel: Dehnung der Streckmuskulatur. Diese Übung erhöht die Flexibilität und beugt Verletzungen und Verspannungen vor.

Ausgangsposition: Sie stehen aufrecht. Der Arm hängt gerade neben dem Körper. Das Handgelenk beugen und die Muskeln auf der Oberseite des Gelenks dehnen.

Durchführung: Mit gebeugtem Handgelenk die Finger vom Körper wegdrehen, um die Dehnung in den Streckmuskeln des Unterarms zu spüren. Mit der anderen Hand wiederholen.

Achtung: Das Handgelenk bleibt während dieser Übung gebeugt und der Ellenbogen ganz gestreckt.

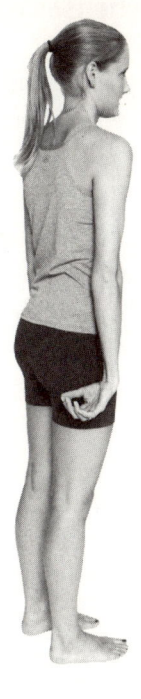
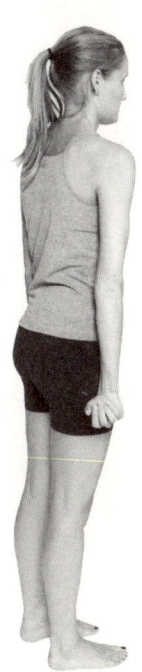

Unterarm: Vorderseite (Handflächenseite)

Ziel: Handgelenkscurl zur Kräftigung der Beugemuskulatur. Diese Übung wärmt die Muskeln auf und beugt einer Überlastung von Handgelenk und Unterarm vor.

Ausgangsposition: Sie sitzen mit schulterbreit aufgestellten Füßen auf einem Gymnastikball oder einem Stuhl. Der Oberkörper ist leicht zur Behandlungsseite gebeugt, damit der behandelte Ellbogen auf dem Oberschenkel ruhen kann. Die Handfläche weist nach oben, das Handgelenk ist gestreckt. Sie halten locker ein Gewicht in der Hand.

Durchführung: Das Gewicht umfassen und in Richtung Körper hochziehen, ohne den Unterarm vom Bein zu heben. Auf diese Weise werden nur die Zielmuskeln angesprochen. Ein bis zwei Sekunden halten, mit dem anderen Arm wiederholen. Zehn Wiederholungen, nie länger als zwei Sekunden halten.

Achtung: Der restliche Körper ist entspannt – die Bewegung bleibt auf den Unterarm begrenzt. Nicht die Schultern hochziehen und nicht den Unterarm vom Bein heben.

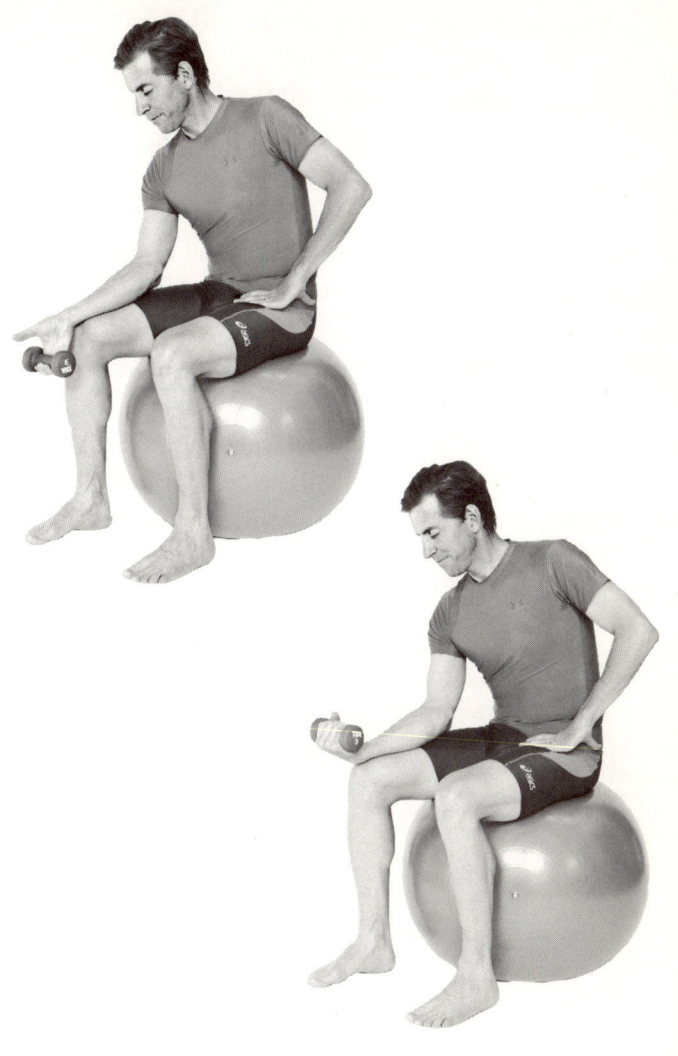

Unterarm: Rückseite (Fingerknöchelseite)

Ziel: Das Handgelenk strecken, um die Streckmuskulatur zu kräftigen. Diese Übung wärmt die Muskeln auf und beugt einer Überlastung von Handgelenk und Unterarm vor.

Ausgangsposition: Sie sitzen mit schulterbreit aufgestellten Füßen auf einem Gymnastikball oder Stuhl. Der behandelte Ellenbogen ruht auf dem Bein. Die Handfläche weist nach unten, das Handgelenk ist gebeugt. Die Hand hält locker ein Gewicht fest.

Durchführung: Das Gewicht umfassen und durch Hochklappen des Handgelenks aufwärts und in Richtung Körper heben. Der Unterarm bleibt dabei die ganze Zeit auf dem Bein liegen. Zwei Sekunden halten. Mit dem anderen Arm wiederholen. Zehnmal wiederholen, dabei nie länger als zwei Sekunden halten.

Achtung: Der Rest des Körpers ist entspannt – die Bewegung bleibt auf den Unterarm begrenzt. Nicht die Schultern hochziehen und den Unterarm nicht vom Bein heben.

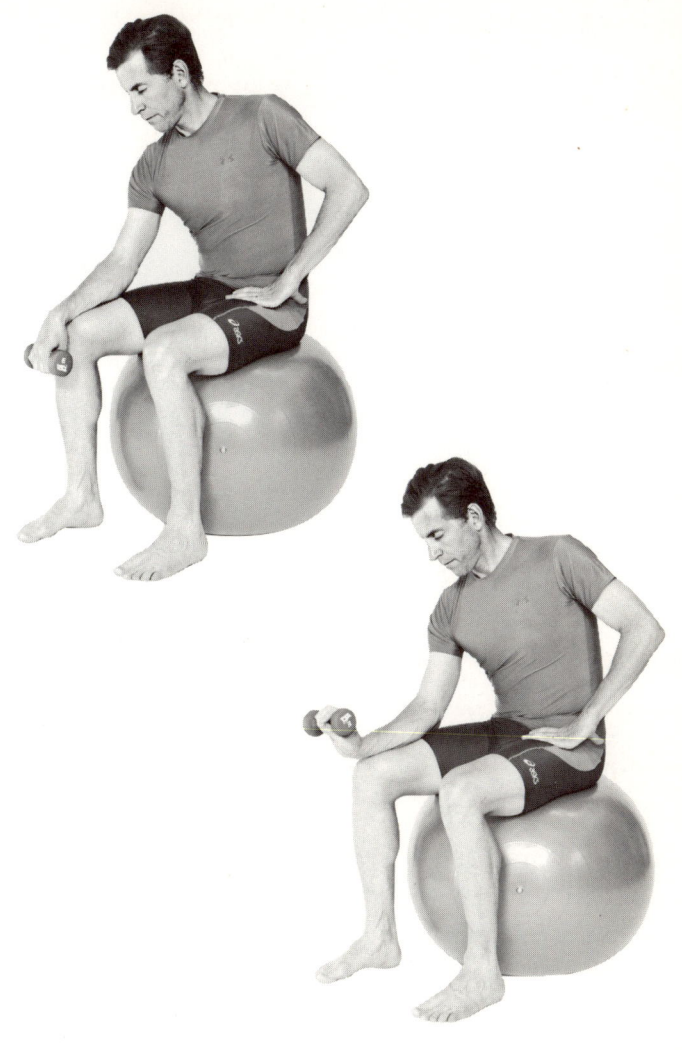

KAPITEL 11

Der untere Rücken

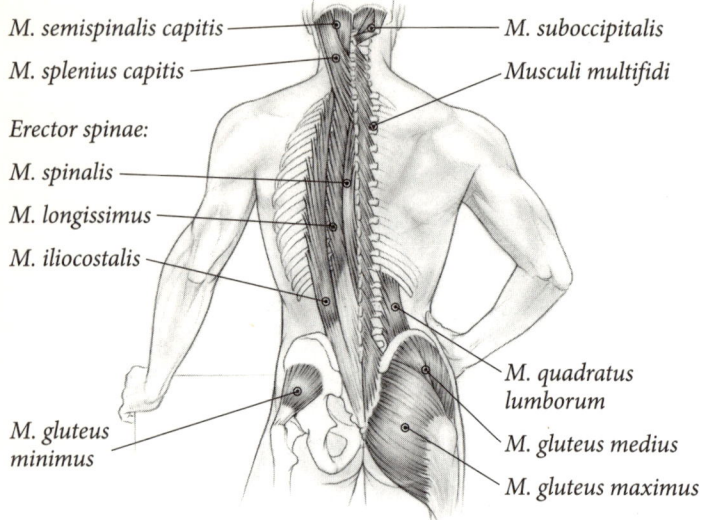

M. semispinalis capitis —

M. splenius capitis —

Erector spinae:

M. spinalis —

M. longissimus —

M. iliocostalis —

M. gluteus
minimus

— M. suboccipitalis

— Musculi multifidi

M. quadratus
lumborum

M. gluteus medius

M. gluteus maximus

EINFÜHRUNG

Keine Region macht uns Menschen mehr zu schaffen als der untere Rücken. Laut Statistik leidet im Durchschnitt jeder Fünfte gerade an »Kreuzschmerzen«. Im Laufe des Lebens hat die große Mehrheit mindestens einmal mit Rückenschmerzen zu kämpfen. Interessanterweise sind bei Beschwerden im unteren Rücken oft auch die Ärzte unsicher über deren Ursprung.

Das Kreuz mit dem Kreuz hat seinen Grund, denn der untere Rücken muss drei anspruchsvollen Aufgaben gerecht werden, die einander gelegentlich auch noch widersprechen. Die fünf Wirbel der Lendenwirbelsäule sollen uns aufrecht halten und dabei einen Großteil des Körpergewichts stützen. Andererseits müssen sie eine gewisse Beweglichkeit für den Oberkörper gewährleisten, damit wir uns zur Seite neigen oder die Schuhe binden können. Und sie müssen eine sichere Umhüllung für das Rückenmark bilden, wo Millionen Nervenfasern jeden Teil unseres Körpers mit der Schaltzentrale im Gehirn verbinden. Wie in Kapitel 8 erklärt, wird dieser Drahtseilakt durch Alterungsprozesse allmählich immer schwieriger.

Bei den meisten Menschen sind die Bandscheiben des unteren Rückens schon zwischen 20 und 30 Jahren der Hauptschwachpunkt im Knochengerüst. Die Bandscheiben gleichen zähen Gummiringen mit dickem Faserknorpel außen und Gel innen, die in der gesamten Wirbelsäule wie Stoßdämpfer zwischen den Wirbeln sitzen. (Beim Knie liegt dieser schützende Faserknorpel als Meniskus innerhalb des Gelenks.) Ab 40 beginnt das innere Gel auszutrocknen und zu schrumpfen. Dann wird der Knorpel im äußeren Bereich anfälliger für Risse oder »Vorfälle«, welche die umliegenden Nerven, Muskeln oder beides reizen können.

Das Leben setzt den Bandscheiben mächtig zu (siehe Kästen auf Seite 247 und 248 zum Schutz des unteren Rückens). Darum wird wohl kaum jemand jenseits der 40 oder spätestens 50 Jahre voller Stolz sein MRT vom unteren Rücken präsentieren wollen. Andererseits ist noch immer unklar, weshalb manche Patienten ohne auffälligen Gelenkbefund über Rückenschmerzen klagen,

Alarmstufe Rot

Sofort zum Arzt

Jede Verletzung und jedes Trauma im Bereich der Wirbelsäule ist ernst zu nehmen, bis das Gegenteil bewiesen ist. Man muss eine Schädigung der Nerven oder der Strukturen an der Wirbelsäule – Wirbel, Rückenmark, Bänderapparat und Bandscheiben – ausschließen. Bei Taubheit, Gefühlsverlust oder fortschreitender Muskelschwäche in jedwedem Körperteil oder Veränderungen der Darm- oder Blasenfunktion brauchen Sie umgehend medizinischen Beistand. Wie bei jedem Gelenkproblem sind Anzeichen für eine Infektion (Rötung, Wärme, Fieber) ebenfalls Anlass für einen sofortigen Arztbesuch. Rückenschmerzen für sich allein sind weniger ernst, auch wenn sie sehr quälend sein können. Meistens legen sie sich nach ein bis zwei Wochen. Zur Schmerzlinderung können Sie einen Arzt, einen Chiropraktiker oder einen Physiotherapeuten hinzuziehen. Wenn die Schmerzen länger als ein bis zwei Wochen anhalten, sollten Sie das unbedingt tun.

aber auch weshalb bestimmte sichtbare Schäden drei Menschen keinerlei Probleme bereiten, während der vierte Todesqualen aussteht. Es dürfte Sie mittlerweile nicht mehr überraschen, dass wir den Muskeln hier eine Schlüsselposition zuweisen.

Die Bänder, die an der Hals- und Lendenwirbelsäule entlanglaufen, sind für die Stützfunktion noch wichtiger als die Muskeln.

Diese Bänder sind fest und werden – abgesehen von schweren Unfällen mit Trauma – nur selten ernsthaft verletzt, auch wenn sie bei der Diagnose eines Rückentraumas automatisch inbegriffen sind. Die Muskeln im Bereich des unteren Rückens hingegen ermüden leicht und stellen ihre Funktion ein, wenn das System aus dem Gleichgewicht gerät. Von zentraler Bedeutung sind dafür Körperhaltung und Arbeitsgewohnheiten. Problematisch ist insbesondere zu langes Verharren in einer Position, ob stehend oder sitzend, wenn Bindegewebe und Wirbelsäule dabei zudem noch ungleichmäßig der Schwerkraft ausgesetzt sind. Auch Stress kann eine Rolle spielen (siehe Kapitel 4), ebenso alle ungewöhnlichen Aktivitäten, die den Körper belasten: eine Sportart, auf die man nicht ausreichend vorbereitet ist, Koffer schleppen in den Ferien, schwere Kisten heben bei einem Umzug.

Die gute Nachricht ist, dass Rückenschmerzen aufgrund überlasteter Muskulatur in der Regel nicht lange anhalten. Sie kommen und gehen, mitunter auf mysteriöse Weise. Noch besser ist (und das dürfte vielen neu sein), dass manuelle Muskeltherapie mit anschließender Krankengymnastik für eine breite Palette verschiedenster Rückenbeschwerden eine äußerst effektive Behandlungsform darstellt. Darüberhinaus ist die Kombination von manueller Therapie für die Muskeln und chiropraktischer Wirbelsäulenbehandlung eine wertvolle Option, weil Muskelprobleme oft Funktionsstörungen und Einschränkungen im Bereich der Wirbelsäule nach sich ziehen. Deshalb beschäftigen wir uns an dieser Stelle in erster Linie mit »normalen Rückenschmerzen«, nicht mit den weit selteneren Fällen, in denen eine strukturelle Schädigung operativ behoben werden muss.

MUSKELMEDIZIN

Häufige Probleme und Übeltäter

Der Rückenstrecker *(Erector spinae)* ist eine Bezeichnung für die längste Muskelgruppe des Körpers, die sich über die gesamte Länge des Rückens zieht. Wenn beide Seiten des Rückenstreckers zusammenarbeiten, ziehen sie die Wirbelsäule vom Hals bis zur Lendenregion auseinander, richten Kopf und Hals wieder auf, halten die Brustwirbelsäule aufrecht und sorgen für die natürliche Krümmung des unteren Rückens. Beim Vorwärtsbeugen wirken sie auch exzentrisch auf die Wirbelsäule ein. Zusammen mit den quadratischen Lendenmuskeln ist der Rückenstrecker einseitig am Beugen und Drehen des Rumpfes beteiligt. Am tiefsten liegt eine Gruppe kleiner Muskeln, die *Multifidi*, die den mittleren und unteren Rücken stabilisieren. (Diese Muskeln werden beispielsweise bei Liegestützen oder bei der Planke gekräftigt.)

Gegenspieler der Muskeln des unteren Rückens sind die Bauchmuskeln, deren Aufgabe nicht in erster Linie die Beugung im Bauchbereich ist, sondern die Stabilisierung und Drehung der Wirbelsäule. Der gerade Bauchmuskel *(M. rectus abdominis)* verläuft dabei senkrecht vom Schambein in Richtung Brustkorb. (Bei fitten, schlanken Menschen sind seine Segmente sichtbar und sorgen für den begehrten Waschbrettbauch.) Die äußere schräge Bauchmuskulatur verläuft beiderseits des geraden Bauchmuskels und sorgt mit der darunter gelegenen, inneren schrägen Bauchmuskulatur für das Beugen des Rumpfes. Daneben unterstützen sie Dreh- und Seitwärtsbewegungen und haben Stütz- und Haltefunktionen. Der quere Bauchmuskel *(M. transversus abdominis)* liegt am tiefsten. Er wirkt wie ein Stützgürtel und ist an der Atmung beteiligt.

Alle Muskeln des unteren Rückens zählen zur Haltemuskulatur und sorgen unablässig auf kaum merkliche Weise für die Aufrichtung der Wirbelsäule. Wenn der Lenden-Darmbeinmuskel *(M. iliopsoas)*, eine kräftige Muskelgruppe, die Hüfte und Rumpf beugt, sich verkürzt, kann er die Wirbelsäule nach vorn ziehen. Dann müssten Rückenstrecker und Rumpfmuskulatur sich besonders anstrengen, die Wirbelsäule wieder gerade zu richten, was Rückenschmerzen und Verkrampfungen erzeugt, die auch in die Umgebung ausstrahlen.

WAS LÄUFT FALSCH – UND WAS KANN MAN TUN?

Muskel

Chronische Kreuzschmerzen

Dr. Ted Schwartz, ein 40 Jahre alter Neurochirurg im angesehenen New York Presbyterian Hospital von Manhattan, litt seit seinem Studium an chronischen Rückenschmerzen. Er kannte sein MRT, fand aber keine Auffälligkeiten im Bereich der Lendenwirbelsäule.

Weder entzündungshemmende Spritzen im Bandscheibenbereich noch eine Versteifung der Wirbelsäule (bei der eine beschädigte Bandscheibe entfernt wird und die Wirbel zusammenzementiert werden) kamen in Frage, obwohl er diese Operation selbst bei Hunderten von Patienten durchgeführt hatte. Dr. Schwartz hielt sein Problem für muskulär bedingt, doch das konnte er als Chirurg schlecht beheben. Gelegentliche Anläufe mit Rücken streckenden Übungen waren wenig erfolgreich. Irgendwann war das stundenlange Stehen im OP so schmerzhaft, dass das Ende seiner Karriere als Chirurg drohte. »Ich habe unorthodoxe Behandlungsmethoden für Rückenschmerzen immer mit großer Skepsis betrachtet«, gibt er zu, »aber ich hatte keine große Wahl.« Nach drei 20-minütigen Behandlungen innerhalb von zwei Wochen war Dr. Schwartz wie neu geboren. »Das war vor drei Jahren, und seitdem sind meine Rückenschmerzen nie wieder chronisch geworden«, sagt er. »Heute mache ich jeden Morgen Dehnübungen, und wenn der Schmerz doch einmal wiederkommt, nehme ich Naproxen.« Dr. DeStefano löste bei ihm verspannte Muskeln auf der Körpervorderseite und Anteile des Rückenstreckers am unteren Rücken. Dr. Schwartz ist dankbar, aber nicht übermäßig neugierig. »Es hat ganz einfach geholfen«, meint er. »Warum, kann ich bis heute nicht erklären.«

Bedenken Sie, dass Muskeln oder Muskelgruppen immer zusammenarbeiten: Sobald der Agonist aktiv wird, entspannt sich der Antagonist. Wenn wir uns in der Taille nach hinten lehnen oder den Rumpf seitlich beugen, müssen sich Bauch- und Lendenmuskeln verlängern, und die Rückenmuskeln müssen kontrahieren. Wenn wir in die neutrale Haltung zurückkehren oder uns

SELBSTHILFE

Den unteren Rücken schützen

► Bei Tätigkeiten im Stehen wie Abwaschen, Staubsaugen, Rasieren und Ähnlichem sollte man sich nicht aus der Hüfte nach vorn lehnen und die Knie durchdrücken.

► Beim Bücken und Heben – zum Beispiel beim Ausräumen der Waschmaschine oder wenn Sie im Auto etwas auf dem Rücksitz suchen – nicht den Rücken seitlich verdrehen. Drehen Sie möglichst immer den ganzen Körper und entlasten Sie beim Heben die Rückenmuskeln.

► Schwere Dinge sollten aus der Hüfte mit Beinkraft gehoben werden, nicht mit dem Rücken. Beim Heben den Rücken gerade aufrichten, in die Knie gehen und den Gegenstand mittig und körpernah halten.

► Schwere Koffer, Reise- oder Aktentaschen belasten den Rücken einseitig. Wählen Sie lieber Rollkoffer und Rucksäcke.

► Beim Fahren die Lehne nicht zu weit nach hinten stellen. Sie sollten gerade und aufrecht sitzen, ohne sich nach dem Lenkrad strecken zu müssen. Bei langen Autofahrten Pausen einplanen und sich in den Pausen gründlich räkeln.

► Im Flugzeug, im Zug oder im Bus können Sie Nacken oder Lendenwirbelsäule mit einem kleinen Kissen oder einem zusammengerollten Handtuch entlasten.

Ergonomisch arbeiten

▸ Bei Tätigkeiten im Stehen oder Sitzen immer wieder die Position wechseln. Häufige kurze Pausen bringen die Durchblutung und die Muskeln in Schwung.

▸ Beim Arbeiten am Schreibtisch nicht auf dem Stuhl nach vorn lehnen. Vielleicht müssen Sie Ihren Stuhl näher an den Tisch oder den Computer rücken oder einen Tastaturauszug verwenden. Richten Sie Ihren Arbeitsplatz so ein, dass Sie sich bei Routineaufgaben möglichst wenig verdrehen oder vorneigen müssen.

▸ Ein guter Bürostuhl hat Armlehnen und eine verstellbare Unterstützung im Lendenbereich. Der untere Rücken sollte ständig mit der Rückenlehne in Kontakt sein. Der Stuhl muss die natürliche Krümmung der Lendenwirbelsäule unterstützen, damit Muskeln und Bandscheiben möglichst wenig Druck ausgesetzt sind.

nach vorn beugen, ist es umgekehrt. Falls ein Teil dieser Muskeln ermüdet und nicht richtig reagiert, gerät die Wirbelsäule aus dem Gleichgewicht. Und das bekommen wir zu spüren. Leider denkt man bei Rückenschmerzen in der Regel nicht spontan an die Bauchmuskeln, sondern sagt: »Du hast Rückenschmerzen? Dann sehen wir uns mal deine Rückenmuskeln an.«

Warum Ted Schwartz mehr zu Rückenschmerzen neigte als

viele seiner Kollegen, weiß er genauso wenig wie wir. Doch das stundenlange eintönige Stehen hatte seine Rückenmuskulatur chronisch überlastet und gereizt.

Wer lange am Schreibtisch sitzt, kann auf noch heimtückischere Art Schaden nehmen. (Siehe Kasten auf Seite 248 zur rückenfreundlichen Gestaltung am Arbeitsplatz.) Mit der Zeit lässt der Sitzende die Schultern hängen und sackt nach vorn. Die vordere Rumpfmuskulatur, insbesondere der Lendenmuskel, wird kürzer und fester. Damit erhöht sich der Vorwärtszug auf die Lendenwirbelsäule. Zur Aufrechterhaltung des normalen Wirbelsäulenverlaufs muss der Rückenstrecker nun beständig nach hinten ziehen, was ihn erschöpft und schmerzhaft zusammenzieht. Bei diesem unablässigen Gezerre verlieren letztlich beide Seiten. Der Mensch, in dem sich diese Schlacht abspielt, bekommt Rückenschmerzen im Kreuzbereich. Die Behandlung beginnt mit einer manuellen Lösung von Lendenmuskel und Bauchmuskulatur, um den Rücken zu entlasten. Erst danach wird die zweite Baustelle am Rücken angegangen.

Muskel mit Gelenkbeteiligung

Rückenschmerzen nach Trauma

Holly ist eine junge Frau Mitte zwanzig, die bisher keine Kreuzschmerzen kannte. Als sie ihrem Freund zu Hause bei der Installation einer Klimaanlage half, verspürte sie einen stechenden Schmerz im unteren Rücken, der das Bein hinunterschoss – das klassische Symptom eines »Hexenschusses«, bei dem eine Bandscheibe auf den Ischiasnerv drückt. Im Laufe der folgenden Woche wurde der

Schmerz schlimmer. Auf Anraten ihres Hausarztes ging sie zum Or-
thopäden, der ihr konservative chiropraktische Behandlung und
manuelle Muskeltherapie empfahl. Bald ging es ihr besser. Die Symp-
tome klangen ab.

Nirgendwo im Körper ist es schwieriger, Muskel- und Gelenkprobleme voneinander abzugrenzen, als an der Wirbelsäule. Selbst
wenn eindeutig der Muskel der Übeltäter ist und auf dem MRT
nichts zu sehen ist, kann es sein, dass eine Schwachstelle an der
Wirbelsäule den Muskel etwas anfälliger macht. Bei Holly war tatsächlich ein leichter Bandscheibenvorfall zu erkennen. Das be-
deutete jedoch nicht, dass deshalb eine Bandscheibenoperation
geboten war. Möglicherweise hatte auch ein gereizter, kontrahierter Muskel, der an der Hüftdrehung beteiligt war, den Ischiasnerv
eingeklemmt und die ins Bein ausstrahlenden Schmerzen hervor-
gerufen. Hollys Bandscheibenschaden hatte mit der fatalen Arbeit
an der Klimaanlage also vielleicht gar nichts zu tun, sondern war
schon älter. Oder er war nur einer von mehreren Faktoren, die
diese Region destabilisierten und ihren überanstrengten Muskeln
den Rest gab. Deshalb war hier ein möglichst konservativer Ansatz sinnvoll, da die manuelle Therapie nicht nur die Schmerzen
lindern, sondern zugleich einen ernsthaften Bandscheibenschaden ausschließen konnte. Und selbst wenn Hollys Bandscheibenvorfall direkt auf ihr aktuelles Tun zurückging, würde die Entspannung der Muskeln im Bandscheibenbereich den Druck vielleicht weit genug lindern, um den Schmerz zu nehmen.

Holly hatte die übliche Diagnose einer »Zerrung« erhalten, also einer Überdehnung der Bänder beziehungsweise einer Zer-

rung der Muskeln im Rücken. Schwere Bänderdehnungen am Rücken sind schwierig zu behandeln. Bei Holly lag das Problem zum Glück in den Muskeln. Dr. DeStefano stellte fest, dass sie sich beim Heben der Klimaanlage in einer schiefen, vornübergebeugten Position den Lendenmuskel gezerrt hatte. Es ging also um eine traumatische Version jener Rückenschmerzen, zu denen auch alle neigen, die am Schreibtisch arbeiten: Die Rückenstreckmuskeln schmerzten, weil sie ständig gegen den Vorwärtszug des Lendenmuskels arbeiten mussten. Zusätzlich hatte sich auch ein kleiner, birnenförmiger Hüftmuskel, der *Musculus piriformis*, verkrampft und quetschte nun ihren Ischiasnerv zusammen. Das erzeugte die schießenden Schmerzen im Bein. Falls die Bandscheibe an diesem ganzen Unheil beteiligt war, so spielte sie zumindest keine Hauptrolle. Nach einigen manuellen Behandlungen war Holly ihre Schmerzen los.

Chronische Bandscheibenschmerzen im unteren Rückenbereich

Robert ist Mitte 50 und lebt in Manhattan. Der Musikproduzent hatte chronische Schmerzen im unteren Rücken, die in ein Bein ausstrahlten. Dr. DeStefano begann mit einer chiropraktischen Behandlung und manueller Muskelbehandlung, erzielte jedoch keine ausreichenden Fortschritte. Die Muskeln entspannten sich zwar unter der Behandlung, verkrampften danach jedoch bald wieder. Das war ein deutliches Zeichen dafür, dass die Muskeln auf die Signale einer geschädigten Bandscheibe reagierten, die vermutlich der wahre Urheber der Problematik war. Dr. DeStefano überwies Robert an Dr. Jennifer Solomon im Hospital for Special Surgery, die sich als Ärztin für Rehabilitationsmedizin auf Wirbelsäulen- und Sportmedizin spezialisiert hat. Mit einer gezielten Injektion eines entzündungshemmenden Kortikosteroids konnte sie die entzündeten Nerven beruhigen und den Schmerz um 90 Prozent eindämmen. Anschließend nahm Robert die manuelle Behandlung bei Dr. DeStefano wieder auf. Sobald die Muskeln im unteren Rücken und im vorderen Rumpfbereich wieder normal reagierten und das Gewebe sich weich und entspannt anfühlte, ging Robert zu Krankengymnastik über. Dort sollte er verschiedene Dehn- und Kraftübungen lernen, die er täglich oder mehrmals in der Woche durchführen muss, um die Muskeln im Rumpfbereich in Bewegung zu halten. Auf diese Weise kann er neuen Beschwerden durch die geschädigte Bandscheibe weitgehend vorbeugen.

Inzwischen ist wohl jedem Leser klar geworden, welch ein Minenfeld der untere Rückenbereich darstellt, wo alle wichtigen Komponenten – die Nerven, die sich aus dem Rückenmark verzweigen, die Bandscheiben, welche die Wirbelsäule schützen, und die stützende Muskulatur – in engster Nachbarschaft zusammenwirken. Wenn sie einander in den Weg geraten, kommt es zu Entzündungen, Reizungen und Schmerzen. Doch an Roberts Fall wird erkennbar, dass die Bandscheibe zwar das Hauptproblem darstellen kann, eine Operation aber nicht unbedingt die optimale Behandlung ist. Erfahrungsgemäß operieren selbst Spezialisten nur ungern an den Bandscheiben herum. Dennoch berichtet unsere Kollegin, Dr. Solomon: »Ich habe Patienten in meiner Praxis, denen es nie besser gehen wird, weil sie davon überzeugt sind, dass eine Operation alle ihre Rückenprobleme lösen wür-

info

Kortikosteroide

Eine Kortikosteroidinjektion im Bereich eines Nervs oder eines Gelenks hemmt die lokale Entzündung, so dass sich der gereizte Bereich beruhigen und die Heilung einsetzen kann. Arzneimittel wie Kortison oder Prednison ähneln körpereigenen Steroidhormonen. Wenn konservative Mittel wie Chiropraktik und Muskeltherapie nicht ausreichen, können Kortikosteroide einen sinnvollen Therapiebaustein darstellen. Bei zu häufiger Anwendung können sie jedoch die Sehnen und Bänder schädigen. Deshalb gilt die Faustregel, dass ein bestimmter Bereich nicht häufiger als drei solcher Spritzen pro Jahr erhalten sollte.

de.« Wir selbst sind Verfechter von dem, was Dr. Solomon als den »umfassenden Blick« auf die Wirbelsäule beschreibt: Chiropraktik, Muskeltherapie zur Lockerung von verhärteter Muskeln, Krankengymnastik für Haltungsschulung und Bewegungstraining sowie notfalls Medikamente oder ein operativer Eingriff. Bei Robert und anderen Patienten war eine einmalige Kortikosteroidspritze ein sehr erfolgreiches Mittel, um den Teufelskreis chronischer Schmerzen zu durchbrechen und den Körper heilen zu lassen.

Operation?

Bandscheibenschmerzen im unteren Rücken (mit erheblichen neurologischen Symptomen)

Bei starken, anhaltenden, nach unten ausstrahlenden Nervenschmerzen mit zunehmender Schwächung der an diese Nerven angebundenen Muskeln sollte man umgehend einen Arzt aufsuchen. Vermutlich ist ein operativer Eingriff sinnvoll.

Facettengelenksarthrose

Aus jedem Wirbel ragen kleine Knochenfortsätze heraus, die gemeinsam mit den Fortsätzen darüber und darunter Facettengelenke bilden. Diese Gelenke tragen zur Stabilisierung der Wirbel bei und gestatten Bewegungen in begrenztem Umfang. Genau wie Knie oder Hüfte unterliegen die Facettengelenke der Abnutzung und können deshalb bei älteren Patients zu ständigen Rückenschmerzen führen. Wenn die Bandscheiben mit zunehmendem Alter schrumpfen und ihre Stoßdämpferwirkung verlieren, steigt der Druck auf die Facetten und damit die Wahrscheinlichkeit, dass der Knorpel sich abnutzt und schließlich Knochen auf Knochen reibt, was zu Arthrose führen kann.

Eine Operation zur Versteifung von Wirbeln und Facetten ist eine Behandlungsoption, die bei Bedarf gute Ergebnisse ergibt. Allerdings besteht aufgrund des meist fortgeschrittenen Alters der Patienten ein erhöhtes Operationsrisiko. Deshalb ziehen wir in der Regel einen möglichst konservativen Ansatz vor, bei dem wir uns darauf konzentrieren, was wir für die Patienten tun können (manuelle Behandlung verhärteter Muskeln, eventuell Kortikosteroidinjektionen) und was die Patienten selbst für sich tun müssen (Gewicht abbauen, um den unteren Rücken zu entlasten, Krankengymnastik und tägliche häusliche Gymnastik, ein schonendes Bewegungsprogramm mit Gehen, Wassergymnastik oder Radfahren).

Wirbelkanalstenose

Die Wirbel- oder Spinalkanalstenose (Spinalstenose) ist ein strukturelles Problem, für das es meist keine wirklich gute Lösung gibt. Mit zunehmendem Alter verändert sich die Wirbelsäule. Es kann zu Knochenspornen an den Wirbeln oder zu Bandscheibenvorfällen kommen, welche den Raum innerhalb der Wirbelsäule verengen, durch den die Nervenfasern verlaufen. Wenn es hier so eng wird, dass die Nervenfasern unter Druck geraten, spricht man von einer Wirbelkanalstenose. Sie äußert sich durch Muskelschmerzen und Schwäche, mitunter begleitet von Taubheitsgefühlen und Prickeln. Meist sind die Patienten in einem Alter, wo eine operative Erweiterung des Wirbelkanals sehr riskant erscheint. Wenn eine Operation nicht in Frage kommt, verschafft mitunter auch eine symptomatische Behandlung Erleichterung.

In unseren Augen sind Diagnosen wie Facettengelenksarthrose oder Spinalkanalstenose keineswegs das letzte Wort zu dem, was man in seinem Leben noch tun kann oder nicht, auch wenn die strukturellen Veränderungen innerhalb der Gelenke die Funktion des unteren Rückens definitiv einschränken. Es geht vielmehr darum, die noch vorhandene Funktionsfähigkeit durch erhöhte Muskelkraft, ein gesundes Körpergewicht und Bewegung bestmöglich zu nutzen. Einer unserer Patienten ist ein Herr von 92 Jahren, der sein Leben lang weite Fußmärsche unternommen hatte, bis er aufgrund der klassischen Symptome einer Spinalkanalstenose nur noch schlurfen konnte. Mehrere Termine mit manueller Therapie erbrachten nur begrenzte Fortschritte. Wir begegneten ihm wieder, nachdem er den Winter in Arizona verbracht hatte, wo eine fähige Physiotherapeutin die Beinmuskeln, die noch mit den Nerven verbunden waren, durch Kraftübungen gestärkt hatte. Inzwischen konnte er wieder eine Meile pro Tag zurücklegen. Er ist keineswegs geheilt, doch seine Symptome sind zurückgegangen.

DAS PROGRAMM

Im unteren Rücken setzen diverse Muskeln an, die den Rücken stabilisieren, gleichzeitig aber vielfältige Bewegungen ermöglichen. Dieser Bereich wird von der gesamten Rumpfmuskulatur beeinflusst, die Unterleib und Hüften mit einem festen Muskelkorsett umschließt. Jedes Ungleichgewicht und jede Einschränkung kann die Rückenmuskulatur belasten und die Haltung negativ beeinflussen.

Unterer Rücken

Ziel: Gezielte Beseitigung von Blockaden und Wiederherstellung der Beweglichkeit der Haupthaltemuskulatur im Rücken *(Erector spinae)* durch manuelle Entlastung verhärteter, verkürzter oder geschädigter Muskeln.

Ausgangsposition: Sie sitzen auf einem Gymnastikball. Die Füße sind schulterbreit aufgestellt. Drehen Sie sich leicht zur behandelten Seite hin und gehen Sie in ein langes Hohlkreuz. Halten Sie einen Behandlungsstab, zum Beispiel einen F.A.S.T. Stick™ oder einen TheraCane®, mit beiden Händen hinter den Rücken, so dass die Handflächen nach vorn zeigen, und legen Sie den Knubbel auf den dicken Muskel auf der gerade behandelten Seite der Wirbelsäule. Dieser Muskel teilt sich in drei Zonen: Zone 1 liegt dicht an der Wirbelsäule, Zone 2 in der Mitte des dicken Muskels und Zone 3 am Außenrand dieser großen Muskelgruppe.

Durchführung: Üben Sie mit dem Stab leichten Druck nach innen und unten aus, als wollten Sie den Muskel den Rücken herunterschieben. Beugen Sie sich unter konstantem Druck mit dem Stab nach vorn und drehen Sie sich dabei von der behandelten Seite weg, so weit es ohne Schmerzen und unangenehmes Ziehen möglich ist. Auf der anderen Seite wiederholen. Zwei bis drei Durchgänge, dabei den Stab jedes Mal von den Hüften in Richtung des mittleren Rückens in jeder Zone neu ansetzen.

Achtung: Zu fester Druck kann die Muskeln reizen. Den Stab nicht auf Knochen ansetzen. Die Haut soll nicht unter dem Stab wegrutschen – achten Sie darauf, dass der Stab sich mit dem Körper mitbewegt.

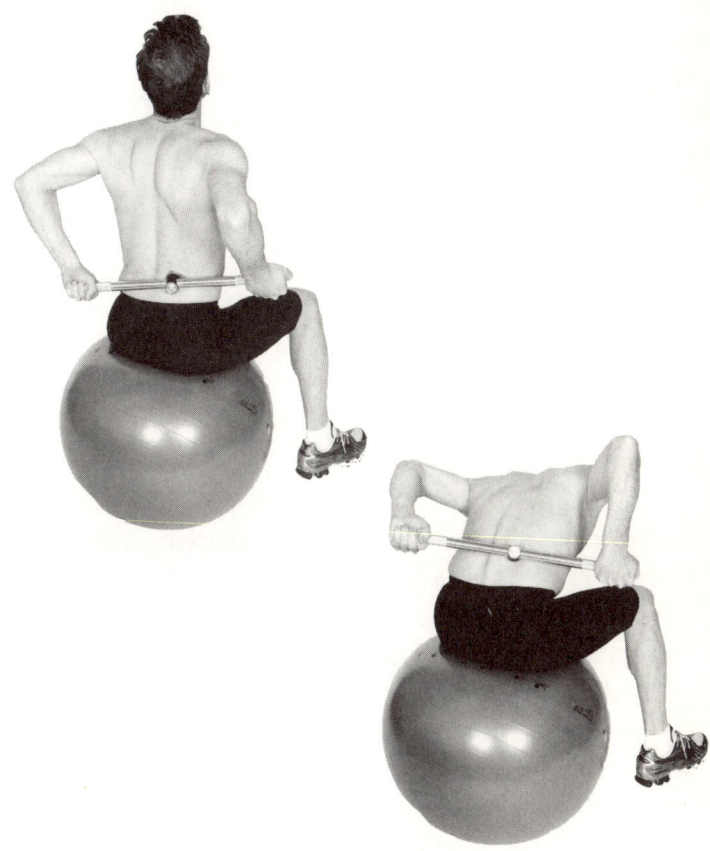

Seitlicher unterer Rücken

A. Vorderer quadratischer Lendenmuskel

Ziel: Beseitigung von Blockaden und Wiederherstellung der Beweglichkeit in den vorderen, seitlichen Fasern des quadratischen Lendenmuskels *(Quadratus lumborum)* durch manuelle Entlastung verhärteter, verkürzter oder geschädigter Muskeln. Dieser Muskel beeinflusst sowohl den unteren Rücken als auch die Geh- und Laufbewegung.

Ausgangsposition: Schulterbreiter Stand. Beugen Sie sich zur behandelten Seite, ohne nach vorn oder hinten auszubrechen. Die Muskeln entspannen und eine Hand gleich unterhalb der Rippen um die Seite legen, so dass der Daumen nach vorn weist und die Finger nach hinten. Der Hüftknochen sollte in der gespannten Daumenfalte spürbar sein. Dann die Hand etwa einen Fingerbreit aufwärts auf den Muskel verschieben.

Durchführung: Mit dem Daumen leicht einwärts und abwärts drücken, als ob er einen Haken um den Muskel bilden würde. Diese Stellung beibehalten und die Haut nicht wegrutschen lassen, während Sie sich zur gegenüberliegenden Seite beugen. Zwei oder drei Durchgänge, dabei jedes Mal die Hand lösen und neu ansetzen. Auf der anderen Seite wiederholen.

Achtung: Nicht zu schnell zu fest zudrücken, sondern die Hand lieber »einsinken« lassen. Die Haut soll während der Friktion nicht unter der Hand wegrutschen. Nicht in der Seite einknicken, sondern den Oberkörper lang aufrichten, während Sie sich zur Seite neigen. Es wird kein direkter Druck auf den Hüftknochen oder die Rippen ausgeübt.

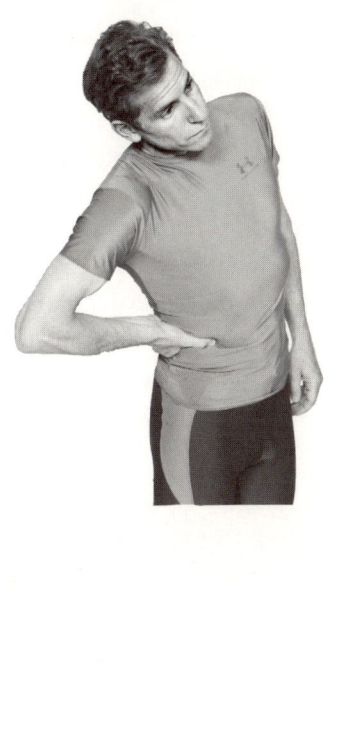

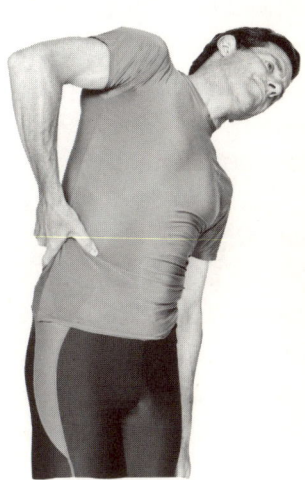

Seitlicher unterer Rücken

B. Hinterer quadratischer Lendenmuskel

Ziel: Beseitigung von Blockaden und Wiederherstellung der Beweglichkeit in den rückwärtigen, seitlichen Fasern des quadratischen Lendenmuskels durch manuelle Entlastung verhärteter, verkürzter oder geschädigter Muskeln. Dieser Muskel beeinflusst sowohl den unteren Rücken als auch die Geh- und Laufbewegung.

Ausgangsposition: Schulterbreiter Stand. Beugen Sie sich zur behandelten Seite, ohne nach vorn oder hinten auszubrechen. Die Muskeln entspannen und eine Hand gleich unterhalb der Rippen um die Seite legen, so dass die Finger nach vorn weisen und der Daumen nach hinten. Der Hüftknochen sollte an der Handkante spürbar sein. Dann die Hand etwa einen Fingerbreit aufwärts auf den Muskel verschieben.

Durchführung: Mit dem Daumen leicht einwärts und abwärts drücken und mit den Fingern am vorderen Muskel ziehen. Diese Stellung beibehalten und die Haut nicht wegrutschen lassen, wenn Sie den Oberkörper nun zur gegenüberliegenden Seite beugen. Zwei oder drei Durchgänge, dabei jedes Mal die Hand lösen und etwas höher neu ansetzen. Auf der anderen Seite wiederholen.

Achtung: Nicht zu schnell zu fest zudrücken, sondern die Hand lieber »einsinken« lassen. Die Haut soll während der Friktion nicht unter der Hand wegrutschen. Nicht in der Seite einknicken, sondern den Oberkörper lang aufrichten, während Sie sich zur Seite neigen, ohne nach vorn oder hinten auszuweichen.

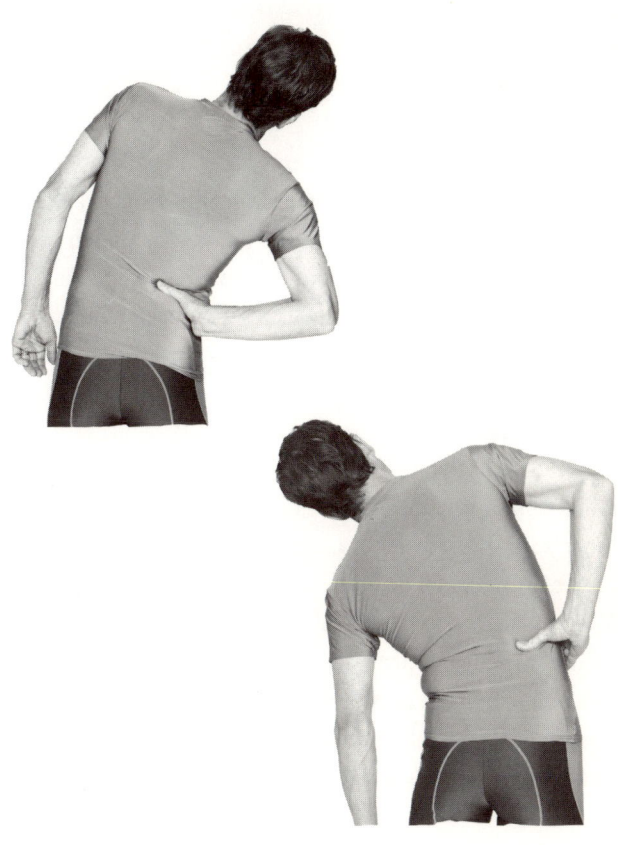

Bauch (vordere Lendenmuskulatur)

Ziel: Beseitigung von Blockaden und Wiederherstellung der Beweglichkeit der Bauchmuskeln und des Bindegewebes durch manuelle Entlastung verhärteter, verkürzter oder geschädigter Muskeln. Diese Muskeln beeinflussen Haltung und Gleichgewicht sowie zahllose Bewegungsabläufe.

Ausgangsposition: Sie sitzen auf einem Gymnastikball. Die Füße sind etwas mehr als schulterbreit aufgestellt. Bauchmuskeln entspannen und beide Hände mit den Handflächen nach innen so übereinander auf den Bauch legen, dass die Fingerspitzen eine Linie bilden. Die Bauchmuskeln werden für diese Übung in zwei Zonen eingeteilt, die jeweils von den Rippen in Richtung Hüfte beziehungsweise Schambein verlaufen. Zone 1 liegt rechts vom Bauchnabel, Zone 2 links vom Bauchnabel.

Durchführung: Sobald der Kontakt hergestellt ist, mit den Fingern nach innen und aufwärts (in Richtung Rippen) schieben. Unter beständigem Druck, damit die Haut nicht wegrutscht und die Position sich nicht verschiebt, auf dem Ball nach hinten lehnen. Zwei oder drei Durchgänge pro Zone, dabei die Hand zwischendurch jedes Mal lösen und etwas näher an den Rippen ansetzen. *Wichtig:* Die Behandlung kann auch einwärts und in Richtung Füße ausgeführt werden. Probieren Sie selbst aus, welche Richtung sich besser anfühlt. Diese Selbstbehandlung lässt sich alternativ auch auf dem Boden durchführen. Alle Abläufe bleiben dabei wie oben beschrieben.

Achtung: Zu fester Druck kann die Muskeln reizen; lassen Sie die Hand »einsinken«. Der Druck soll entweder in Richtung Knie oder in Richtung Rippen verlaufen, nicht direkt in den Bauch. Der Oberkörper bleibt während der Übung lang, insbesondere beim Ablegen und Aufrichten. Der Ball ist dabei eine gute Hilfe.

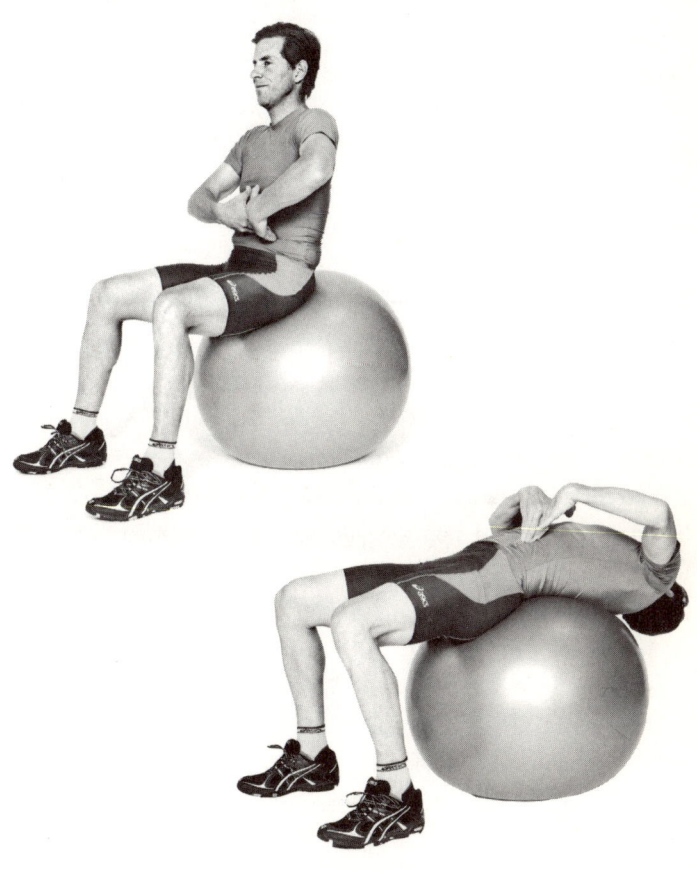

Unterer Rücken

A. Knie zur Brust

Ziel: Verlängerung der unteren Rückenmuskulatur und der Verbindungen zwischen Rücken- und Hüftmuskulatur. Diese Dehnübung kann besonders hilfreich ein, wenn der Rücken sich schon morgens steif anfühlt.

Ausgangsposition: Rückenlage. Die Knie sind gebeugt, die Füße hüftbreit bequem aufgestellt. Die Beine dürfen auch ausgestreckt liegen, wenn das angenehmer erscheint.

Durchführung: Ein Bein unterhalb der Kniescheibe mit beiden Händen umfassen und das Knie langsam an die Brust ziehen, und zwar nur so weit, wie dies ohne Schmerzen in Hüfte oder Rücken möglich ist. Wenn die Bewegung auf beiden Seiten problemlos durchführbar ist, probieren Sie es mit beiden Beinen gleichzeitig: Jeweils ein Bein unterhalb der Kniescheibe mit einer Hand umfassen und die Knie gleichzeitig an die Brust ziehen, soweit dies schmerzfrei möglich ist. Die Dehnung zwei Sekunden halten, dann in die Ausgangsposition zurückkehren. Zehnmal wiederholen.

Achtung: Die Knie dürfen nicht zur Seite ausbrechen, und die Hüfte soll sich auch nicht vom Boden heben. Oberkörper und Kopf bleiben entspannt. Bei Durchführung mit beiden Beinen bleibt die Wirbelsäule so flach wie möglich am Boden, der Körper kommt also nicht ins Schaukeln. Nur die Hüfte hebt sich vom Boden. Wenn Sie die Knie nicht bequem erreichen können, hilft ein Gurt, sie an die Brust zu führen, ohne dass sich Kopf und Rücken vom Boden heben.

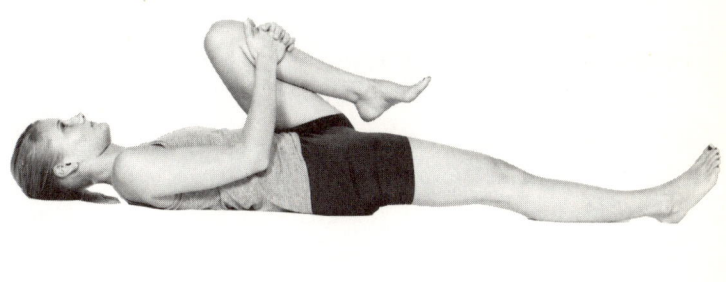

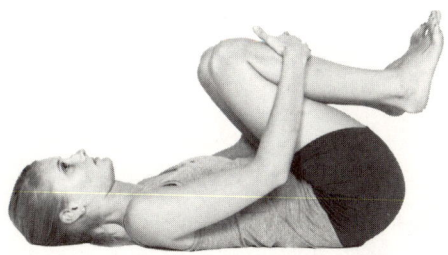

B. Dehnung der Rumpfmuskulatur mit Ball

Ziel: Verlängerung der Muskeln im unteren Rücken und ihrer Verbindungen zur Hüftmuskulatur. Diese Dehnung erzeugt auch einen leichten Zug auf die Wirbelsäule und verlängert damit die kleineren, tief liegenden Muskeln an der Wirbelsäule.

Ausgangsposition: Sie knien vor einem Gymnastikball. Hände und Oberkörper liegen teilweise auf dem Ball.

Durchführung: Das Gewicht auf den Ball verlagern und langsam mit der Brust und dem Bauch auf den Ball rollen, bis die Hände den Boden erreichen und nur noch die Zehen auf der anderen Seite den Boden berühren. Das gesamte Körpergewicht auf den Ball übertragen. Dabei sollte eine leichte Dehnung im unteren Rücken spürbar sein. Die Dehnung zwei Sekunden halten, dann in die Ausgangsposition zurückkehren. Zehnmal wiederholen.

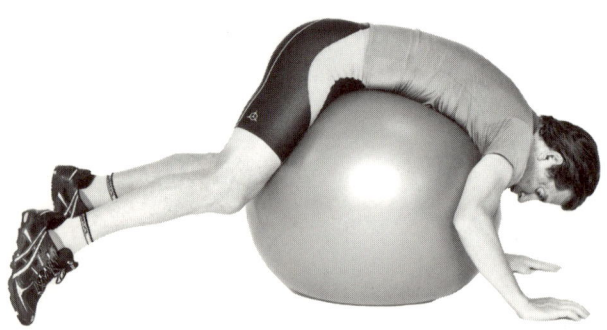

Achtung: Hände und Füße so breit auseinandernehmen, dass sich ein stabiles Gefühl auf dem Ball ergibt. Der obere Rücken und der Kopf bleiben entspannt. Es geht um ein leichtes Dehngefühl, also nur so weit auf den Ball rollen, wie es angenehm möglich ist.

C. Katzenbuckel und Pferderücken

Ziel: Verlängerung der Rumpfmuskulatur.

Ausgangsposition: Auf Händen und Knien mit gerader Wirbelsäule. Der Kopf befindet sich in Verlängerung der Wirbelsäule, die Augen schauen nach unten.

Durchführung: Zu Beginn den Rücken nach unten drücken und dabei leicht den Bauch vorschieben, den Kopf heben, nach oben blicken und den Bauch entspannen. Zwei bis drei Sekunden halten, dann in die Ausgangsposition zurückkehren.

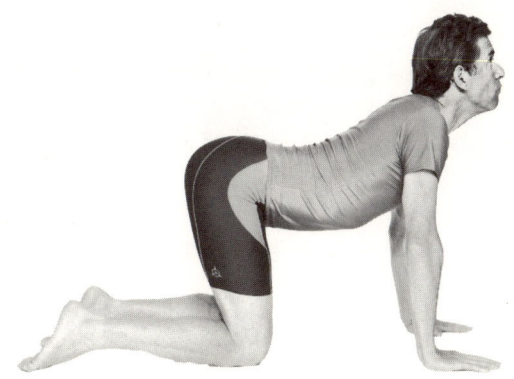

Jetzt den Rücken noch oben wölben, als ob der mittlere Rücken die Decke erreichen wollte. Das Becken nach vorn kippen und die Bauchmuskeln anspannen. Nach Möglichkeit auch das Kinn anziehen, als ob Sie einen Tennisball auf der Brust festhalten würden. Zwei bis drei Sekunden halten, dann in die Ausgangsposition zurückkehren. Beide Dehnungen zehnmal wiederholen.

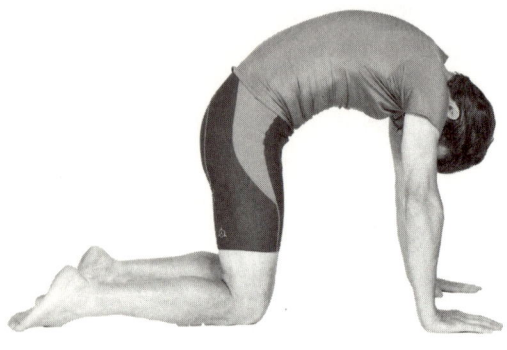

Achtung: Der Hals bleibt entspannt und wird weder mit Gewalt nach vorn noch nach hinten gedrückt. Füße und Hände sind so weit auseinander, dass die Haltung sich stabil anfühlt. Die Knie bleiben unter den Hüften, Hände und Ellenbogen unter den Schultern.

Seitlicher unterer Rücken

Ziel: Dehnung von Muskeln und Bindegewebe der seitlichen Rumpfmuskulatur. Die Verbindung der Dehnübungen der vorherigen Seite mit dieser seitlichen Dehnung führt zu einer ausgezeichnete Mobilisierung der Wirbelsäule.

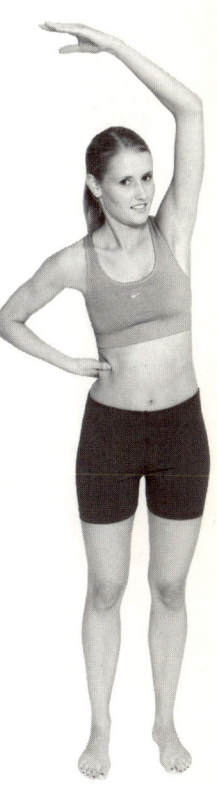

Ausgangsposition: Sie stehen zu einer Seite geneigt, der Arm auf dieser Seite ist gestreckt. Den anderen Arm mit der Hand in die Hüfte stemmen.

Durchführung: Zur anderen Seite beugen und dabei den ausgestreckten Arm über den Kopf schieben. Die andere Hand bleibt stabilisierend in der Hüfte. Für eine noch bessere Dehnung die Hand von der Hüfte lösen und so weit wie möglich am Bein entlang nach unten greifen, während die andere Hand gleichzeitig weiterhin über den Kopf greift.

Achtung: Die Füße so breit aufstellen, dass sich ein stabiler Stand ergibt. Die Übung lässt sich abwandeln, indem man sich bei der seitlichen Beuge leicht nach vorn oder hinten neigt. Achten Sie dabei jedoch sorgfältig darauf, den Rücken nicht zu überlasten.

Unterer Rücken

Ziel: Streckung der Bauchmuskeln und der Hüftbeuger, Entspannung der Rückenmuskeln. Eine zu straffe Bauch- und Hüftmuskulatur kann sich negativ auf Rücken und Haltung auswirken. Durch Ergänzung dieser Übung mit den Dehnübungen der vorherigen Seiten lässt sich die Wirbelsäule sehr gut mobilisieren.

Ausgangsposition: Sitzhaltung auf dem Gymnastikball. Rollen Sie so ab, dass der Ball den Rücken stützt. Die Hände sind entweder zu den Seiten gestreckt, um das Gleichgewicht zu unterstützen, oder über dem Kopf, um eine noch intensivere Dehnung zu erreichen. Die Knie stehen rechtwinklig zum Boden. Der Körper ist entspannt und ausbalanciert.

Durchführung: Das Gewicht langsam von den Füßen auf den Ball verlagern, indem der untere Rücken weiter auf den Ball gerollt wird. Dabei die Knie strecken. Wenn es das Gleichgewicht nicht stört, die Arme über den Kopf strecken. Die Dehnung zwei bis drei Sekunden halten, dann in die Ausgangsposition zurückkehren. Zehnmal wiederholen.

Achtung: Füße und Hände so weit auseinanderhalten, dass die Position auf dem Ball stabil bleibt. Oberkörper und Kopf bleiben entspannt. Die Dehnung soll sich sanft anfühlen, also nur so weit auf den Ball rollen, wie es bequem möglich ist. Die Füße bleiben zur Stabilisierung flach auf dem Boden.

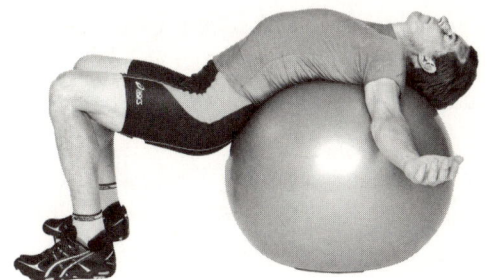

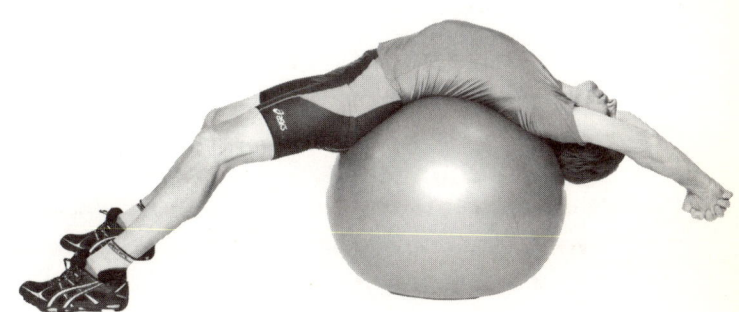

Unterer Rücken

Der Flieger (Superman)

Ziel: Kräftigung der unteren Rücken- und Rumpfmuskulatur sowie des gesamten Rückens. Diese Übung unterstützt Haltung und Gleichgewicht sowie die Gesundheit der gesamten Wirbelsäule.

Ausgangsposition: Bauchlage. Füße und Beine sind geschlossen, das Gesicht liegt auf dem Boden, die Wirbelsäule ist gerade, die Arme liegen so weit seitlich, dass die Hände auf Hüfthöhe sind.

Durchführung: Gesäß und Beine zusammendrücken und durch Anspannung der Bauchmuskeln stabilisieren. Jetzt die Schulterblätter zusammendrücken und Arme, Oberkörper und Kopf vom Boden heben. Ein bis zwei Sekunden halten. Zehnmal wiederholen, jeweils maximal zwei Sekunden halten.

Für Fortgeschrittene: Es ändert sich nur die Armhaltung. Die Arme liegen zu Beginn im rechten Winkel neben dem Oberkörper. Die Daumen weisen nach oben. Die Arme beim Anheben des Oberkörpers in dieser Position belassen und mit den Daumen nach oben mit anheben.

Achtung: Achten Sie auf die anhaltende stabilisierende Spannung von Unterkörper und Rumpf. Zum Boden blicken und den Kopf entspannen. Während der Übung weiteratmen und nicht die Zähne zusammenbeißen.

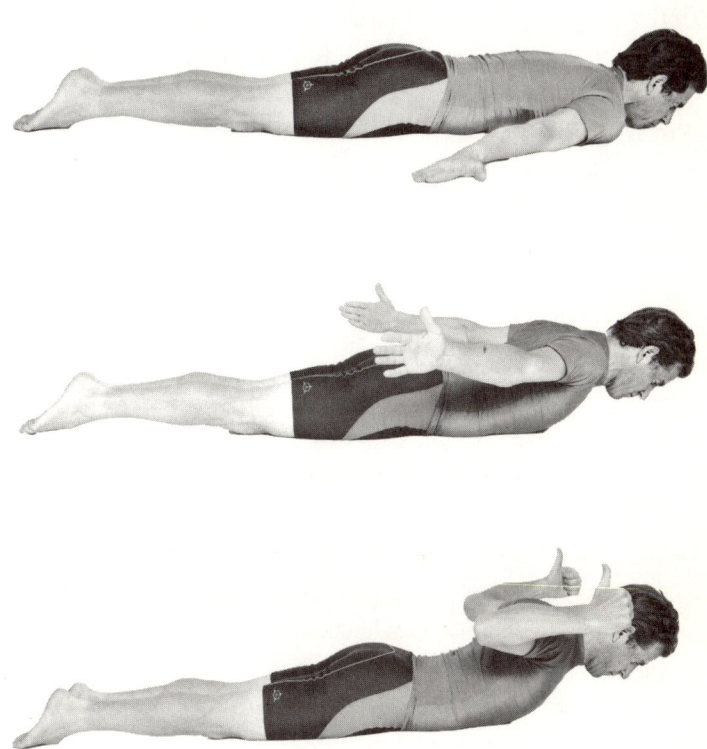

Seitliche Rumpf- und Lendenmuskulatur

Seitliche Planke

Ziel: Kräftigung des quadratischen Lendenmuskels, der seitlichen Rumpfmuskulatur und der Rumpfmuskulatur insgesamt. Gut für Haltung, Gleichgewicht und Gangbild, aber auch für die Wirbelsäule allgemein. Die Übung eignet sich auch zum Aufwärmen und beugt einer Überlastung anderer Strukturen vor.

Ausgangsposition: Seitenlage auf Hüfte, Knie und Ellenbogen. Der Ellenbogen befindet sich senkrecht unter der Schulter, die Knie sind rechtwinklig gebeugt, die Oberschenkel in Verlängerung des Körpers.

Durchführung: Gesäß und Beine zusammendrücken und durch Anspannen von Bauchmuskeln und Schulterblättern stabilisieren. Die Hüfte vom Boden abheben und den Körper in gerader Linie halten, dabei langsam ausatmen. Ein bis zwei Sekunden halten. Auf der anderen Seite wiederholen. Zehnmal wiederholen, nie länger als zwei Sekunden halten.

Für Fortgeschrittene: Gleiche Durchführung, aber die Beine sind zu Beginn gestreckt und bilden eine Verlängerung des Rumpfes. Die Bewegung wird genauso ausgeführt, doch das Gewicht ruht diesmal nicht auf dem Knie, sondern auf der Außenseite des unteren Fußes. Sportschuhe erleichtern diese Variante.

Achtung: Achten Sie auf die stabilisierende Spannung in Unterkörper, Körpermitte und Armen. Der Blick geht geradeaus. Der Hals bleibt entspannt und in Verlängerung der Wirbelsäule. Weiteratmen, nicht die Zähne zusammenbeißen, und langsam und kontrolliert in die Ausgangsposition zurückkehren.

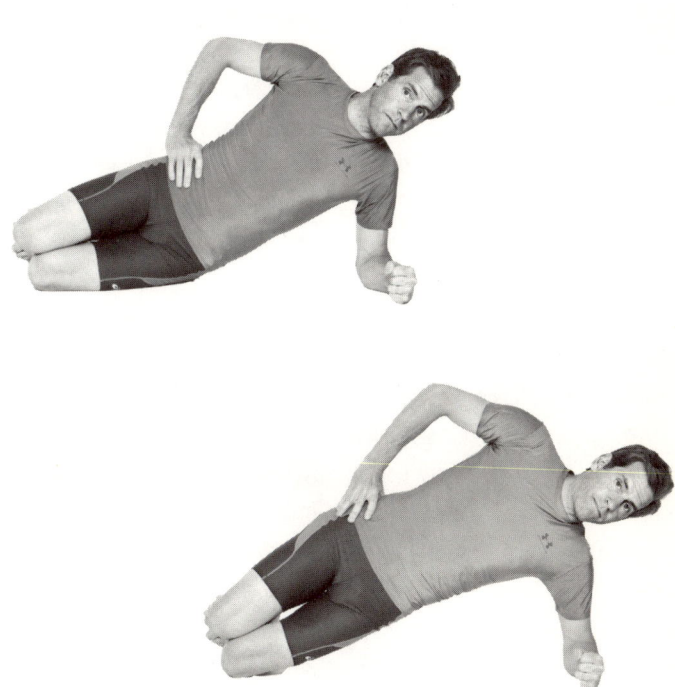

Bauch (vordere Lendenmuskulatur)

A. Die Planke

Ziel: Allgemeine Kräftigung der Rumpfmuskulatur. Diese Übung ist gut für die Haltung und für das Gleichgewicht, aber auch allgemein für die Wirbelsäule. Sie eignet sich auch zum Aufwärmen und trägt zur Vorbeugung gegen eine Überlastung anderer Strukturen bei.

Ausgangsposition: Beginn auf Händen und Knien: Die Ellenbogen sind senkrecht unter den Schultern, die Knie etwa eine Handbreit hinter der Hüfte. Der Hals bildet eine Verlängerung der Wirbelsäule, die Augen sind nach unten gerichtet.

Durchführung: Gesäß und Beine zusammendrücken und den Körper durch Anspannen der Bauchmuskeln und der Schulterblätter stabilisieren. Beim Ausatmen die Knie vom Boden heben, so dass der Körper eine gerade Linie bildet. Die Fußposition anpassen, damit der Körper wirklich gerade ist, ohne dass das Gesäß hervorsteht. Ein bis zwei Sekunden halten. Zehnmal wiederholen, nie länger als zwei Sekunden halten.

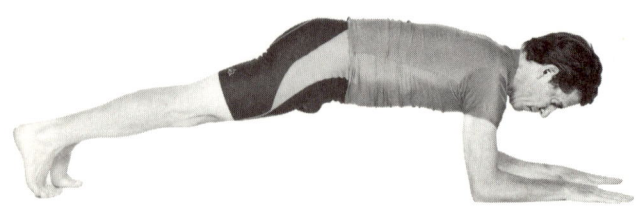

Achtung: Achten Sie auf die stabilisierende Spannung von Unterkörper, Körpermitte und Armen. Die Augen blicken auf den Boden, der Kopf ist entspannt. Weiteratmen, nicht die Zähne zusammenbeißen, und langsam und kontrolliert in die Ausgangsposition zurückkehren.

B. Crunch auf dem Gymnastikball

Ziel: Kräftigung der Bauch- und Rumpfmuskulatur. Gut für Haltung und Gleichgewicht und die Wirbelsäule allgemein. Eine gute Aufwärmübung, die einer Überlastung anderer Strukturen des
Unterkörpers vorbeugt.

Ausgangsposition: Sitzhaltung auf einem Gymnastikball. Den
Rücken so auf den Ball abrollen, dass die Beine rechtwinklig auf
dem Boden stehen. Die Füße stehen so weit auseinander, wie es
für das Gleichgewicht erforderlich ist.

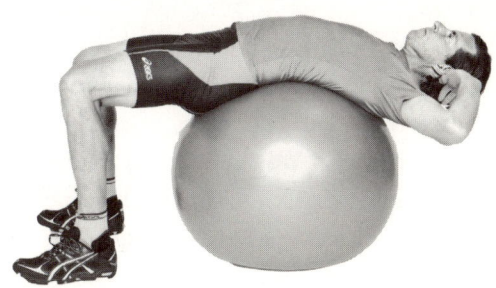

Durchführung: Beide Hände locker auf Ohrhöhe ansetzen, Gesäß und Beine zusammendrücken und den Körper durch Anspannen von Bauchmuskeln und Schulterblättern stabilisieren. Mit geradem Rücken langsam die geraden Bauchmuskeln zusammenziehen und den Oberkörper so weit vom Ball abheben, wie es schmerzfrei und in sauberer Haltung möglich ist. Ein bis zwei Sekunden halten, dann Bauchmuskeln und Gesäß langsam lösen und in die Ausgangsposition zurückkehren. Zehn Wiederholungen, jeweils maximal zwei Sekunden halten.

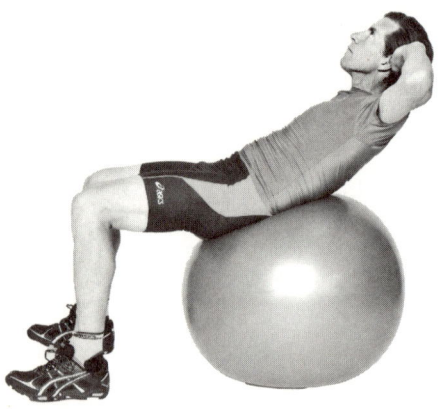

Achtung: Achten Sie auf die stabilisierende Spannung in Unterkörper und Körpermitte. Der Hals bleibt entspannt und in Verlängerung der Wirbelsäule. Weiteratmen, nicht die Zähne zusammenbeißen. Der Rücken bleibt während der gesamten Bewegung gerade, keinen Buckel machen. Bei Problemen mit Hals, Rücken oder Gleichgewicht ist die Bauchmuskelübung »Käfer« (siehe Seite 106) eine gute Alternative.

Ganzer Körper mit Rumpfmuskulatur

A. Federn auf dem Gymnastikball

Ziel: Kräftigung der gesamten Rumpfmuskulatur. Gut für Haltung und Gleichgewicht und die Wirbelsäule ganz allgemein. Eine Aufwärmübung, die einer Überlastung anderer Strukturen im Oberkörper vorbeugt.

Ausgangsposition: Sitzposition auf dem Gymnastikball. Füße und Knie sind schulterbreit auseinander, die Beine im rechten Winkel aufgestellt. Der Oberkörper ist entspannt aufgerichtet.

Durchführung: Gesäß, Beine und Bauchmuskeln anspannen und leicht wieder lösen, so dass sich eine federnde Bewegung ergibt. Anfangs zehnmal wiederholen, später mit zunehmender Kraft häufiger.

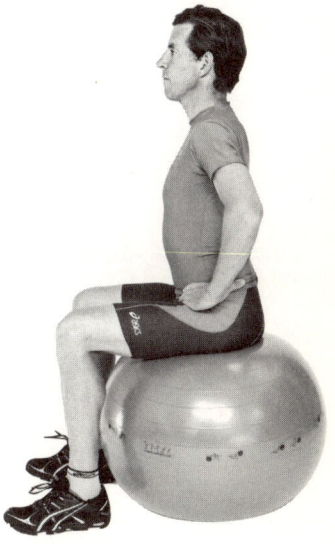

Achtung: Der Blick geht geradeaus, der Kopf ist entspannt. Weiteratmen und weder nach vorn noch nach hinten lehnen.

B. Auf einem Bein den Zeh berühren

Ziel: Kräftigung der Rumpfmuskeln und aller Muskeln, die zu Gleichgewicht und Stabilität beitragen.

Ausgangsposition: Auf einem Bein ruhig stehen. Rücken und Nacken bilden eine gerade Linie, die Augen fixieren einen Punkt auf dem Boden etwa einen Meter vor dem Fuß.

Durchführung: Die Augen weiter auf diesen Punkt richten, in der Taille abknicken und mit der gegenüberliegenden Hand den Fuß am Boden berühren. Zwei Sekunden halten. Mit dem anderen Fuß und der anderen Hand wiederholen. Möglichst zehnmal ohne Pause wiederholen.

Achtung: Die Bewegung erfolgt langsam mit Betonung des stabilen Gleichgewichts. Gehen Sie so weit in die Knie, wie es für das Gleichgewicht und die schmerzfreie Durchführung erforderlich ist. Es geht nicht darum, den Fuß zu erreichen, sondern um eine stabile Haltung. Konzentrieren Sie sich daher auf ein entspanntes Gleichgewicht, nicht auf die Entfernung zwischen Hand und Fuß. Der Blick bleibt auf einen Punkt gerichtet, die Hand ist entspannt. Weiteratmen, nicht die Zähne zusammenbeißen.

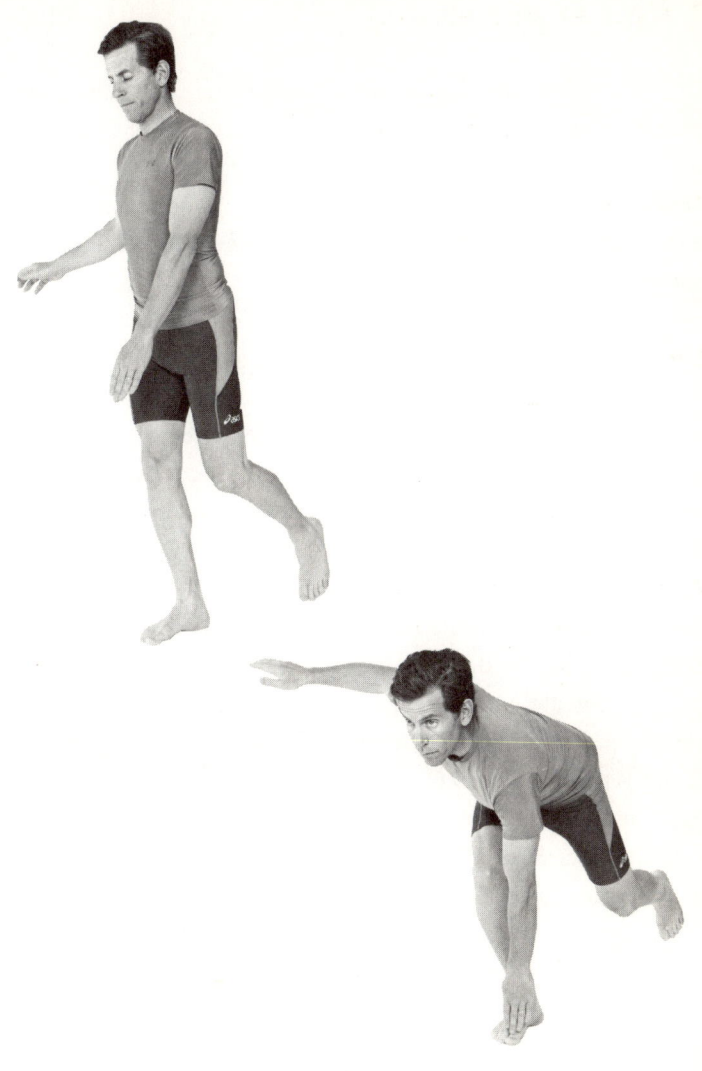

283

C. Kugelhantel schwingen

Ziel: Kräftigung der Rumpfmuskulatur und aller Muskeln, die zum Gleichgewicht und einer sicheren Rückbewegung beitragen.

Ausgangsposition: Aufrechter Stand, die Füße stehen etwas mehr als schulterbreit auseinander. Die Hände halten eine Kugelhantel vor der Körpermitte.

Durchführung: Bauchmuskeln und Schulterblätter anspannen, um den Körper zu stabilisieren. Mit geradem Rücken in die Knie gehen und ab der Taille vorneigen, um die Kugelhantel mit beiden Armen durch die Beine zu schwingen. Jetzt Bauch-, Gesäß- und Beinmuskeln sowie Schultern und Rücken anspannen und die Hantel auf Stirnhöhe oder höher emporschwingen; die Knie dabei locker strecken. Die Bewegung verläuft fließend und soll die gesamte Rumpfmuskulatur ansprechen, die das Gewicht in einer gleichmäßigen, kontrollierten Bewegung anheben soll. Zehnmal wiederholen. Wenn Sie keine Kugelhantel besitzen, eignet sich auch jedes andere Gewicht (Hantel, Suppendose), solange Sie es gut festhalten können.

Achtung: Der Blick geht geradeaus, der Kopf bleibt entspannt. Weiteratmen, nicht die Zähne zusammenbeißen. Die Knie werden nicht gewaltsam durchgedrückt, und die Hantel bleibt die ganze Zeit unter Kontrolle. Es geht um eine koordinierte, rhythmische Bewegung, bei welcher der Körper den Schwung des Gewichts unterstützt. Bei Rückenschmerzen oder einer Vorgeschichte mit Rückenbeschwerden sollte diese Übung nur nach Rücksprache mit einem Arzt oder Physiotherapeuten durchgeführt werden.

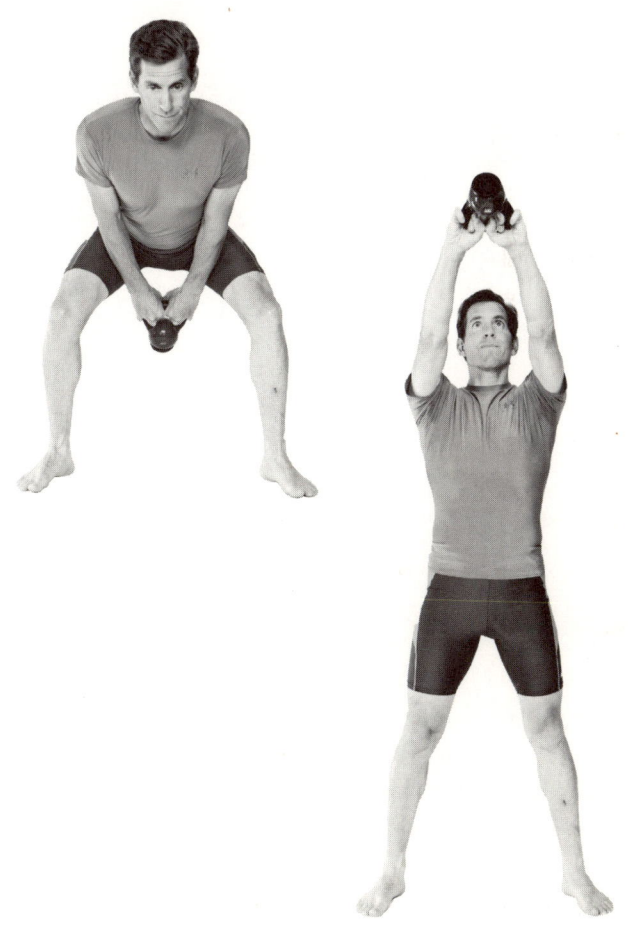

KAPITEL 12

Die Hüfte

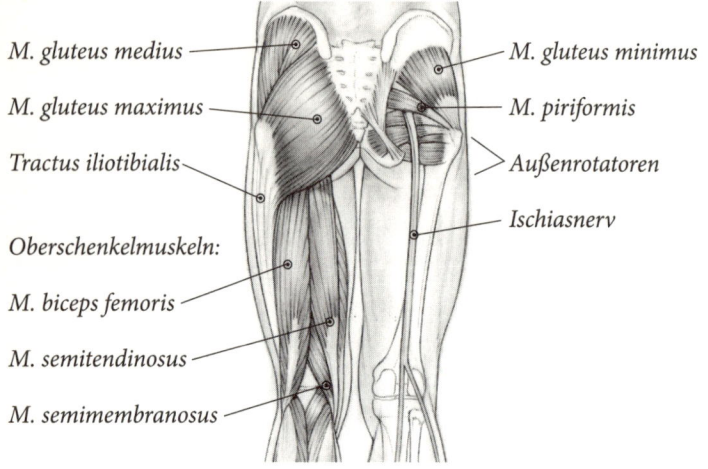

M. gluteus medius

M. gluteus maximus

Tractus iliotibialis

Oberschenkelmuskeln:

M. biceps femoris

M. semitendinosus

M. semimembranosus

M. gluteus minimus

M. piriformis

Außenrotatoren

Ischiasnerv

EINFÜHRUNG

Die Hüfte kann echte Rätsel aufgeben, denn eine Hüftverletzung kann sich durch Muskelschmerzen in Oberschenkel oder Gesäß, aber auch durch Schmerzen in der Lenden- oder Bauchmuskulatur äußern. Der Aufbau des Hüftgelenks erschwert die Diagnose. Damit das ganze System ordnungsgemäß funktioniert, muss nicht nur das Gelenk reibungslos gleiten können, sondern auch die 27 Muskeln, die über dieses Gelenk verlaufen, müssen perfekt aufeinander abgestimmt sein.

Da die Hüfte so stabil wirkt, war sie lange Zeit unverdächtig, wenn es um Schmerzen in der Körpermitte ging, die in der Regel auf die Lendenmuskulatur geschoben oder achselzuckend als »rein muskulär« abgetan wurden. Das Hüftgelenk ist der Bereich, in dem der Oberschenkelknochen *(Femur)* mit dem aus drei Knochen bestehenden Beckenring verbunden ist.

Das Hüftgelenk ist ein Kugelgelenk: Der kugelförmige Kopf des Oberschenkelknochens fügt sich in die Hüftpfanne *(Acetabulum)* des Beckens. Die Hüftpfanne mündet in einen weichen Knorpelring, die Pfannenlippe *(Labrum)*, die dazu beiträgt, die »Kugel« an Ort und Stelle zu halten. Diese ist zusätzlich über ein Band innerhalb der Kapsel mit der Pfanne verbunden. Das Gelenk ist von einer Kollagenhülle umgeben, der Kapsel, die wiederum durch etliche kapselverstärkende Bänder außerhalb der Kapsel verdickt ist.

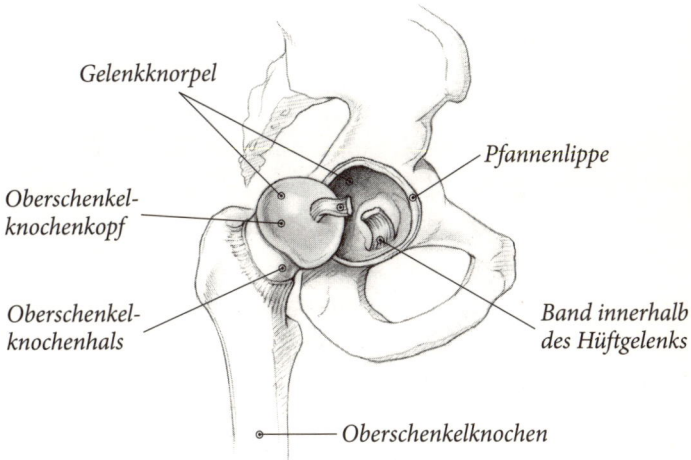

Gelenkknorpel

Pfannenlippe

*Oberschenkel-
knochenkopf*

*Oberschenkel-
knochenhals*

*Band innerhalb
des Hüftgelenks*

Oberschenkelknochen

Inzwischen wird die Hüfte als integriertes System aus Muskeln, Gelenk und Knochen betrachtet und entsprechend behandelt. Dabei geht es insbesondere um zwei zentrale Fragen: Warum kommt es bei so vielen gut trainierten Sportlern zu Zerrungen oder Rissen an den Bauchmuskeln oder der inneren Oberschenkelmuskulatur, der so genannten »weichen Leiste«? Und warum kommt es bei so vielen älteren Menschen zu arthritischen Hüftproblemen, die ein künstliches Hüftgelenk erforderlich machen? Das eine ist ein Muskelproblem, das andere ein Knochenproblem, doch zwischen beiden gibt es eine Verbindung, nämlich das Geschehen innerhalb des Hüftgelenks. Neuerdings geht man bei Hüftschmerzen zunehmend von einem Engpasssyndrom des Hüftgelenks aus. Dabei kann der Kopf des Oberschenkelknochens aufgrund von knöchernen Auswüchsen nicht mehr widerstandslos gleiten oder reibt an der Hüftpfanne. Das wirkt sich dann auf alle Bewegungen der Körpermitte aus. Bauchmuskeln und Adduktoren werden überlastet und können reißen. Mit der Zeit kann eine derart blockierte Hüfte auch die stützende Pfannenlippe zerreißen. Dann reibt Knochen auf Knochen, es kommt zu Arthrose und schließlich zum künstlichen Hüftgelenk.

Wir vertreten einen aktuellen Ansatz, bei dem wir alle heutigen Möglichkeiten der orthopädischen Chirurgie mit den effektivsten manuellen Behandlungstechniken verknüpfen, um die gesamte Palette an Hüfterkrankungen zu behandeln. Manche Probleme müssen dabei operativ angegangen (und vorher und nachher manuell behandelt) werden, andere lassen sich allein durch Muskelmedizin erfolgreich behandeln, auch von den Patienten selbst – ganz ohne Skalpell und Arthroskopie.

Alarmstufe Rot

Sofort zum Arzt

Die Hüfte ist ein sehr stabiles Gelenk. Wenn es also zu einem plötzlichen Ruck oder abrupten, starken Schmerzen kommt, könnte eine Sehne oder auch die Pfannenlippe gerissen sein. Gehen Sie möglichst schnell zum Arzt. Eine ausgerenkte Hüfte (wobei der Oberschenkelkopf aus der Pfanne gerissen wird) geht in der Regel auf ein massives Trauma, zum Beispiel einen schweren Autounfall, zurück und führt in jedem Fall in die Notaufnahme.

Wie bei jedem Gelenkproblem sollten Sie bei Anzeichen für eine Infektion hellhörig werden – Rötung, Überwärmung oder Fieber sowie Schmerzen, die nicht auf ungewohnte Bewegungen zurückgehen. In solchen Fällen sollten Sie rasch einen Arzt aufsuchen.

Sobald eine ernste Erkrankung ausgeschlossen werden kann, ist von einer Schädigung des weichen Gewebes, also einer Dehnung oder Zerrung von Muskeln oder Bändern, auszugehen. Dann gelten die üblichen **PECH**-Regeln: **P**ause (Bereich entlasten), **E**is, **C**ompression (durch Bandagieren oder Radlerhosen, die auch das Eis halten können) sowie **H**ochlagern (über Herzhöhe).

Wenn das Bein nach ein bis zwei Wochen immer noch nicht belastbar ist, sollte dennoch ein Arzt oder Physiotherapeut hinzugezogen werden.

WAS LÄUFT FALSCH –
UND WAS KANN MAN TUN?

Muskel

Schmerzen in der Leiste

Amy ist eine erfolgreiche, disziplinierte Finanzexpertin von Anfang dreißig, die ihr Lauftraining sehr ernst nimmt. Seit einigen Monaten nimmt sie irritiert wahr, dass sie beim Laufen Schmerzen in der Leiste bekommt. Der Versuch, einfach weiterzulaufen und den Schmerz zu ignorieren, hat das Problem nur verschlimmert. Ihr Hausarzt schickte sie mit der Diagnose einer Leistenzerrung zur Physiotherapie, wo sie ihre Rumpfmuskulatur kräftigen sollte. Daraufhin wurden die Schmerzen schlimmer, so dass der Arzt ein MRT der unteren Wirbelsäule anordnete, auf dem ein leichter Bandscheibenvorfall zu erkennen war. Amy bekam eine Überweisung zum Neurochirurgen, der sich von der Bandscheibe wenig beeindrucken ließ und sie wieder zur Physiotherapie schickte, diesmal zur Kräftigung der Rückenmuskeln. Schließlich ließen die Schmerzen nach, so dass Amy ihr geliebtes Training im Central Park wieder aufnehmen wollte. Noch vor Ende der ersten Runde meldete sich der vertraute ziehende Schmerz in der Leiste zurück.

Eine einmalige Muskelzerrung ist zumeist eine schlichte Überlastungsreaktion. Der Muskel wurde zu stark oder zu schnell belastet. (Hier reichen die PECH-Maßnahmen meist aus.)

Wenn ein Muskel oder eine Muskelgruppe sich jedoch wiederholt melden, will der Körper uns normalerweise etwas mitteilen.

MUSKELMEDIZIN

Häufige Probleme und Übeltäter

Der Lenden-Darmbeinmuskel *(M. iliopsoas)* und der gerade Schenkelmuskel *(M. rectus femoris)* sind zwei Muskeln, die ausschließlich die Hüfte beugen, also den Oberschenkel in Richtung Rumpf ziehen. Der *Rectus femoris* ist der große, sichtbare Muskel, der den vorderen Oberschenkel definiert. Probleme bereitet jedoch eher der seilartige *Iliopsoas* (in dem eigentlich drei Muskeln verschmelzen, der große und der kleine Lendenmuskel und der Darmbeinmuskel). Der große Lendenmuskel *(M. psoas maior)* setzt am unteren Drittel der Wirbelsäule an und verläuft von deren Vorderseite zur oberen Innenseite des Oberschenkelknochens *(Femur)* in der Leistengegend. Eine Verkürzung dieses Muskels kann die schützende Hüftkapsel über dem Hüftgelenk schmerzhaft unter Druck setzen. Solche Schmerzen sind auf der Vorderseite der Hüfte zu spüren. Wenn der Lenden-Darmbeinmuskel erschlafft und seine Arbeit einstellt, muss der gerade Schenkelmuskel einspringen, was zu Schmerzen und Reizzuständen im Bereich von Leiste und Oberschenkel führt, wenn er überlastet ist. Eine Verkürzung des Lenden-Darmbeinmuskels zieht die Wirbelsäule nach vorn und zwingt die Rückenmuskeln zu ständigem Zug nach hinten, um weiterhin eine aufrechte Haltung zu gewährleisten. So entstehen Verkrampfungen und Schmerzen im Bereich der Lendenwirbelsäule.

Die sieben Adduktoren des inneren Oberschenkels ziehen das Bein in Richtung Rumpf, tragen aber auch zur Stabilisierung bei. Seitbewegungen in Sportarten wie Fußball, Tennis, Basketball und Hockey stellen eine erhebliche Belastung für den Unterkörper dar. Nicht nur die Adduktoren sind Zerrungen und Rissen ausgesetzt (so genannte Leistenzerrungen), die zu Schmerzen in der Leiste führen, sondern auch der wichtige gerade Bauchmuskel *(M. rectus abdominis)*. Dann kommt es zu dem ernsteren, schwerer behandelbaren und noch immer nicht vollständig verstandenen Problem der weichen Leiste, auch Sportler- oder Fußballerhernie genannt.

Für seitliche Beinbewegungen sorgen zwei Multitalente unter den Muskeln, die an der Außenseite der Hüfte verlaufen: der mittlere und der kleine Gesäßmuskel. Auch sie können sich überanstrengen, was zu Schmerzen im Bereich der äußeren Hüfte führt. Die Symptome ähneln denen eines eingeklemmten Ischiasnervs. Ein kleiner birnenförmiger Muskel *(M. piriformis)* in der Nachbarschaft, der an der Außenrotation der Hüfte beteiligt ist, kann tatsächlich den Ischiasnerv einklemmen und schießende Schmerzen an der Rückseite des betroffenen Beins erzeugen. Neben dem Piriformis-Syndrom und dem Pseudoischias durch die Gesäßmuskeln können im Hüftbereich auch verschiedene andere, seltenere und oft schwer zu diagnostizierende Syndrome durch eingeklemmte Nerven entstehen, die Schmerzen und Taubheitsgefühle in Leiste und Beinen hervorrufen.

Leichter wird die Diagnose bei den großen Muskeln im rückwärtigen Bereich von Hüfte und Knien. Der große Gesäßmuskel *(M. gluteus maximus)* verleiht dem Gesäß seine gerundete Form und sorgt für eine feste Verbindung zwischen Oberschenkelknochen und Becken. Auch die hinteren Oberschenkelmuskeln (eigentlich eine Muskelgruppe aus drei Muskelsträngen) verbinden das Becken mit dem Oberschenkelknochen, zusätzlich jedoch noch mit den Knochen des Unterschenkels. Zusammen mit dem großen Gesäßmuskel ziehen sie Ober- und Unterschenkel nach hinten und sorgen damit für den kraftvollen Schub, der das Gehen und Laufen unterstützt. Der große Gesäßmuskel ist sehr widerstandsfähig, Zerrungen sind selten. Allenfalls bei übermäßigem Lauftraining oder vielen Steigungen im Radtraining kommt es zu Beschwerden. Die hinteren Oberschenkelmuskeln hingegen zählen wohl zu den Muskeln im Körper, bei denen Zerrungen am häufigsten vorkommen. Sie haben eine gewisse Bremswirkung, um zu verhindern, dass die Hüfte beim Gehen und Laufen überdehnt wird. Dabei reagieren sie in engem Wechselspiel auf den Vorwärtszug der vorderen Oberschenkelmuskeln. Diese Bremsfunktion, die Kontraktion und Verlängerung zur selben Zeit beinhaltet, belastet die Muskelfasern und führt häufig zu Verletzungen.

Etwas an der Art, wie die Muskeln, Gelenke und Knochen bei der Bewegung zusammenwirken, ruft diese Schmerzen hervor. Manchmal geht es um den Bewegungsablauf, beispielsweise die Armhaltung beim Laufen oder die Stelle, auf der der Fuß aufsetzt. Das lässt sich verändern. Vielleicht geht es auch um die Biomechanik, also die Art der Hüftrotation oder eine Einwärtsdrehung der Füße beim Laufen.

Bei Amy ging es nicht um eine banale Leistenzerrung. Sowohl ihre Bauchmuskeln als auch die innere Schenkelmuskulatur waren stark gereizt und überanstrengt. Bei den Spitzensportlern, die Dr. Kelly betreut, spricht man meist von einer weichen Leiste (im Volksmund »Fußballhernie«), wobei der eigentliche Grund für die Muskelüberlastung häufig in einem Engpasssyndrom der Hüfte zu suchen ist. Amys Hüfte erschien wenig auffällig, doch schon die normale Laufbewegung erzeugt zusätzliche Scherkräfte im Hüftgelenk, sobald das Bein auf dem Boden aufsetzt. Männer verkraften diese Bewegungen noch relativ gut, aber Frauen haben normalerweise ein breiteres Becken und damit einen größeren Winkel für den Oberschenkelknochen (im Jargon der Sportmedizin einen größeren Q-Winkel). Das erhöht die Spannung in Bauchmuskeln und Hüftgelenk. Bei vielen Frauen, die Joggen oder Dauerlauf betreiben, müssen Bauchmuskeln und Adduktoren heftig arbeiten, um den unteren Rücken und die Hüfte zu stabilisieren. Das Ergebnis sind heftige Leistenschmerzen wie die, die zu Amys Ärzteodyssee führten.

Die Behandlung bestand daher in einer manuellen Lösung der verspannten Bauchmuskeln und der beiden Muskelgruppen der Hüfte, der Adduktoren und der Abduktoren (die Abduktoren sind in erster Linie für Seitbewegungen des Beins zuständig, die Adduktoren ziehen das Bein zur Mitte zurück). Nach einigen Terminen hatten sich die Muskelfasern entspannt. Der Bereich war wieder normal durchblutet, und die natürliche Heilungsfähigkeit des Körpers konnte einsetzen. Amy durfte endlich wieder laufen. Nachdem die geschädigten Muskeln repariert waren, konnte sie auch ihre Physiotherapie erfolgreich abschließen. Eine Kräftigung der Rumpfmuskulatur war die wichtigste Voraussetzung dafür, dass das Problem nicht wieder auftrat.

Schmerzen an der Vorderseite der Hüfte: Entzündung der Beugesehnen der Hüfte

Joe war 30 und hatte in der Highschool gern Basketball gespielt. Für das Collegeteam war er nicht gut oder groß oder schnell genug. Aber er hat weiterhin in der Freizeitmannschaft und später als Berufstätiger noch im Verein gespielt. Joe war hart im Nehmen, doch irgendwann spürte er im Winter Hüftschmerzen, wenn er spielte. Anfangs schmerzte die Hüfte nur beim Rennen, doch ein paar Wochen später schoss ihm schon morgens beim Aufstehen der Schmerz bis ins Bein. Wenn er bei der Arbeit zu lange saß, musste er umherlaufen, um das unangenehme, verkrampfte Gefühl loszuwerden. Joes Orthopäde schloss eine Gelenkverletzung aus und schickte ihn mit der Diagnose einer Sehnenentzündung in der Hüfte zur Physiotherapie. Die physiotherapeutischen Maßnahmen – Whirlpool, Ultraschall und Elektrostimulation – konnten den entzündeten Bereich zunächst beruhigen. Doch dann kam die schon bekannte Anspannung zurück, als Joe sich bemühte, das Bein auf dem Ergometer zu kräftigen. Sobald er wieder Basketball spielte, war auch der Schmerz wieder da.

Joes Geschichte verdeutlicht die Wichtigkeit der »kinetischen Kette«, also der Verbindung zwischen den Muskeln und Gelenken, die unsere Bewegungen ermöglichen. Wenn ein wichtiges Glied dieser Kette geschädigt ist, muss der Körper diesen Ausfall ausgleichen, so dass das Problem unweigerlich nach oben oder unten weitergereicht wird. Bei Joe lag die eigentliche Ursache im Lenden-Darmbeinmuskel, der tief im Becken den Oberschenkel nach oben und außen zieht. Joes Lenden-Darmbeinmuskel war durch die plötzlich erhöhte Aktivität so erschöpft, dass er seine Arbeit praktisch eingestellt und die Hüftbeugung komplett an den vorderen Oberschenkelmuskel abgetreten hatte, der vom Hüftknochen aus über den ganzen Oberschenkel bis zum Knie verläuft. Schließlich war auch dieser Muskel so überlastet, dass er sich verhärtete und nun einen dauerhaften Zug auf die Sehne ausübte, mit der er am Hüftknochen hing. Daraufhin entzündete sich das umgebende Gewebe und hinderte Joe am Basketballspielen.

Dr. DeStefano behandelte Joes Lenden-Darmbeinmuskel und Oberschenkelmuskel, aber auch einige kleinere Muskeln, die an der Hüftbeugung beteiligt sind, manuell und mit chiropraktischen Techniken. Gleichzeitig arbeitete er mit seinem Patienten an der eigentlichen Ursache, denn Joes Gesamtfitness ging bereits seit dem College zurück und hatte vor zwei Jahren mit der Geburt seines ersten Kindes einen kräftigen Dämpfer erhalten. Joe sah sich immer noch als Sportler und hatte auch ausreichend Kampfgeist, um sich im Spiel durchzusetzen. Doch ohne die Grundkondition durch ständige körperliche Aktivität hatten seine Muskeln die Kraft und Ausdauer eingebüßt, die sie benötigten, um Joe im Winter zweimal in der Woche den Wechsel zwischen sitzender Lebensweise und Basketball zu ermöglichen. Seine Arbeitsabläufe belasteten den Körper zusätzlich, denn er neigte sich zum Telefonieren immer nach links. Darum hatte sich die Lendenmuskulatur mit der Zeit einseitig verkürzt, was zu seinen Problemen mit dem Lenden-Darmbeinmuskel beitrug.

Nachdem die Hüftbeuger geheilt waren und der Schreibtisch neu umgestaltet war, arbeitete Joe eine Zeitlang mit einer guten Physiotherapeutin gezielt an seiner Flexibilität und Kraft. Danach engagierte er einen Trainer und gönnte sich ausreichend Zeit für Kraft- und Konditionsaufbau, um schließlich wieder ungehindert spielen zu können.

Schmerzen im hinteren Hüftbereich:
Hintere Oberschenkelmuskeln und Gesäßmuskeln

Die 40-jährige Geschäftsführerin Sue hat sich nie viel aus Sport gemacht und fühlte sich damit sehr wohl. Da sowohl ihr Gewicht als auch ihr Cholesterin jedoch immer weiter anstiegen, riet ihr Arzt zu mehr Bewegung. Sue ging zu einem strengen Trainer, der ihr insbesondere »Muschel«-Übungen empfahl, weil sie sich ausdrücklich einen strafferen Po wünschte. Sue war beglückt über das Ergebnis, bis sich anhaltende Gesäßschmerzen einstellten, die auch nach einigen gymnastikfreien Tagen nicht verschwanden, sondern in den rückwärtigen Oberschenkel ausstrahlten. Sport ist Mord, folgerte Sue, und legte sich lieber wieder auf die Couch.

Im hinteren Hüftbereich verlaufen kräftige Muskeln, nämlich der große Gesäßmuskel, der das Gesäß umschließt, und die hinteren

Oberschenkelmuskeln, die besonders bei Läufern oder Fußballern von hinten sehr eindrucksvoll aussehen. Wie Sue feststellte, können jedoch die beiden kleineren Gesäßmuskeln, der mittlere und der kleine, sehr empfindlich sein. Sie liegen im äußeren Hüftbereich und werden mitunter als Abduktoren bezeichnet, weil sie das Bein zur Seite spreizen, also vom Körper wegführen. Die Übung, die Sue gezeigt wurde, kann diese Muskeln überanstrengen, wenn sie zu schnell zu intensiv durchgeführt wird. Das ist auch bei Poweryoga oder Gymnastik möglich. Die Muskeln reagieren nicht nur mit Muskelkater, sondern es kann zum sogenannten Pseudoischias kommen, bei dem die Schmerzen in die Rückseite des Oberschenkels ausstrahlen. Am häufigsten ist ein kleiner Muskel schuld, der an der Hüftrotation beteiligt ist und dabei gern den Ischiasnerv einklemmt. Das Piriformis-Syndrom ist ein klassisches Syndrom mit Übertragungsschmerzen, bei dem die Schmerzquelle (der eingeklemmte Nerv) mitunter nicht an der Stelle liegt, wo der Schmerz gespürt wird. Wenn sich die Aufmerksamkeit auf die Lendenwirbelsäule konzentriert, die ähnliche Symptome (den echten Ischiasschmerz) hervorrufen kann, werden solche anderen Ursachen mitunter übersehen.

Nachdem Sues Gesäß-, Oberschenkel- und Hüftrotationsmuskeln manuell gelockert worden waren, verschwanden die Symptome. Die Ursache lag also eindeutig im Gesäß und nicht im Rücken. Sie begann erneut mit einem Bewegungsprogramm, dieses Mal jedoch mit einem »Langsam-aber-sicher«-Ansatz.

Wir sollten hinzufügen, dass Probleme mit den Abduktoren keineswegs nur Untrainierte betreffen. Läufer besitzen gut trainierte Muskeln auf der Vorder- und Rückseite des Oberschen-

SELBSTHILFE

Selbsthilfe

▸ Beim Sitzen sollte die Hüfte oberhalb der Knie bleiben. Lassen Sie sich also nicht in einen tiefen Sessel sinken und legen Sie die Beine nicht oberhalb der Sitzfläche ab.

▸ Nicht die Beine überschlagen. Wenn der Unterschenkel auf dem Knie liegt, gerät die Hüfte mit einer Auswärtsdrehung unter Druck. Schlägt man einen Oberschenkel über den anderen, entsteht ein einwärts verdrehter Druck. Beides ist schädlich.

▸ Die Seitenlage ist für die meisten Menschen die gesündeste Schlafposition. Ein Kissen zwischen den Beinen nimmt Druck von der Hüfte, wenn das obere Bein nach unten drückt. Das gilt besonders für Frauen mit größerem Q-Winkel.

▸ Bei einer empfindlichen oder geschwächten Hüfte sollten extreme Bewegungen beim Tanzen, Yoga oder starken Dehnen gemieden werden, solange Symptome vorliegen.

kels. Wenn sie jedoch keinen anderweitigen Sport treiben, können die Abduktoren auf der Außenseite der Hüfte so aus dem Gleichgewicht geraten, dass sie Mühe haben, das Becken während des Laufens zu halten. Der Bewegungsablauf wird dann weniger effizient, was zu Verletzungen führen kann.

Muskel mit Gelenkbeteiligung

Leistenschmerzen:
Weiche Leiste oder Engpasssyndrom der Hüfte?

Jane ist eine 30-jährige Geschäftsfrau aus New Jersey und ambitionierte Freizeitmarathonläuferin. Nach ihrem zweiten Marathon war sie jedoch nicht mehr dieselbe. Sie litt unter ständigen dumpfen Schmerzen in der Leistengegend und neigte zu Leistenzerrungen, sobald sie ihr Training intensivierte. Das passte zur Diagnose einer weichen Leiste. Dr. DeStefano behandelte Bauchmuskeln und Adduktoren manuell, was die Schmerzen eine Zeitlang linderte, bis sie mit der nächsten Muskelzerrung zurückkamen. Das deutete eher auf ein Gelenkproblem hin als auf ein muskuläres. Also veranlasste Dr. Kelly ein MRT. Janes Hüftgelenk war zu eng, und der stützende Knorpelring, das Labrum, war gerissen. Dr. Kelly führte den erforderlichen Eingriff durch, und Dr. DeStefano arbeitete vor und nach der Operation an den Muskeln, um die Heilung zu beschleunigen. Erst etliche Wochen nach dieser Behandlung waren das Hüftgelenk und die umliegende Muskulatur so weit geheilt, dass Jane die Rumpfmuskulatur mit krankengymnastischen Übungen kräftigen und dehnen konnte.

Die Hüfte gilt im Allgemeinen als ein Gelenk, das zusammengeflickt werden muss, wenn alte Frauen stürzen, oder ersetzt werden muss, wenn der Knorpel im Alter abgenutzt ist. Ansonsten ist dieses Kugelgelenk überaus stabil und rückt allenfalls in den Mittelpunkt der Aufmerksamkeit, wenn es durch einen Unfall ausgerenkt oder im Mannschaftssport erheblich verletzt wurde.

Dr. Kelly zählt zu den wenigen Ärzten, die sich auf Hüftprobleme spezialisiert haben und denen bewusst ist, dass die Hüfte weitaus empfindlicher ist, als man denkt. Die häufigste kritische Diagnose ist ein blockiertes Hüftgelenk, bei dem der Kopf des Oberschenkelknochens sich nicht mehr ungehindert in der Hüftpfanne bewegen kann. Diese Verengung *(Impingement)* zwingt das Beckengelenk in der Körpermitte zu einer Kompensation durch zusätzliche Bewegungen. Solche Bewegungen reizen wiederum den wichtigen geraden Bauchmuskel und die quer vor dem Becken verlaufenden Adduktoren, die sich daraufhin schmerzhaft verkrampfen. Deshalb überlastete Jane immer wieder diese Kernmuskulatur, ein Syndrom, dass heute auch als Sportlerpubalgie bezeichnet wird – sportlertypische Schmerzen im Schambeinbereich. In ernsten Fällen wie bei Jane muss das Hüftgelenk operiert werden. Es wird etwas Knochen oder der Beckenrand abgetragen, damit das Gelenk wieder freier beweglich ist. Außerdem wird der stützende Knorpel, die Pfannenlippe, wieder angenäht. Unter dem Druck der blockierten Hüfte reißt sie oft.

Das ist eine komplizierte, aber wichtige anatomische Lektion. Aktuelle Forschungsergebnisse zeigen, dass die Kombination aus Blockierung und Riss in der Pfannenlippe im Hüftgelenk eine Zeitbombe darstellt. Diese Ursache trägt maßgeblich zur Degeneration im Gelenk bei. Sie führt mit der Zeit häufig zu Arthrose und macht dann ein künstliches Hüftgelenk erforderlich.

Leistenschmerzen:
Lendenmuskel-Engpasssyndrom

Kathy ist 42 und Managerin bei einer Medienfirma im Staat New York. Sie arbeitet hart und treibt intensiv Sport, wie Radfahren, Schwimmen oder Wandern. In letzter Zeit jedoch wird sie zunehmend von Leistenschmerzen ausgebremst, angeblich einer Leistenzerrung. Da es sich um anhaltende, starke Schmerzen handelt, vermutet Dr. Kelly eine Schädigung des Gelenks. Es stellt sich heraus, dass die Schmerzen in erster Linie muskulär bedingt sind: Schuld ist der seilartige Lenden-Darmbeinmuskel, der von der Wirbelsäule zum Oberschenkel verläuft. Er ist inzwischen so straff, dass er gegen die Hüftkapsel drückt und dadurch Schmerzen erzeugt.

Dr. Kelly könnte nun die Sehne operativ schmaler machen, um die Beweglichkeit zu erhöhen und das Hüftgelenk zu entlasten. Die Zusammenarbeit mit Dr. DeStefano eröffnet jedoch den Luxus einer anderen Option. Durch intensive manuelle Arbeit löst Dr. DeStefano die Spannung im Muskel. Nach zehn Terminen ist Kathy schmerzfrei, kann wieder wandern und ihr wöchentliches Pensum auf dem Rad absolvieren.

Wie bereits mehrfach erwähnt, neigt die Medizin gegenwärtig dazu, den Beitrag geschädigter Muskeln zu Schmerzen und Beschwerden im Gelenkbereich zu unterschätzen. Kathys Fall illustriert anschaulich, wie ein Muskelproblem ein Gelenk beeinträchtigen kann. Ihre Beschwerden ließen sich durch direkte Bearbeitung der Muskeln beheben. In schwereren Fällen, wo die verkürzte Sehne des Lenden-Darmbeinmuskels tatsächlich auf die Hüftkapsel drückt, ist mitunter auch eine Operation erforderlich.

Kathy hat dasselbe Problem wie viele Menschen, die anspruchsvolle Büroarbeit verrichten. Sie sitzt stundenlang am Schreibtisch, ohne sich zwischendurch regelmäßig zu bewegen und zu dehnen. Die Evolution hat den Menschen nicht zum dauerhaften Sitzen geschaffen. Wenn der Lenden-Darmbeinmuskel keine Gelegenheit bekommt, seine eigentliche Arbeit zu verrichten, nämlich die Hüfte zu beugen, verkürzt er sich. Kathy treibt regelmäßig Sport, was eigentlich gut ist, nimmt sich vor dem Laufen aber keine Zeit, die Muskeln aufzuwärmen. So reizt sie einen ohnehin schon verkürzten Muskel. Selbst in leichteren Fällen, wo der Lendenmuskel nicht direkt auf die Hüfte einwirkt, überträgt er Hüftschmerzen häufig in die Leiste oder in den unteren Rücken.

Seitliche Hüftschmerzen durch Schleimbeutelentzündung

Die Abduktoren – der mittlere und der kleine Gesäßmuskel – sind unablässig mit der Stabilisierung des Beckens beschäftigt. Ab dem mittleren Alter können schon zwei bis drei Tennismatchs, die früher nichts Besonderes waren, Schmerzen in der äußeren Hüftregion erzeugen. Bei noch älteren Menschen schmerzt mitunter schon das Gehen. In beiden Fällen sind die Abduktoren mangels Kondition ermüdet, bringen das Becken und damit zahlreiche Bewegungsabläufe aus dem Gleichgewicht und reizen möglicherweise sogar den schützenden Schleimbeutel. (Der wichtigste Schleimbeutel der Hüfte liegt außerhalb des Gelenks in der Nähe der vorstehenden Außenseite des Oberschenkelknochens, des großen Rollhügels *[Trochanter maior]*. Man spricht deshalb von der *Trochanterbursitis*.)

Die Standardbehandlung besteht in Ruhe und eventuell einer entzündungshemmenden Spritze. Auch hier kann eine, je nach Umfang des eigentlichen Muskelproblems, manuelle oder operative Behandlung angezeigt sein. Manuell kann man beispielsweise die Muskelspannung entlang des Tractus iliotibialis lösen, der langen Sehne, die über die Außenseite des Oberschenkels verläuft. (Mehr über dieses Band im nächsten Kapitel beim Thema »Knie«.)

Führende Hüftchirurgen haben festgestellt, dass bei hartnäckiger Bursitis unbedingt die operative Korrektur erheblicher Risse in den Sehnen der Gesäßmuskeln angezeigt ist.

Operation?

Engpasssyndrom der Hüfte

Richtig, dieses Syndrom wurde schon im vorherigen Abschnitt »Muskel mit Gelenkbeteiligung« dargestellt. Bei Jane, der Marathonläuferin, mussten wir Muskeln und Gelenke gründlich begutachten, bis klar wurde, dass ihr Problem auf das geschädigte Hüftgelenk zurückging. Bei vielen anderen Sportlern, die zu Dr. Kelly kommen, insbesondere aus Mannschaftssportarten wie Fußball oder Hockey, ist die Sache klarer. Die Reibung des blockierten Gelenks kann den stützenden Knorpel und die Pfannenlippe reißen lassen, was das Gelenk weiter destabilisiert, Bewegungsabläufe stört und Schmerzen hervorruft. Bei rechtzeitiger Diagnose lassen sich Gelenkpfanne und Pfannenlippe operativ wiederherstellen. Ansonsten reibt irgendwann Knochen auf Knochen, was zu Arthrose und schließlich zu einer Hüftprothese führt.

Cox-Arthrose

Die Direktorin Marilyn ist 50 Jahre alt und kam wegen Rücken-schmerzen und eingeschränkter Beweglichkeit beider Hüftgelenke zu Dr. Kelly. Sie hatte Übergewicht und wenig Lust auf Sport. Ihr Anliegen war bescheiden: Sie wollte nur wieder schmerzfrei gehen können. Im Röntgenbild zeigte sich jedoch eine fortgeschrittene Ar-throse. Möglicherweise lag eine entsprechende genetische Veranla-gung für das frühe Einsetzen dieser Erkrankung vor, denn ein Groß-teil des federnden Knorpels in Marilyns Hüftgelenken war bereits abgenutzt. Aber auch das Übergewicht und die sitzende Lebenswei-se mochten eine Rolle spielen. Das Röntgenbild verriet Dr. Kelly nur, dass die Köpfe beider Oberschenkelhalsknochen nicht mehr rund waren, sondern eher abgeflacht wie Pilze in die Gelenkpfan-ne drückten, wo nun Knochen auf Knochen rieb.

Bei Marilyn erschien eine Hüftprothese unvermeidlich, doch so weit war es noch nicht. Da man die Hüfte nicht beliebig oft erset-zen kann, wollte Dr. Kelly Marilyns eigene Gelenke so lange wie möglich erhalten und überwies sie deshalb zur konservativen Be-handlung an Dr. DeStefano. Muskeltherapie kann Schmerzen in den angrenzenden Muskeln lindern, die sich als Reaktion auf die Stresssignale eines erkrankten Gelenks zusammenziehen. Mari-lyn kann einen eigenen Beitrag leisten, indem sie ihre Ernährung anpasst (Gewichtsabbau entlastet die geschädigten Gelenke) und sich stoßarme Bewegung verschafft.

DAS PROGRAMM

Die Hauptbewegungen des Hüftgelenks sind Beugen und Strecken, Adduktion und Abduktion (seitliche Bewegungen auf den
Körper zu und vom Körper weg) sowie Außen- und Innenrotati-
on (das Bein nach außen und innen drehen). Mit anderen Worten, es bewegt das Bein vorwärts und rückwärts, nach außen und
innen und dreht es so, dass das Knie nach innen oder nach außen
weist. Das Kugelgelenk macht all diese Bewegungen möglich und
wird dabei von einem komplexen Bindegewebsnetzwerk stabilisiert. Weil so viele Muskeln an der Hüfte ansetzen, kann jedes
muskuläre Ungleichgewicht die Gelenkfunktion beeinträchtigen.

Oberschenkelrückseite

Ziel: Beseitigung von Blockaden und Wiederherstellung der Beweglichkeit der hinteren Oberschenkelmuskeln und der gesamten rückwärtigen kinetischen Kette durch manuelle Entlastung
verhärteter, verkürzter oder geschädigter Muskeln.

Ausgangsposition: Rückenlage, beide Beine sind in Hüfte und
Knie angewinkelt, die Füße stehen auf dem Boden. Die Muskeln
sind entspannt. Mit beiden Händen den behandelten Oberschenkel umfassen und dabei die Finger hinten um das Bein legen. Der
Druck richtet sich nach innen und in Richtung Hüfte. Diese große Muskelgruppe lässt sich in drei Zonen einteilen, die Innenseite, die Außenseite und die Mitte. Jeder dieser langen Abschnitte

lässt sich wiederum in drei oder vier Bereiche unterteilen, und zwar vom Knie aus in Richtung der Hüfte.

Durchführung: Unter Aufrechterhaltung der Friktion das behandelte Bein vom Boden heben und das Knie strecken, so weit wie dies bequem möglich ist, ohne dass sich der Oberschenkel verschiebt oder Schmerzen auftreten. Nach Abschluss der Bewegung zwei Sekunden halten. Mit dem anderen Bein wiederholen. Drei bis vier Durchgänge für jede Zone.

Achtung: Nicht zu schnell zu festen Druck ausüben, sondern die Hand »einsinken« lassen. Die Haut soll unter der Friktion nicht wegrutschen. Der Körper bleibt ruhig und stabil auf dem Boden liegen. Beim Strecken des Beins nicht die Hüfte absenken, sondern das Bein lieber nicht ganz so hoch anheben und auf dieser Höhe strecken.

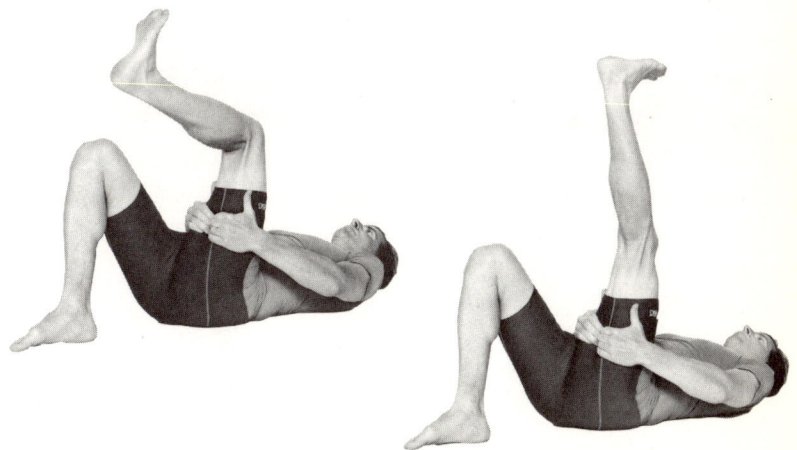

307

Gesäß

Ziel: Beseitigung von Blockaden und Wiederherstellung der Beweglichkeit der Gesäßregion einschließlich des birnenförmigen Muskels und der Außenrotatoren durch manuelle Entlastung verhärteter, verkürzter oder geschädigter Muskeln.

Ausgangsposition: Seitenlage mit gestreckten Beinen. Legen Sie ein Hilfsmittel (wir verwenden hier einen F.A.S.T. Stab™, doch man kann auch einen Ball nehmen) auf die Muskelmasse der oberen Hüfte, aber nicht auf den seitlichen Hüftknochen. Der Druck soll einwärts und aufwärts, den Rücken empor, gerichtet sein. Diese große Muskelgruppe lässt sich in drei Zonen einteilen, Innenseite, Außenseite und Mitte. Jeder dieser langen Abschnitte ist wiederum in drei bis vier Bereiche zu unterteilen, wobei man in jeder Zone am Gesäßansatz beginnt und sich in Richtung Rücken emporarbeitet.

Durchführung: Unter Aufrechterhaltung der Friktion das Knie der behandelten Seite so weit, wie es schmerzfrei möglich ist, in Richtung Brust ziehen. Nach Abschluss der Bewegung zwei Sekunden halten. Auf der anderen Seite wiederholen. Zwei bis drei Durchgänge pro Zone.

Achtung: Nicht zu schnell zu festen Druck ausüben, sondern die Hand mit dem Hilfsmittel »einsinken« lassen. Die Haut soll unter der Friktion nicht wegrutschen. Rücken und Nacken bleiben entspannt. Sie sollten sich nicht gewaltsam verdrehen, um das Hilfsmittel festzuhalten.

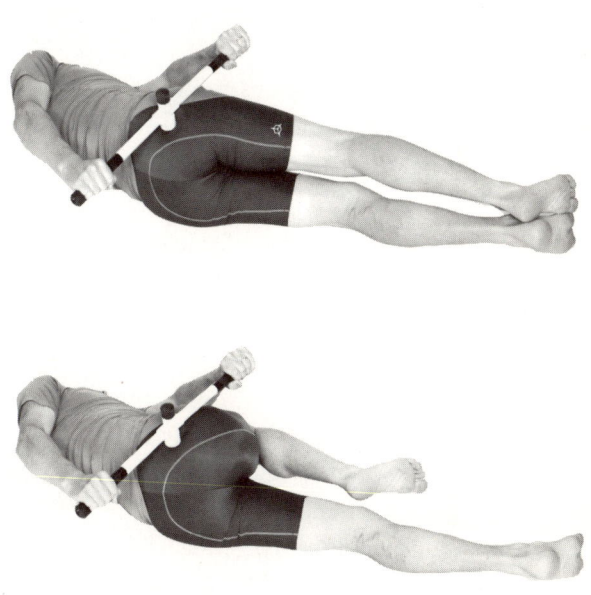

Oberschenkelinnenseite

Ziel: Beseitigung von Blockaden und Wiederherstellung der Beweglichkeit der Adduktoren durch manuelle Entlastung verhärteter, verkürzter oder geschädigter Muskeln.

Ausgangsposition: Rückenlage. Ein Bein ist ausgestreckt, das behandelte Bein in Richtung Brust angezogen. Nun die Finger beider Hände mit Druck auf die Innenseite des Oberschenkels legen (oder einen F.A.S.T.-Stab™ oder ein anderes Hilfsmittel verwenden). Der Druck soll sich nach innen und zur Hüfte hin richten. Diese große Muskelgruppe lässt sich in drei Zonen einteilen, die obere, die mittlere und die untere. Jeder lange Abschnitt kann wiederum in drei bis vier Teilabschnitte unterteilt werden, wobei man in jeder Zone am Oberschenkelansatz beginnt und sich dann in Richtung Hüfte vorarbeitet.

Durchführung: Unter Aufrechterhaltung der Friktion das behandelte Bein so weit wie schmerzfrei und ohne zur Seite zu rollen möglich, zur Seite kippen und dann strecken. Am Ende der Bewegung zwei Sekunden halten. Das Knie wieder beugen und in die Ausgangslage zurückkehren. Mit dem anderen Bein wiederholen. Zwei bis drei Durchgänge pro Zone.

Achtung: Nicht zu schnell zu festen Druck ausüben, sondern die Hand »einsinken« lassen. Die Haut soll unter der Friktion nicht wegrutschen. Rücken und Nacken bleiben entspannt. Sie sollten sich nicht verrenken oder anstrengen, um die Hände richtig halten zu können. Die Bewegung verläuft langsam und kontrolliert.

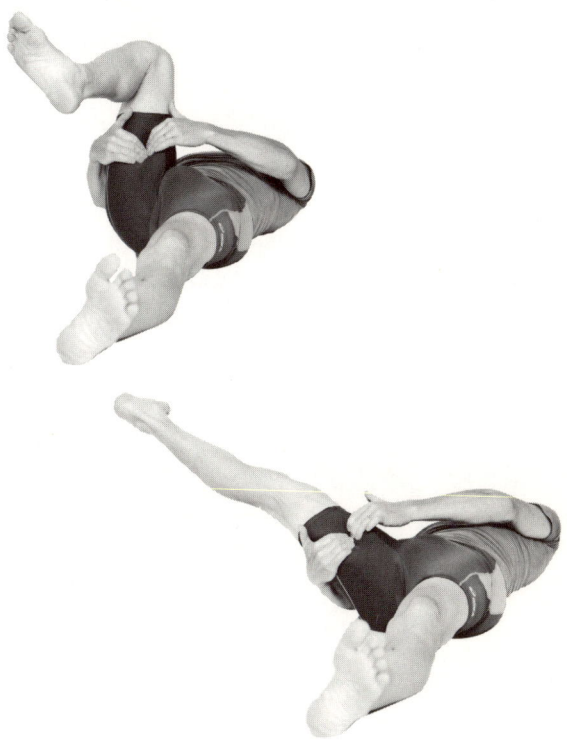

Oberschenkelvorderseite

Ziel: Beseitigung von Blockaden und Wiederherstellung der Beweglichkeit der Oberschenkelmuskeln, insbesondere des geraden Schenkelmuskels, der sich auch über die Hüfte zieht. Diese Muskeln können sich verkürzen.

Ausgangsposition: Sitzhaltung. Ein Knie ist rechtwinklig gebeugt, der Fuß steht flach auf dem Boden. Das behandelte Bein angehoben nach vorn strecken, die Hände so auf den vierköpfigen Schenkelmuskel legen, dass die Finger unter das Bein greifen, die Daumen auf der Schenkeloberseite nach unten drücken und in Richtung Rumpf ziehen. Alternativ kann auch – bei gleicher Handhaltung – ein Daumen über den anderen gelegt werden, um den Druck des ersten Daumens zu unterstützen. Oder Sie benutzen ein Hilfsmittel. Da es sich um einen langen Muskel handelt,

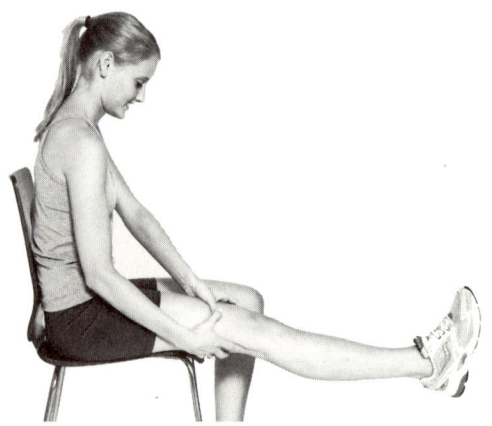

muss der Bereich in drei Zonen aufgeteilt werden: Innenseite, Mitte und Außenseite. Die Arbeit an jeder Zone beginnt etwa drei bis vier Zentimeter oberhalb des Knies, dann die Hände stückweise drei Fingerbreit nach oben verschieben.

Durchführung: Unter Beibehaltung der Friktion das Knie anwinkeln, bis der Fuß hinter dem anderen Fuß neben dem Stuhl ist. Nur so weit gehen, wie es sich angenehm anfühlt. Mit dem anderen Bein wiederholen.

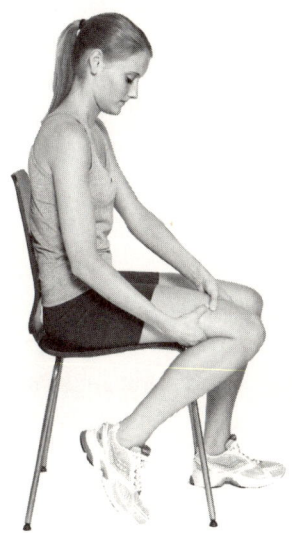

Achtung: Nicht zu viel senkrechten Druck auf den Muskel ausüben. Der Druck ist beständig und richtet sich zur Hüfte hin. Die Haut soll nicht unter den Fingern wegrutschen. Das Knie unbedingt so weit anziehen, wie es schmerzfrei möglich ist.

Oberschenkelrückseite

Diese Übung dehnt die rückwärtige Oberschenkelmuskulatur. Der erste Teil zielt auf deren Ansatz an der Hüfte, wobei die Dehnung mit zunehmender Streckung des Knies ansteigt. Die Übungen mit gestrecktem Bein dehnen den ganzen Muskel und beide Ansätze zugleich und sollten erst durchgeführt werden, wenn die gebeugte Dehnung den Muskel aufgewärmt hat. Falls der Muskel verhärtet ist, reicht bereits die Dehnung mit gebeugtem Knie.

Ziel: Aufwärmen und Dehnen der rückwärtigen Oberschenkelmuskeln. Diese Übung kann sich auf die gesamte rückwärtige kinetische Kette auswirken, weil die hinteren Oberschenkelmuskeln eng mit der Lendenmuskulatur verknüpft sind, aber auch das Knie kreuzen und beeinflussen.

Ausgangsposition: Rückenlage. Ein Bein ist gestreckt, das behandelte Bein ist mit rechtwinklig gebeugtem Knie angehoben. Legen Sie ein Seil um den Fußballen des behandelten Beins, so dass Sie das Seil mit beiden Händen gut auf Kniehöhe festhalten können.

Durchführung: Das Bein vom Knie aus möglichst weit durchstrecken, ohne dass sich der Oberschenkel bewegt, aber nur so weit, wie es schmerzfrei möglich ist. Gegen Ende der Bewegung eventuell das Seil nutzen, um das Bein noch etwas gerader auszurichten. Mit angespanntem Fuß die Dehnung zwei Sekunden halten. Mit dem anderen Bein wiederholen. Zehn Wiederholungen.

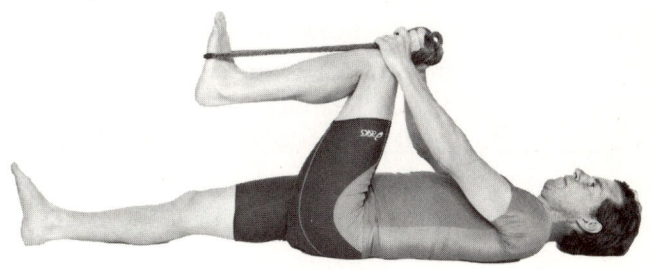

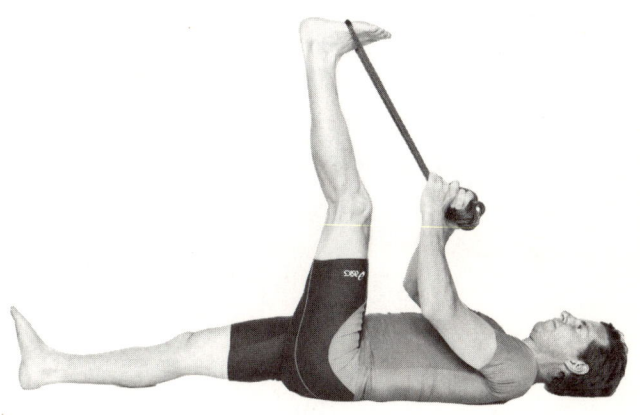

Anschlussübung: Bei dieser Variante liegt das behandelte Bein gestreckt auf dem Boden, das andere ist zur Stabilisierung angewinkelt. Das Seil wie zuvor um den Fuß legen, allerdings sollte es diesmal länger sein. Das gestreckte Bein so hoch heben, wie es bequem möglich ist. Dann die Dehnung eventuell – nur wenn nötig – durch leichten Zug am Seil erhöhen. Das Seil dient allerdings in erster Linie der Stabilisierung. Die Dehnung zwei Sekunden halten. Mit dem anderen Bein wiederholen. Zehn Wiederholungen. Diese Übung darf erst nach Abschluss der Dehnung mit gebeugtem Knie durchgeführt werden.

Achtung: Der Körper liegt die ganze Zeit ruhig und stabil auf dem Boden. Das Bein verlängert den Körper und kippt nicht zur Seite weg. Übermäßiges Dehnen ist kontraproduktiv. Respektieren Sie die Grenzen Ihrer rückwärtigen Beinmuskeln. Es geht um *sanftes Dehnen*. Das Seil soll das Bein stabilisieren und nicht gewaltsam an den Muskeln und Sehnen zerren. Geben Sie nur gegen Ende der Bewegung etwas Zug auf das Seil, nicht die ganze Zeit.

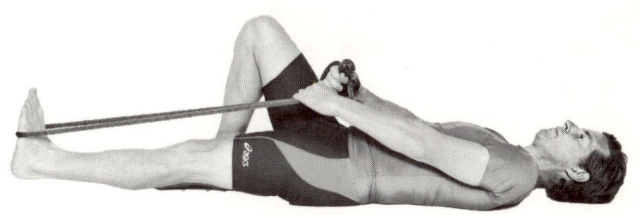

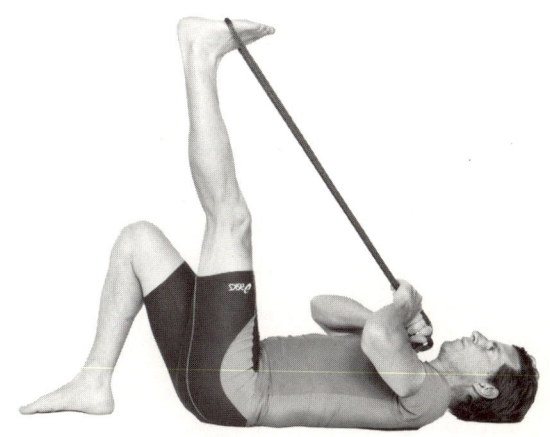

Gesäß

Ziel: Aufwärmen und Verlängern des birnenförmigen Muskels, der Gesäßmuskeln und der Außenrotatoren.

Ausgangsposition: Rückenlage. Ein Bein ist senkrecht über der Hüfte angehoben und im Knie rechtwinklig gebeugt. Das behandelte Bein wird so davorgelegt, dass das Sprunggelenk auf dem gebeugten Knie liegt.

Durchführung: Mit beiden Händen das hintere Bein in der Mitte des Oberschenkels umfassen und beide Beine in Richtung Brust ziehen. Beine wechseln und wiederholen. Die Dehnung jeweils zwei Sekunden halten. Zehn Wiederholungen.

Achtung: Rücken und Kopf liegen bei dieser Übung flach auf dem Boden. Die Beine nur so weit heranziehen, dass eine leichte Dehnung spürbar wird. Bei unangenehmem Druck oder Schmerzen im unteren Rücken, Knien oder Hüfte die Übung sofort abbrechen.

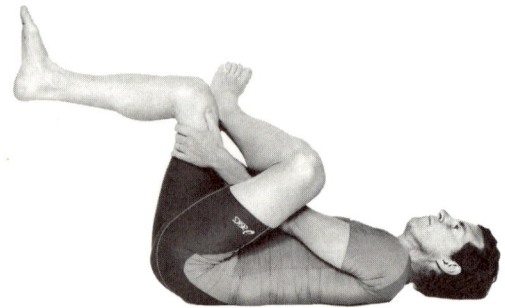

Oberschenkelinnenseite

Ziel: Aufwärmen und Verlängern der Adduktoren.

Ausgangsposition: Breitbeiniger Stand (mehr als schulterbreit, aber immer noch angenehm). In aufrechter Haltung mit geradem Rücken in die Knie gehen.

Durchführung: Das Gewicht auf eine Seite verlagern und das Bein zwei Sekunden mit Hand oder Unterarm berühren. Bauch- und Rückenmuskeln anspannen, Seite wechseln und dort das Bein zwei Sekunden berühren. In kontrolliertem Rhythmus je zehnmal abwechselnd auf beiden Seiten durchführen.

Achtung: Nicht vom Schwung davontragen lassen. Es geht um eine langsame, kontrollierte Bewegung. Nicht zu weit nach vorn lehnen oder zu viel Körpergewicht auf den jeweils gebeugten Schenkel verlagern. Das Gewicht soll gleichmäßig verteilt bleiben. Bei unangenehmem Druckgefühl im Knie oder im Hüftgelenk die Übung sofort abbrechen.

Oberschenkelvorderseite

Ziel: Aufwärmen und Verlängern des vorderen Oberschenkelmuskels.

Ausgangsposition: Seitenlage, beide Knie sind an die Brust gezogen. Das untere Bein am Knie umfassen, das behandelte, obere Bein am Sprunggelenk.

Durchführung: Das behandelte Bein mit dem Fuß voran nach hinten führen, so dass die Ferse näher an das Gesäß gelangt. Die Dehnung sollte auf der Oberschenkelvorderseite spürbar sein und wird nur zwei Sekunden gehalten. Die Seite wechseln und mit dem anderen Bein wiederholen. Abwechselnd je zehn Wiederholungen.

Achtung: Das untere Bein unbedingt stabil halten und an die Brust ziehen. Wer das Sprunggelenk des behandelten Beins schlecht umfassen und bewegen kann, kann ein Seil verwenden. Bei unangenehmem Druck im Knie oder im Hüftgelenk sofort abbrechen.

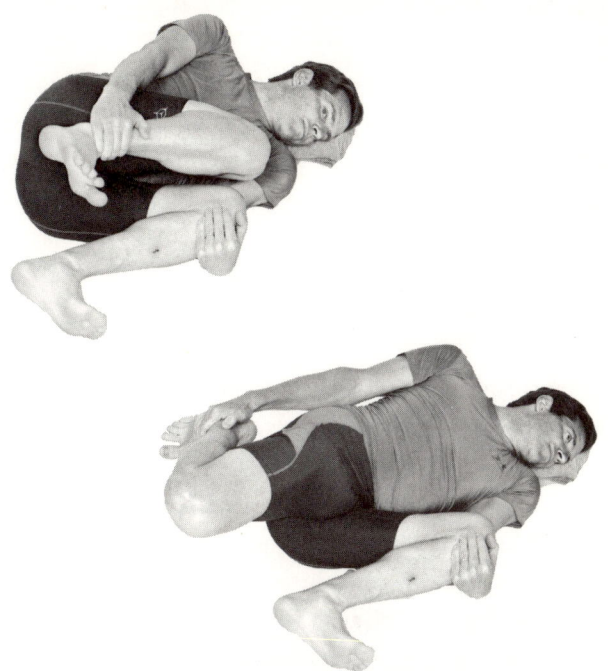

Oberschenkelrückseite

Superman mit Kick

Ziel: Kräftigung der rückwärtigen Oberschenkelmuskulatur, der Gesäßmuskeln und der Lendenmuskulatur, aber auch der Rumpfmuskulatur und der rückwärtigen kinetischen Kette allgemein. Diese Übung unterstützt Haltung und Gleichgewicht sowie insgesamt die Gesundheit der Wirbelsäule, dient aber auch zum Aufwärmen und beugt einer Überlastung anderer Strukturen vor.

Ausgangsposition: Bauchlage mit nebeneinander ausgestreckten Beinen. Die Arme sind unter dem Kopf verschränkt.

Durchführung: Langsam das Knie beugen und die Ferse näher an das Gesäß bringen, soweit dies bequem und schmerzfrei möglich ist. Danach das Bein kontrolliert wieder in der ursprünglichen gestreckten Position ablegen. Mit dem anderen Bein wiederholen. Zwei bis drei Durchgänge mit zehn bis 15 Wiederholungen, dabei maximal zwei Sekunden halten.

Für Fortgeschrittene: Wenn das Knie gebeugt ist, die Ferse mit Hilfe der Gesäßmuskulatur in Richtung Decke drücken. Der Oberkörper bleibt entspannt, nicht ins Hohlkreuz gehen. Das Bein wird erst am Abschluss der Bewegung angehoben, damit Gesäß- und Oberschenkelmuskulatur beteiligt bleiben.

Achtung: Nicht zu schnell bewegen und in keiner Stellung pausieren. Es handelt sich um eine fließende, kontrollierte Bewegung. Falls Sie ein Knöchelgewicht verwenden, darf es nicht so schwer sein, dass es die richtige Durchführung und den Rhythmus behindert. Der Körper bleibt entspannt – weder Rücken noch Hals durchdrücken und nicht andere Muskeln zur Hilfe nehmen.

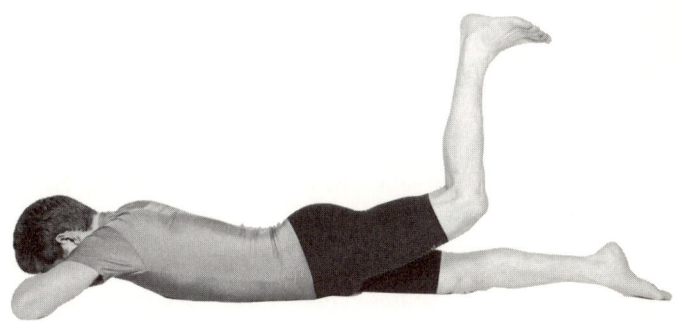

Gesäß

Superman mit Beinheben

Ziel: Kräftigung der Lenden-, Gesäß- und rückwärtigen Oberschenkelmuskulatur, aber auch der Rumpfmuskulatur und der rückwärtigen kinetischen Kette ganz allgemein. Diese Übung unterstützt Haltung und Gleichgewicht, aber auch insgesamt eine gesunde Wirbelsäule, wärmt die Muskeln auf und beugt einer Überlastung anderer Strukturen im Oberkörper vor.

Ausgangsposition: Bauchlage mit nebeneinander ausgestreckten Beinen. Die Arme sind unter dem Kopf verschränkt.

Durchführung: Gesäß und Beine anspannen und durch Anspannen von Bauchmuskeln und Schulterblättern unterstützen. Abwechselnd erst das eine gestreckte Bein anheben, dann das andere und jeweils zwei Sekunden halten. Zehnmal wiederholen.

Für Fortgeschrittene: Mit Gewichten an den Sprunggelenken wird die Übung etwas anstrengender. Oder Sie heben beide Beine gleichzeitig an (dabei durch Anspannen der Bauchmuskeln den unteren Rücken entlasten).

Achtung: Bei der gesamten Übung auf die stabilisierende Spannung in Unterkörper und Körpermitte achten. Weiteratmen, nicht die Zähne zusammenbeißen. Die Zehen bleiben gestreckt, das Bein bewegt sich von der Hüfte aus als eine Einheit. Es kommt nicht darauf an, wie hoch Sie das Bein heben, sondern darauf, wie weit Sie sich während des Anhebens dehnen können.

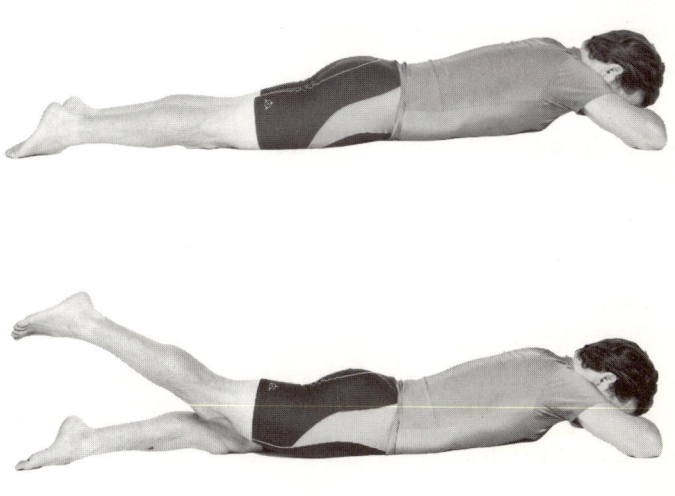

Oberschenkelinnenseite

Kniebeugen

Ziel: Kräftigung der Adduktoren, aber auch des vorderen und hinteren Oberschenkelmuskels, der Gesäß- und Rückenmuskeln und der stabilisierenden Rumpf- und Gelenkmuskulatur.

Ausgangsposition: Die Füße stehen etwas mehr als schulterbreit parallel nebeneinander, das Gewicht ist gleichmäßig auf Fersen und Zehen verteilt.

Durchführung: Die Hände nach vorn zeigend auf die Hüften setzen oder hinter den Kopf legen. Mit geradem Rücken die Knie beugen und das Gesäß in Richtung Boden absenken, bis die Hüfte auf Kniehöhe ist (oder so weit, wie es bei guter Haltung und schmerzfrei möglich ist). Das Gewicht bleibt gleichmäßig auf die Füße verteilt. Gesäß, Bauchmuskeln und vorderen Oberschenkelmuskel anspannen und die Beine zusammendrücken, um den Körper wieder in die Ausgangsposition zu bringen. Das Anspannen der Adduktoren bewahrt die Knie davor, seitlich auszubrechen. Zehn Wiederholungen, jeweils maximal zwei Sekunden halten.

Achtung: Die Kniebeuge soll so tief gehen, dass es anstrengend wird, ohne dass die saubere Durchführung darunter leidet. Weiteratmen, nicht die Zähne zusammenbeißen. Die Knie weder auf der Oberseite verkrampfen noch während der Bewegung nach

innen oder außen ausbrechen lassen. Das Gewicht bleibt gleichmäßig auf den ganzen Fuß verteilt – nicht auf die Zehen oder auf
die Ferse ausweichen und nicht nach vorn beugen. Bei stechenden Schmerzen in Leiste oder Knien die Übung abbrechen und
ärztlichen Rat einholen.

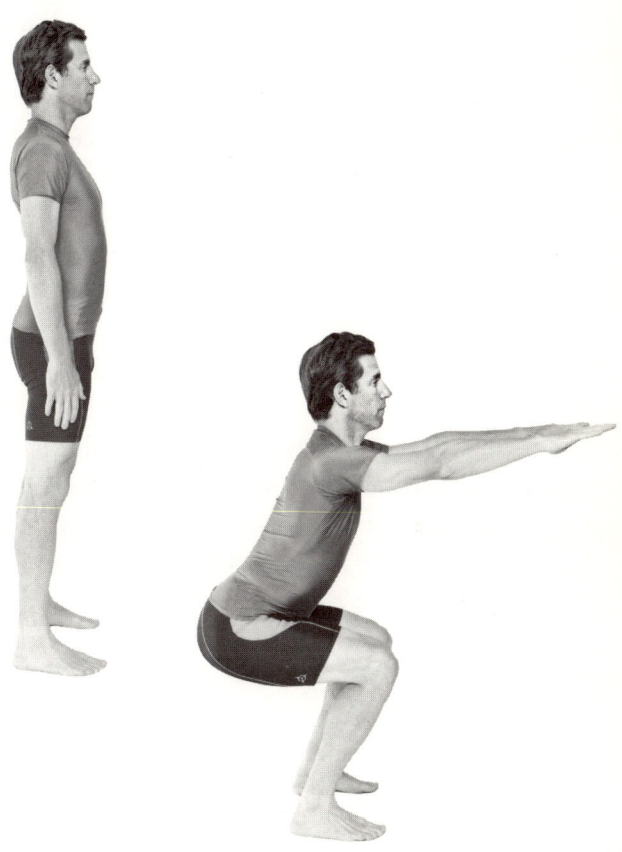

Oberschenkelvorderseite

Kniebeugen mit Kugelhantel

Ziel: Kräftigung der vorderen, aber auch der rückwärtigen Oberschenkelmuskeln, der Gesäß- und Rückenmuskeln und der stabilisierenden Rumpf- und Körpermuskulatur, die Gleichgewicht und sichere Rückenbewegungen unterstützen.

Ausgangsposition: Die Füße stehen mehr als schulterbreit auseinander und sind leicht auswärts gerichtet. Mit beiden Händen eine Kugelhantel vor den Körper hängen lassen (alternativ eignet sich auch eine Hantel oder eine Suppendose, solange Sie diese gut festhalten können).

Durchführung: Mit geradem Rücken in die Knie gehen und das Gewicht in Richtung Boden absenken, bis die Hüften auf Kniehöhe sind oder so weit wie die Bewegung schmerzfrei und in guter Haltung durchführbar ist. Gesäß- und Bauchmuskeln, vorderen Oberschenkelmuskel und Adduktoren anspannen, um den Körper wieder in die Ausgangsposition zu bringen. Zehn Wiederholungen, nie länger als zwei Sekunden halten.

Achtung: Das Gewicht soll eine zusätzliche Herausforderung darstellen, ohne die saubere Durchführung zu beeinträchtigen. Die Augen blicken geradeaus, der Rücken bleibt gerade, der Kopf entspannt. Weiteratmen, nicht die Zähne zusammenbeißen. Die Knie nicht auf der Oberseite verkrampfen und nicht nach innen oder außen ausbrechen lassen. Das Gewicht bleibt gleichmäßig auf beide Füße verteilt – nicht auf die Zehen oder Fersen ausweichen und nicht nach vorn lehnen. Bei Schmerzen in Leiste oder Knien die Übung abbrechen und ärztlichen Rat einholen.

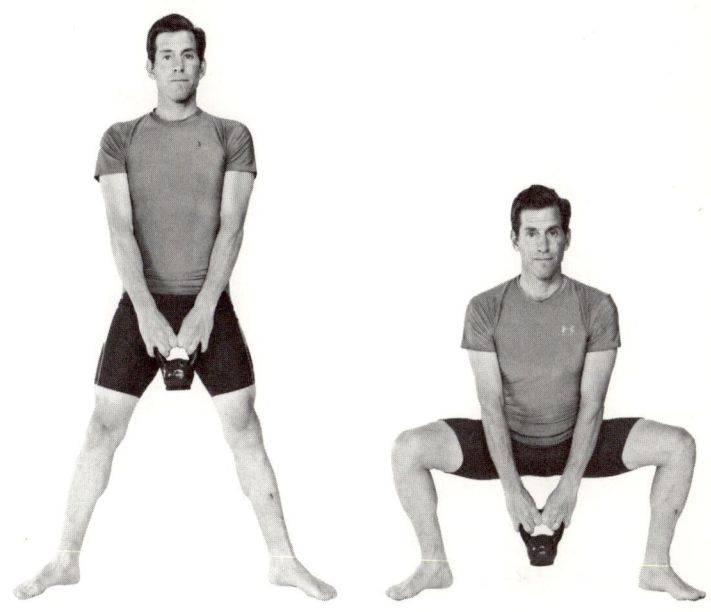

Komplette Rumpf- und Hüftmuskulatur

A. Auf einem Bein den Zeh berühren
Siehe Seite 282f.

B. Kugelhantel schwingen
Siehe Seite 284f.

KAPITEL 13

Das Knie

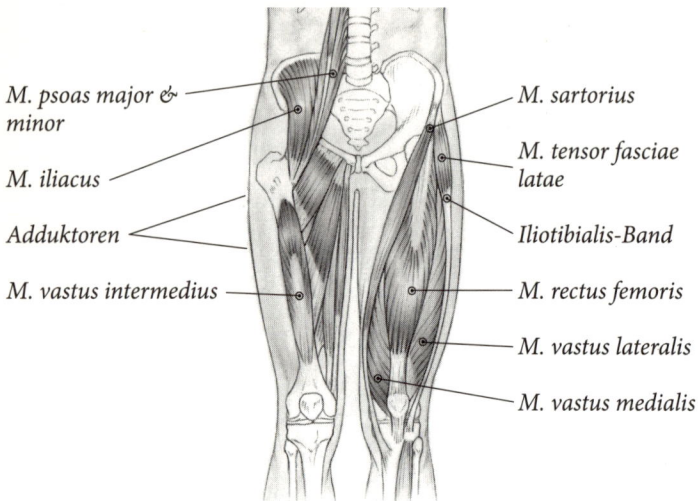

M. psoas major & minor

M. iliacus

Adduktoren

M. vastus intermedius

M. sartorius

M. tensor fasciae latae

Iliotibialis-Band

M. rectus femoris

M. vastus lateralis

M. vastus medialis

EINFÜHRUNG

Neben dem Sprunggelenk ist das Knie wohl das verletzungs-trächtigste Gelenk im Körper. Bei Sportarten mit vielen Drehbe-wegungen wie Skifahren oder Fußball kommt es leider häufig zu einem Kreuzbandriss. Meniskusverletzungen betreffen ehemali-ge Sportler und Nichtsportler gleichermaßen. Die Probleme kön-nen mit einem hörbaren Ploppen und Schmerzen und Schwel-lung einsetzen, aber auch auf jahre- oder jahrzehntelange Überbeanspruchung, schlechte Form oder schleichende Degeneration des Bindegewebes zurückgehen.

Da die Mechanik im Kniegelenk so stark im Zentrum der Aufmerksamkeit steht, besteht die Versuchung, die umliegende Muskulatur weniger wichtig zu nehmen. Das ist sie jedoch keineswegs. Wie bereits erklärt, federn die Muskeln die Wucht des Auf-

Alarmstufe Rot

Sofort zum Arzt

Plötzliche Schmerzen mit nachfolgender Schwellung und Schwierigkeiten, das Knie zu strecken oder zu laufen, deuten auf einen Sehnen- oder Bänderriss hin und müssen ärztlich abgeklärt werden. Dasselbe gilt, wenn das Knie »einrastet« oder blockiert. Wie bei jedem Gelenkproblem sollten Sie Anzeichen für eine Infektion ernst nehmen, also Rötung, Überwärmung oder Fieber und Schmerzen, die nicht auf veränderte Aktivität zurückgehen. Gehen Sie in solchen Fällen zügig zum Arzt. Wenn ernste Ursachen ausgeschlossen wurden, können Sie von einer Verletzung des weichen Gewebes ausgehen, also einer Zerrung oder Dehnung. Dann gelten die normalen **PECH**-Regeln: **P**ause (Bereich entlasten), **E**is, **C**ompression gegen die Schwellung (bandagieren) und **H**ochlagern (über Herzhöhe). Spätestens wenn das Bein nach einer Woche noch nicht richtig belastbar ist, sollten Sie zum Arzt gehen.

pralls ab, wenn das Bein den Boden berührt. Damit tragen sie zum Gelenkschutz bei. Bei einer Verletzung (zum Beispiel einem Kreuzbandriss) können wir uns nicht nur auf den Gelenkschaden konzentrieren, ohne die anderen beiden Elemente, Knochen und Muskeln, einzubeziehen. Ohne eine Entspannung und Kräftigung der vorderen und der rückwärtigen Oberschenkelmuskulatur – im Idealfall schon vor der Knieoperation, auf jeden Fall aber danach – heilt das Knie vielleicht nicht so gut und kann auch nach dem Eingriff noch Probleme bereiten.

Der Aufbau des Knies vermittelt bereits eine Vorstellung von seinen Stärken und Schwächen. Das Knie besteht im Grunde aus zwei großen Knochen, dem Oberschenkelknochen *(Femur)* und dem Schienbein *(Tibia)*, die zusammen eine Angel bilden, welche durch ein Bindegewebsnetz zusammengehalten wird. Der dritte Knochen, die Kniescheibe *(Patella)*, hängt in einer sehnigen Hülle vor dem Gelenk, wo er sich in einer Rinne im Oberschenkelknochen auf- und abbewegt. Der kleinere Knochen des Unterschenkels, das Wadenbein *(Fibula)*, bildet mit dem Schienbein ein eigenes Gelenk, das entscheidend zur Stabilisierung des Knies beiträgt.

Das Knie ist stabil genug, die enormen Kräfte der zwei stärksten Muskelgruppen im Körper, der vorderen und der hinteren Oberschenkelmuskeln, zu verkraften. Gleichzeitig handelt es sich aber auch um ein sehr empfindliches Gelenk, dem die feste knöcherne Schutzschicht von Hüfte oder Ellenbogen fehlt. Deshalb geraten die Bänder, die das Gelenk am Platz halten, bei Kollisionen leicht unter Druck.

Im Gegensatz zum Ellenbogen ist das Knie nämlich kein reines

MUSKELMEDIZIN

Häufige Probleme und Übeltäter

Der vierköpfige Schenkelmuskel *(Quadrizeps)* an der Oberschenkelvorderseite zieht mit großer Kraft von vorn am Knie, um durch Streckung des Kniegelenks den Unterschenkel nach vorn zu bewegen. Der längste Muskel dieser Gruppe, der gerade Oberschenkelmuskel *(M. rectus femoris)*, beugt zugleich die Hüfte und ist der einzige dieser vier Muskelstränge, der über beide Gelenke verläuft. Neben dem geraden Oberschenkelmuskel liegen der äußere Schenkelmuskel *(M. vastus lateralis)*, der innere Schenkelmuskel *(M. vastus medialis)* und dazwischen der mittlere Schenkelmuskel *(M. vastus intermedius)*. Alle diese Muskeln können bei extremer Überanstrengung reißen, doch viel häufiger kommt es zu ungleichmäßiger Kraftverteilung. Ist der äußere Schenkelmuskel stärker als der innere, kann es zu einer Verschiebung der Kniescheibe und einem schmerzhaften »Läuferknie« kommen.

Gegenspieler für die vorderen Oberschenkelmuskeln sind die drei wichtigsten Muskeln hinter dem Knie. Die hinteren Oberschenkelmuskeln ziehen den Unterschenkel zurück, indem sie das Kniegelenk beugen. Zudem strecken sie die Hüfte. Sie neigen zu Überdehnung, wobei chronische Zerrungen dieser Muskeln außerhalb der Welt des Hochleistungssports selten vorkommen. Ihre Arbeit wird durch den Kniekehlenmuskel *(M. popliteus)* unterstützt, der an Beugung und Stabilisierung des Gelenks beteiligt ist. Dieser Muskel wird von Ärzten eher wenig beachtet, doch manuelle Therapeuten stellen häufig fest, dass er bei Läufern überlastet ist und sich erfolgreich manuell behandeln lässt.

Der seitliche Oberschenkelspanner *(Tractus iliotibialis,* eigentlich die lange Sehne eines kurzen Hüftmuskels, des *M. tensor fasciae latae,* und des großen Gesäßmuskels) verläuft auf der Außenseite des Beins vom Beckenkamm bis zum Beginn des Schienbeins und wirkt wie eine Beinschiene, die sowohl den Oberschenkel an seinem Platz über dem Schienbein hält als auch das gestreckte Knie stabilisiert. Überanstrengung – meist durch Laufen – kann dieses Band reizen und quälende Schmerzen an Knie und Hüfte auf der Beinaußenseite hervorrufen.

Scharniergelenk, sondern in gewissem Umfang auch zu Drehbewegungen in der Lage. Die abgerundeten Enden des Oberschenkels rollen über die flache Oberfläche des Schienbeins, was die Mobilität erhöht und beispielsweise beim Laufen einen Richtungswechsel erleichtert. Diese zusätzliche Beweglichkeit wird durch die Menisken möglich, zwei halbmondförmige Gebilde aus Faserknorpel zwischen Oberschenkelknochen und Schienbein, die dort als Stoßdämpfer dienen. Es handelt sich um ein fein abgestimmtes System, bis es einmal einen direkten Aufprall erleidet oder Verschleiß einsetzt.

WAS LÄUFT FALSCH –
UND WAS KANN MAN TUN?

Muskel

Schmerzen im vorderen Kniebereich:
Patellofemorales Schmerzsyndrom

Der Triathlet Chris, damals 23 Jahre alt, erzählte seinem Fahrrad-händler in New Jersey, dass er seinen Sport aufgeben würde, weil er die Knieschmerzen nicht mehr aushielt. Sein Lauftraining reizte den vorderen Kniebereich und erzeugte dumpfe, unspezifische Schmerzen im Bereich der Kniescheibe, die viele Läufer kennen. Keiner der Ärzte und Therapeuten, die er aufgesucht hatte, hatte ihm helfen können. Der Hobbytriathlet Dr. DeStefano bekam das Gespräch zufällig mit und bot seine Hilfe an. Wie sich herausstell-te, konnte Chris' Kniescheibe nicht richtig gleiten. Der innere Schen-kelmuskel, der die Kniescheibe nach innen zieht, war schwächer als der äußere, weshalb die Kniescheibe schmerzhaft an der Furche im Oberschenkelknochen entlangschabte, in die sie eingebettet ist. Nach drei Wochen manueller Arbeit zur Linderung der verspann-ten vorderen Oberschenkelmuskulatur und nachfolgender Kran-kengymnastik insbesondere zur Stärkung des inneren Schenkel-muskels war das Problem behoben. Chris ist heute 34 und professi-oneller Triathlet.

Probleme im vorderen Kniebereich gehen fast immer auf die vor-dere Oberschenkelmuskulatur zurück. Die einfachste Ursache ist eine Zerrung dieses großen Schenkelmuskels. Dann spannen die

SELBSTHILFE

Die Knie schützen

▶ Nicht lange Zeit in die Hocke gehen, zum Beispiel bei der Hausarbeit oder im Garten.

▶ Möglichst selten Schuhe mit mehr als 2,5 Zentimeter hohen Absätzen tragen.

▶ Beim Sitzen nicht ein Bein unterklemmen und beim Sitzen auf dem Boden nicht die Beine seitlich ablegen.

▶ Knieschonend joggen.

▶ Solange kein Wettkampftraining ansteht, nur jeden zweiten Tag laufen gehen und an den anderen den Crosstrainer verwenden.

▶ Zum Lauftraining nach Möglichkeit weichen Untergrund wählen.

Muskeln sich zu fest oder zu schnell an, und es kommt zu Schwellungen und Blutergüssen. In Sportarten mit hoher Belastung wie Basketball oder Hochsprung kann so viel Muskelkraft generiert werden, dass das Gewebe im Sehnenbereich, das den vorderen Oberschenkelmuskel mit der Kniescheibe verbindet, sich entzündet (Patellasehnenentzündung, auch Patellaspitzensyndrom oder »Springerknie« genannt). Doch Chris litt – wie viele Jogger – an Schmerzen zwischen Kniescheibe und Oberschenkelknochen. Manchmal ist der Bereich um die Kniescheibe leicht geschwollen, manchmal nicht. Doch durch die ständigen Schmerzen kann das Knie sich anfühlen wie ein rostiges Scharnier.

Die Bezeichnung *patellofemorales Schmerzsyndrom* beschreibt, wo das Problem angesiedelt ist, gibt aber keinen Hinweis auf die Ursache. Für die schlecht gleitende Kniescheibe können ganz unterschiedliche muskuläre Dysbalancen, aber auch Gelenkfehlbildungen verantwortlich sein.

Frauen haben in der Regel einen größeren Q-Winkel, der zu einer Laufbewegung beiträgt, bei der die Kniescheibe nach außen gezogen wird. (Statistisch treten Schmerzen im vorderen Kniebereich bei Frauen häufiger auf als bei Männern.) Auch eine ungewöhnlich hoch sitzende Kniescheibe kann Schwierigkeiten bereiten. Zum Glück hilft unabhängig von der Ursache praktisch immer dieselbe Verordnung, nämlich Muskelbehandlung (und Selbstbehandlung) mit anschließendem Krafttraining.

Knieschmerzen auf der Außenseite: Tractus-iliotibialis-Scheuersyndrom oder »Läuferknie«

Läufer kennen noch einen zweiten gemeinsamen Feind, nämlich den verkürzten Tractus iliotibialis. Dieses feste Bindegewebsband verläuft über die Außenseite von Hüfte und Oberschenkel zum Beginn des Schienbeins. Normalerweise stabilisiert es das Knie. Wenn sich dieses Band jedoch aufgrund von Überbeanspruchung verkürzt, kann es an dem knochigen Außenrand des Knies scheuern, was zu dumpfen bis stechenden Schmerzen führen kann. Damit scheint die mechanische Ursache auf der Hand zu liegen, doch die wahre Erklärung für die Bänderreizung ist mitunter weiter oben in der kinetischen Kette angesiedelt. Zum Beispiel kann eine Verspannung im Bereich der linksseitigen Rückenmuskulatur die Linksrotation der Wirbelsäule beeinträchtigen und eine übermäßige Rotation nach rechts erzwingen. Das führt dazu, dass das rechte Bein kräftiger auftritt, was das Band reizen kann. Manuell müssen in diesem Fall sowohl die Muskeln im unteren Rücken als auch die Kniemuskeln bearbeitet werden, um das Problem zu beheben.

Wenn vom Tractus-iliotibialis-Scheuersyndrom die Rede ist, geht es häufig nur um die Muskeln auf dieser Beinseite, die Schmerzen und Funktionsstörungen hervorrufen. Das echte Scheuersyndrom führt zu einer Blockierung des Knies mit heftigen Schmerzen auf der Außenseite.

Muskel mit Gelenkbeteiligung

Meniskusriss

Schwester Carol Zinn dient als ranghohes Verbindungsglied zwischen der katholischen Kirche und den Vereinten Nationen. Eines Tages übersah sie beim Abwärtsgehen auf einer Treppe eine Stufe und landete ungebremst auf dem rechten Fuß. Da das Bein keine Zeit mehr hatte, die Muskeln anzuspannen, musste das Kniegelenk den gesamten Aufprall abfangen. Das war noch nicht einmal übermäßig schmerzhaft, doch in den nächsten Stunden schwoll das Gelenk an. Schwester Carol hatte ständig dumpfe Schmerzen, beim Beugen des Knies kamen stechende Schmerzen hinzu. Einige Tage später hatte sie einen Termin bei Dr. DeStefano, der zunächst manuell alle wichtigen Muskeln um das Knie herum bearbeitete. Die Besserung verlief jedoch sehr langsam, so dass er Schwester Carol zu Dr. Kelly überwies. Dieser stellte mittels MRT einen Meniskus-riss fest, der seiner Ansicht nach jedoch keine Operation erforderte. Er beruhigte das Knie mit einer Kortikosteroidspritze, was ihr eine wichtige Überseereise ermöglichte. In den folgenden zwei Jahren konnte Dr. DeStefano die Schmerzen mit regelmäßigen manuellen Behandlungen erfolgreich in Schach halten und Schwester Carol damit etliche weitere Reisen ermöglichen.

Bei Schwester Carol beruhte das Problem ohne Zweifel auf dem geschädigten Meniskus. Allerdings stellte sich die Frage, ob man den Meniskus operativ entfernen musste oder ob möglicherweise eine Konzentration auf die traumatisierten Muskeln ausreiche.

In unseren Augen hat eine MRT Vor- und Nachteile. Eine genaue Darstellung dessen, was im Gelenk vor sich geht, kann präzise Diagnosen erleichtern. Allerdings kommt es dabei auch zu Zufallsbefunden, die nicht die Ursache für den Schmerz sind. Der Meniskusriss ist genau so ein Fall. Im Gegensatz zur Röntgenaufnahme zeigt das MRT-Bild zwar den Riss, kann jedoch nicht unbedingt verraten, ob dieser Riss eine Woche oder etliche Jahre alt ist. Bei Schwester Carol konnte die Verletzung von dem falschen Auftreten herrühren, aber vielleicht reagierte das Knie auch wegen eines alten Risses empfindlicher auf die Wucht des falschen Schritts.

Auf jeden Fall wurde dabei die umliegende Muskulatur in Mitleidenschaft gezogen. Die Entzündung erzeugte Muskelschmerzen und eine Flüssigkeitsansammlung um das Gelenk herum. Ganz konservativ wurden diese Muskeln daher erst zur Heilungsbeschleunigung manuell bearbeitet und anschließend krankengymnastisch gekräftigt, damit sie das Fehlen eines gesunden, stabilisierenden Meniskus ausgleichen können. Das Ziel ist dabei nicht ein perfektes Knie, sondern eines, das möglichst gut funktioniert. Bei Schwester Carol wirkte eine einzige Injektion eines entzündungshemmenden Kortikosteroids wahre Wunder. Doch mit vorgeschädigtem Meniskus bleibt das Knie störanfällig, so dass sie sich alle paar Wochen von Dr. DeStefano behandeln lässt.

Manchmal sorgt auch ein frischer Meniskusriss für Probleme. Meist gerät dabei ein Stück des zerrissenen Knorpels zwischen Oberschenkel und Schienbein, wo er Schmerzen verursacht oder das Gelenk »einrasten« lässt. Hier kommt eher eine Operation in Frage, aber nur zur Entfernung des störenden Gewebestückchens. Auch hier gilt, dass ältere Menschen, die mit Hilfe von physiotherapeutischen Maßnahmen und entzündungshemmenden Mitteln einigermaßen zurechtkommen, möglichst auf eine Operation verzichten sollten. Dafür gibt es gute Gründe. Ein Meniskusriss ist sehr häufig eine Folge von Verschleiß, der den gesamten Knorpel im Knie betrifft. Der falsche Schritt oder die ungeschickte Drehbewegung sind nur noch der Tropfen, der das Fass zum Überlaufen bringt. Wenn der Gelenkknorpel, der Oberschenkel und Schienbein reibungslos übereinandergleiten lässt, in einem ähnlich schlechten Zustand ist, droht ein künstliches Kniegelenk. Es hat also wenig Sinn, den Patienten am Meniskus zu operieren, wenn über kurz oder lang ohnehin das ganze Knie ersetzt werden muss.

Bei jungen Menschen liegt die Sache anders, denn hier geht ein Meniskusriss meist auf ein Trauma zurück. Bei einem kleinen

Kniestatistik

Laut aktueller Statistik kennen über 50 Prozent der 25- bis 57-Jährigen starke Knieschmerzen oder Knieverletzungen aus eigener Erfahrung. Chronische Knieschmerzen betreffen 20 Prozent der über 60-Jährigen, während nur jeder Siebte über chronische Hüftschmerzen klagt.

Riss lassen Schmerzen und Schwellung mitunter so schnell nach, dass die Verletzung nie diagnostiziert wird (oder vielleicht 20 Jahre später im MRT auftaucht). Bei einer schweren Verletzung hängt die Behandlung oft davon ab, wo der Riss liegt. Außerdem stellt sich die Frage, ob die Schmerzen des Patienten wirklich auf genau diese Schädigung zurückgehen. Es geht nicht darum, ob eine Meniskusoperation gut oder schlecht ist, sondern für wen und unter welchen Bedingungen sie ratsam erscheint: für Schwester Carol oder für einen 20-jährigen Basketballer?

Operation?

Kreuzbandriss (und andere Bänderrisse)

Beim Skifahren reicht schon eine ungeschickte Landung nach einem kurzen Buckel, damit das vordere Kreuzband reißt. Einmal behandelte Dr. DeStefano eine bekannte Skiläuferin, die bei vollem Tempo von der Piste abgekommen war, aber glücklicherweise nur einen Kreuzbandriss davongetragen hatte. Bis in die 80er-Jahre hätte man sie schnellstmöglich operiert und das Knie anschließend eingegipst, womit auf jeden Fall eine vollständige Atrophie der verletzten Muskeln erfolgt und das starre Knie stark vernarbt wäre, was später mühsame und schmerzhafte Physiotherapie erfordert hätte. Inzwischen warten wir vor der Operation einige Wochen ab. Wir lassen die Entzündung abklingen, bauen Muskelkraft auf und sorgen für größtmögliche Beweglichkeit. Dr. DeStefano erzielte durch manuelle Arbeit an den wichtigsten stützenden Kniemuskeln fürs Skifahren (in erster Linie die Muskeln auf der Vorder- und Rückseite des Oberschenkels), dass die Dame hinterher am liebsten auf die Operation verzichtet hätte. Das vordere Kreuzband konnte den Oberschenkel jedoch noch immer nicht über dem Schienbein halten. Im Alltag hätte eine starke Muskulatur das ausgeglichen, doch das reichte nicht, um mit über 100 Stundenkilometer eine Piste hinunterzufegen. Andererseits hatte die gründliche Muskelarbeit sie ausgezeichnet auf die Operation, die flexible Fixierung und die anschließende Reha vorbereitet. Sie erreichte wieder Wettkampfniveau und konnte ihrer Trophäensammlung noch etliche Medaillen hinzufügen.

Innerhalb des Knies kreuzen sich zwei wichtige Bänder, das vordere und das hintere Kreuzband. Sie stabilisieren das Gelenk, indem sie verhindern, dass das Schienbein unter dem Oberschenkel nach vorn oder hinten ausbricht. Die beiden Seitenbänder, das Innenband (*Ligamentum collaterale mediale*) und das Außenband (*Ligamentum collaterale laterale*), bewahren die Knochen davor, seitlich auszuweichen. Ein Aufprall oder eine heftige Bewegung kann eines oder mehrere dieser Bänder verletzen.

SELBSTHILFE

Das Kreuzband schützen

▸ Gut sitzende Sportschuhe tragen.

▸ Bei O- oder X-Beinen aufgrund von Fehlstellungen der Füße nach Möglichkeit orthopädische Einlagen tragen.

▸ Für Sport immer eine gute körperliche Kondition anstreben. Achten Sie auf eine starke, gleichmäßig entwickelte Beinmuskulatur.

▸ Ein erfahrener Trainer kann immer wieder Hinweise zur korrekten Haltung und Technik beim Sport geben.

Je nachdem, in welche Richtung sich das Knie nach dem Aufprall bewegt, reißen die Bänder in einer bestimmten Reihenfolge. Solche Mehrfachverletzungen sind in der Regel besonders schwer zu behandeln. Am häufigsten betroffen ist jedoch das vordere Kreuzband, das deshalb in der Sportmedizin wie in den Medien am meisten Beachtung erhält. Bei einer Verletzung hört man ein Ploppen, danach folgen Schmerzen und Schwellung.

Dennoch wird ein Kreuzband nicht automatisch immer genäht. Bei älteren Menschen, deren Ambitionen nicht über einen flotten Spaziergang hinausgehen, kann das Knie seine Funktion auch mit gerissenem Kreuzband und eingeschränkter Stabilität durchaus erfüllen, insbesondere wenn sie intensiv an einer Therapie zur Entspannung und Kräftigung der Gelenkmuskulatur mitarbeiten. Im Gegensatz zum Meniskus spielt das Alter des Patienten bei der Entscheidung für oder gegen eine Kreuzbandoperation eher eine untergeordnete Rolle. Wer nicht mehr über die Straße kommt, ohne dass die Knie wanken, ist auch mit 50 noch ein OP-Kandidat. Falls jedoch bereits über ein künstliches Kniegelenk nachgedacht wird, sollte man sich gründlich überlegen, ob man wirklich innerhalb weniger Jahre zwei große Knieoperationen über sich ergehen lassen möchte. In solchen Fällen kann eine stabilisierende Bandage eine sinnvolle Übergangslösung sein.

Jüngere Menschen, insbesondere aktive Sportler, werden bei einem Kreuzbandriss nicht lange überlegen. Dreh- und Sprungbewegungen ohne dieses Band beschwören weitere Verletzungen herauf und provozieren eine Gelenkarthrose. (Bänder außerhalb der Gelenkkapsel heilen zwar durchaus von selbst, doch ein gewisser Kraft- und Stützverlust ist sehr wahrscheinlich.) Zum Glück zählt die Kreuzbandrekonstruktion zu den Erfolgsgeschichten der modernen Orthopädie, weil sie zu rund 95 Prozent wunschgemäß verläuft. Das liegt nicht nur an Verbesserungen bei der Operationstechnik (siehe Kasten »Kreuzbandrekonstruktion«), sondern auch daran, dass die Chirurgen mittlerweile besser auf die Muskeln achten, die Gelenk und Knie antreiben. Am Beispiel der Skiläuferin haben wir erklärt, dass eine Behandlung und Kräftigung der Muskulatur vor und nach der Operation die Zeit für Genesung und Rehabilitation deutlich verkürzen kann. Und das Knie wird vermutlich besser und früher wieder funktionstüchtig.

Seit einigen Jahren ist in der Sportmedizin der Zusammenhang zwischen den Knochen im Knie und einem Kreuzbandriss

info

Kreuzbandrekonstruktion

Eine Kreuzbandrekonstruktion wird in der Regel minimal-invasiv, also arthroskopisch, durchgeführt. Dazu wird eine winzige Fiberglaskamera in das Gelenk eingeführt, um die Operation, die mit sehr feinen Instrumenten geschieht, am Bildschirm zu überwachen. Der Chirurg entnimmt ein Stück Bindegewebe aus einer Sehne im vorderen oder hinteren Kniebereich und schraubt sie an Oberschenkel und Schienbein fest. Manchmal wird auch Gewebe von Organspendern verwendet.

klarer geworden. Neuere Untersuchungen ergaben, dass das Kreuzband bei Frauen doppelt so anfällig ist wie bei Männern. Bei Sportarten wie Fußball, Volleyball und Basketball, in denen für Männer und Frauen ähnliche Regeln gelten, treten Kreuzbandverletzungen bei Frauen etwa fünfmal so häufig auf wie bei Männern. Wie bereits erwähnt haben Frauen in der Regel einen größeren Q-Winkel – breitere Hüften bedingen eine steilere Linie von der Hüfte zum Knie –, was vermutlich zu der unterschiedlichen Verletzungshäufigkeit beiträgt. Außerdem lastet das Gewicht bei Frauen vermehrt auf der Knieinnenseite, was das Kreuzband überlasten kann. Ein eher x-beiniger Gang deutet auf einen großen Q-Winkel hin und kann problematisch werden (siehe Kasten »Selbsthilfe« auf Seite 343).

Arthrose

Vor Jahren hatten wir einen erstklassigen Marathonläufer und Triathleten in Behandlung – nennen wir ihn Sam. Sam war damals Ende dreißig, und wir stellten fest, dass seine unausgewogene Hüftmuskulatur die Knie zu stark zusammenzog. Deshalb rieben Oberschenkelknochen und Schienbein übereinander und scheuerten allmählich den schützenden Gelenkknorpel ab. Zusätzlich war eine beginnende Arthrose zu erkennen.

Wir erklärten Sam, dass ihm kaum eine Wahl blieb: Er brauchte ausgiebige manuelle Therapie zur Lösung seines Hüftproblems sowie Krankengymnastik für das verletzte Knie. Er musste sein Lauftraining zurückschrauben.

Als ehrgeiziger Geschäftsmann wählte Sam eine andere Methode, die ihm besser zusagte: Etliche Kortisonspritzen, um die Entzündung einzudämmen, aber keine Veränderung seiner Lebensweise. Irgendwann ließ Sam dann sein arthritisches rechtes Knie ersetzen. Andererseits profitierte er danach von seiner Dickköpfigkeit: Er wechselte zum Radsport und zählt heute zu den besten Amateurradsportlern seiner Gegend.

Ärzte wählen gern den Vergleich mit einem Autoreifen, wenn sie Patienten beraten, deren Knie erste Anzeichen einer Arthrose zeigen: »Sie haben noch so viel Profil übrig. Möchten Sie lieber weiterjoggen und alles in sechs bis zwölf Monaten verbrauchen, oder möchten Sie Ihre Knie noch länger behalten?« Was die Patienten in solchen Fällen mitunter nicht wahrhaben möchten, ist, dass man zwar 20 bis 30 Jahre über das Pflaster traben kann, bis die Krankheit sich meldet, doch eine einmal vorhandene Arthro-

SELBSTHILFE

Arthrose

Gegen Arthrose gibt es bisher kein Heilmittel. Wir müssen also bestmöglich damit umgehen.

Wichtig ist ein normales Körpergewicht. Beim Treppensteigen schlagen 20 Kilogramm Übergewicht mit 60 bis 80 Kilogramm zusätzlichem Druck auf die Knie zu Buche. Belastende Sportarten wie Laufen sind Gift für die Gelenke. Wählen Sie stoßarme Sportarten wie Schwimmen, Radfahren oder den Crosstrainer. Hilfreich sind auch rhythmische Bewegungen, die nicht ruckartig belasten und die Produktion der Gelenkflüssigkeit anregen. Aktuelle Untersuchungen belegen, dass auch Muskelaufbau mit Gewichten helfen kann. Fangen Sie langsam an und erhöhen Sie allmählich die Intensität. Schmerzen lassen sich über entzündungshemmende Medikamente und notfalls gelegentliche Kortikosteroidspritzen regulieren.

Neue Erkenntnisse in der manuellen Medizin deuten darauf hin, dass das Lösen verspannter Muskeln den Druck auf die Gelenkkapsel lindern kann. Dadurch reiben die Knochen weniger übereinander, und die Erkrankung schreitet langsamer fort. Die Behandlung zielt darauf ab, schwere Behinderungen durch Arthrose zu vermeiden oder eine eventuelle Prothese so lange hinauszuzögern, dass diese nur einmal im Leben erforderlich ist.

info

Das »Mini-Knie« und die tibiale Umstellungsosteotomie

Wenn nur ein Teil des Kniegelenks von Arthrose betroffen ist, kommt mitunter eine teilweise Knieoperation in Frage, die gern als »Mini-Knie« bezeichnet wird. Dabei bleibt der gesunde Teil des Gelenks intakt. Bei jüngeren Patienten mit begrenzter Arthrose kann eventuell eine tibiale Umstellungsosteotomie durchgeführt werden, für die auf der gesunden Seite des Knies ein Keil aus dem Schienbein entnommen wird, um den Druck vom arthrotischen Teil abzulenken.

Beide Verfahren sollen mindestens zehn Jahre Zeit erkaufen, ehe das ganze Knie ersetzt wird, damit die Prothese möglichst das ganze restliche Leben hält.

se kann ein zunächst schmerzendes, aber noch funktionierendes Knie innerhalb von wenigen Monaten absolut lahmlegen.

Unsere Arthrose-Patienten teilen sich in zwei Lager auf. Die eine Hälfte ist wie Sam. Hier wird das Problem zugunsten von Wettkämpfen, Fitness und den begehrten Endorphinschüben aktiv verschlimmert. Die andere ist älter, oft über 60 oder 70, und merkt gar nicht, dass sie ihr Knie überlastet. Aufgrund von Veranlagung oder früheren Knieverletzungen kommt es unmerklich zu Knorpelverschleiß, bis das Knie eines Tages schmerzt oder Veränderungen im Bewegungsablauf den Meniskus reißen lassen.

Fokale Chondropathie

Nicht alle Schäden am Gelenkknorpel im Knie beruhen auf Verschleiß. Bei einem Aufprall oder Tritt, was im Sport häufig vorkommt, kann ein Knorpelbereich bis auf den Knochen hinunter beschädigt werden. Wer unter 40 ist und ansonsten gesunden Knorpel vorzuweisen hat, sollte eine der vielfältigen Operationstechniken nutzen, mit denen die verletzte Stelle entweder durch ein Knorpeltransplantat ersetzt wird oder neues Knorpelwachstum angestoßen wird. Ohne eine Korrektur kann ansonsten die Abwärtsspirale zur generalisierten Arthrose in Gang kommen.

DAS PROGRAMM

An dieser Stelle widmen wir uns den zwei Hauptbewegungen des Knies, Beugen und Strecken. Das Kniegelenk gestattet zwar auch eine gewisse Innen- und Außenrotation, ist jedoch auf die Dreh- und Zugkräfte, denen es im Leben und im Sport oft ausgesetzt ist und die Verletzungen und Schmerzen erzeugen, schlecht vorbereitet. Die Kniemuskulatur dient in erster Linie dem Antrieb des Körpers und dem Abfedern von Schritten und Sprüngen. Eine ausgewogen trainierte Stützmuskulatur ist daher die beste Hilfe für dieses Gelenk.

Oberschenkelvorderseite
Siehe Seite 312.

Seitlicher Oberschenkel

Ziel: Selbstbehandlung des seitlichen Oberschenkelspanners *(Tractus iliotibialis)*. Wichtig für die Beweglichkeit und Stabilisierung des Knies. Dieses Band kann mit dem äußeren Schenkelmuskel verkleben und seine Funktion behindern sowie dann am Knie entlangreiben.

Ausgangsposition: Sitzhaltung auf einem Stuhl. Beide Füße stehen auf dem Boden, das behandelte Bein ist auf 45 Grad angewinkelt. Mit beiden Händen Druck auf den seitlichen Oberschenkelspanner ausüben und diesen entweder in Richtung Knie oder in Richtung Hüfte ausrichten. Es gibt nur eine Zone, die seitlich am Bein vom Knie zur Hüfte verläuft. Die Übung beginnt drei Fingerbreit oberhalb des Knies und wird von dort aus immer drei Fingerbreit weiter ausgeführt.

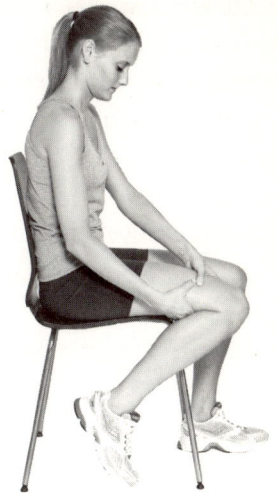

Durchführung: Unter Beibehaltung der Friktion das Bein strecken. Der Druck kann auch durch einen F.A.S.T.-Stab™ oder ein anderes Hilfsmittel ausgeübt werden. Am anderen Bein wiederholen.

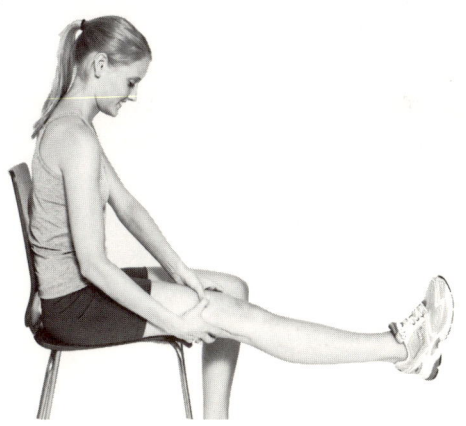

Achtung: Diese Selbstbehandlung bitte langsam und mit nicht zu starkem Druck durchführen, weil das Band sonst gereizt werden kann. Bei Verhärtungen zwischen dem Band und der darunterliegenden Muskulatur hilft sanfter Druck.

Oberschenkelrückseite

Siehe Seite 306.
Siehe auch Seite 370, Selbstbehandlung für die Schienbeinvorderseite.

Oberschenkelvorderseite

Siehe Seite 320.

Seitlicher Oberschenkel

Ziel: Aufwärmen und Dehnen des seitlichen Oberschenkelspanners und der umliegenden Strukturen. Diese Übung ist eine Abwandlung der Dehnübung für den vorderen Oberschenkelmuskel.

Ausgangsposition: Seitenlage, beide Knie sind an die Brust gezogen. Das untere Bein am Knie festhalten, das obere, behandelte Bein am Sprunggelenk.

Durchführung: Das behandelte Bein mit dem Fuß voran nach hinten schieben, so dass die Ferse näher an das Gesäß gelangt. Jetzt das Bein so weit in Richtung Boden sinken lassen, wie es schmerzfrei möglich ist. Seite wechseln und mit dem anderen Bein wiederholen. Die Dehnung jeweils maximal zwei Sekunden halten. Zehnmal wiederholen.

Achtung: Das untere Bein muss stabil an der Brust bleiben. Wenn Sie das Sprunggelenk des behandelten Beins nicht problemlos umfassen und bewegen können, eignet sich ein Seil oder Band als Hilfsmittel. Bei unangenehmem Druck in Knie- oder Hüftgelenk sofort aufhören!

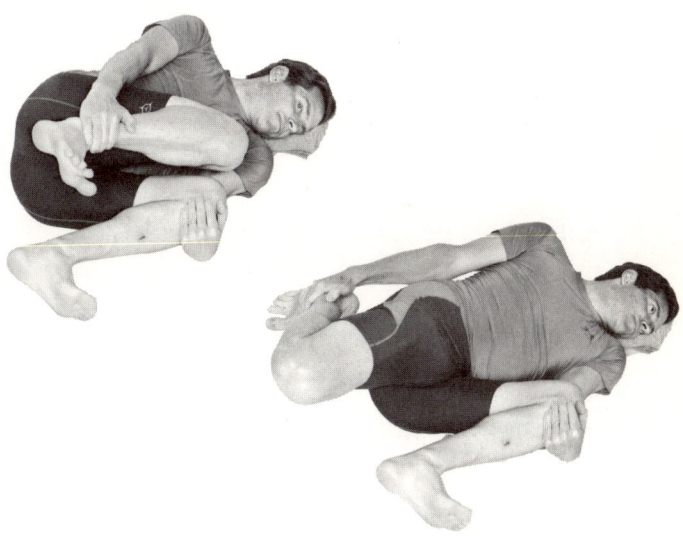

Oberschenkelrückseite

Siehe Seite 314.

Oberschenkelvorderseite

Siehe Seite 328.

Seitlicher Oberschenkel

Der seitliche Oberschenkelspanner ist kein Muskel, sondern ein Band. Bindegewebe lässt sich behandeln und dehnen, kann aber nicht wie ein Muskel gekräftigt werden. Übungen, die indirekt zur Kraft dieses Bands beitragen, finden Sie im Abschnitt für die Hüfte (siehe Seiten 324 bis 329).

Oberschenkelrückseite

Siehe Seite 322.

Rumpfmuskulatur

A. Auf einem Bein den Zeh berühren

Siehe Seite 282.

B. Kugelhantel schwingen

Siehe Seite 284.

C. Kniebeugen

Siehe Seite 326.

D. Kniebeugen mit Kugelhantel

Siehe Seite 328.

KAPITEL 14

Sprunggelenk und Fuß

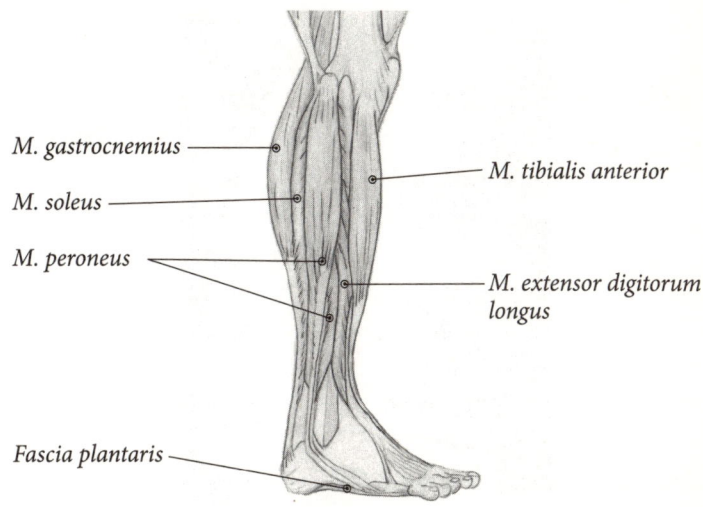

M. gastrocnemius ——

M. soleus ——

M. peroneus ——

M. tibialis anterior

M. extensor digitorum longus

Fascia plantaris ——

EINFÜHRUNG

Unsere letzte Problemzone, Sprunggelenk und Fuß, ist der Bereich, der etwa fünf- bis zehntausendmal pro Tag auf dem Boden aufsetzt. Das ist unglaublich viel Gewicht! Besonders bei Sportlern soll die Fußsohle sicher und stabil auftreten. Wenn schon dieses erste Glied in der kinetischen Kette geschwächt ist – das heißt, etwas im Zusammenspiel der Knochen, Gelenke und Muskeln, die an der Fortbewegung beteiligt sind, nicht stimmt –, führt der Aufprall, der durch Fuß und Sprunggelenk nach oben steigt, zu Verletzungen der unteren Extremitäten. Zum Beispiel kann es zu Überlastungsverletzungen kommen. Eine Entzündung des Bindegewebes, welches das Fußgewölbe hält, wird als Fasziitis plantaris bezeichnet. Wenn das Gewebe vor dem Schienbein gereizt reagiert, spricht man von einem inneren Schienbeinkantensyndrom (mediales tibiales Stresssyndrom). Auch Traumen sind möglich, zum Beispiel wenn man in ein Loch tritt, dabei im Sprunggelenk umknickt und die Bänder und Muskeln nicht stabil genug sind, die Verstauchung zu verhindern (die häufigste Verletzung der Skelettmuskulatur). Der legendäre Michael Jordan von den Chicago Bulls war dafür berühmt, im Gegensatz zu anderen Basketballern kaum unter Fuß- und Beinverletzungen zu leiden. Allerdings führte er auch täglich mit großer Hingabe ähnliche Dehn- und Kräftigungsübungen durch wie die, die am Ende dieses Kapitels aufgeführt sind.

Das Fußgelenk ist im Grunde einfach konstruiert. Rein technisch handelt es sich beim unteren Sprunggelenk um ein Zapfengelenk, vergleichbar mit Loch und Zapfen bei der Holzverarbeitung. Die beiden Knochen des Unterschenkels, Schienbein und Wadenbein, bilden einen etwa rechteckigen Raum, in dem das Sprungbein *(Talus)* ansetzt. Der Fuß hingegen ist ein ausgesprochen komplexes Gebilde aus 26 Knochen (fast ein Viertel aller Knochen des Körpers), 33 Gelenken, 107 Bändern und über 7000 Nervenenden, die genauestens aufeinander abgestimmt sind.

Sobald der Fuß den Boden berührt, beugt sich das Sprunggelenk. Daraufhin ziehen sich die Wadenmuskeln zusammen und

info

Der Fußspezialist Dan Geller

Spezialisten im Gesundheitswesen sehen in der Regel, was sie gelernt haben. Manche Orthopäden interessieren sich für einen Fall erst, wenn es um eine Operation geht. Ein Fußspezialist wird erklären: »Ihre Überpronation ist die Wurzel allen Übels.« Doch als Sportler weiß ich, dass es nicht nur den einen Ansatz gibt. Orthopädische Einlagen können eine große Hilfe sein, werden aber teilweise zu viel oder falsch verordnet, so dass Material oder Ausfertigung nicht zum individuellen Fuß passen. Eine Fußverletzung bedeutet nicht automatisch, dass eine Einlage erforderlich ist. Vielleicht braucht der Betroffene eher neue Schuhe, muss sein Training einschränken oder eine Weile in der Ebene laufen. Ein Arzt muss sich von der Vorstellung lösen, jedes Problem selbst beheben zu wollen. Im Zweifelsfall ist es sinnvoller, den Patienten korrekt zu überweisen. Ein Teil meiner Patienten konnte beispielsweise sehr von Dr. DeStefanos Muskelarbeit profitieren.

verschieben das Gewicht auf den Fußballen und die Zehen, um uns vorwärtszubewegen. Die Knochen, Bänder und Muskeln im Fuß tragen das gesamte Körpergewicht, beim Rennen sogar das Achtfache des Körpergewichts. Möglich wird das durch die gewölbte Architektur der Füße – drei Bögen, die Stöße abfedern, indem sie sich unter Belastung abflachen, um dann beim Abstoßen wieder in die ursprüngliche Form zurückzufedern. Die seitliche Flexibilität des Sprunggelenks gestattet dem Fuß, auch bei Bewegung über unebenen Boden festen Halt zu finden. Bei plötzlichen Richtungsänderungen beim Laufen müssen vor allem die Bänder auf der Innen- und Außenseite des Sprunggelenks die Knochen zusammenhalten. Dreht sich der Fuß zu weit zur Seite (meist nach außen hin beim Stolpern), kommt es zu der sehr verbreiteten Verstauchung.

In den vorherigen Kapiteln wurde bereits dargelegt, dass bei Problemen des Bewegungsapparats gern unterschieden wird, ob etwas operativ oder durch Physiotherapie behoben werden sollte. (Dieses Buch wendet sich ausdrücklich gegen eine solche Einseitigkeit, weil die meisten Verletzungen eine individuelle Mischung aus Muskelproblemen und strukturellen Elementen darstellen.) Sprunggelenk und Füße sind so kompliziert, dass es dafür eigene Spezialisten gibt, die sich besonders auf die Biomechanik der Füße konzentrieren. In der Regel sind das Probleme mit dem Fußgewölbe. Deshalb verordnen sie insbesondere stützende Einlagen (Orthesen). Wir sind zwar der Ansicht, dass Einlagen zu häufig verschrieben werden, doch bei bestimmten Patienten können sie viel bewirken. Die große Kunst bei der Behandlung von Sprunggelenken und Füßen ist wie üblich das Wissen, welche Behandlung oder Behandlungskombination für das Problem geeignet ist und wann sie eingesetzt werden sollte. Bei Fußproblemen ziehen wir gern den begabten Sportmediziner und Fußspezialisten Dr. Dan Geller hinzu (nebenbei auch Triathlet), der viele erstklassige Läufer und Triathleten aus New York betreut.

Alarmstufe Rot

Sofort zum Arzt

Häufig ist schwer zu erkennen, ob man sich das Fußgelenk verstaucht oder gebrochen hat. Wenn der Fuß sich nicht belasten lässt, handelt es sich entweder um eine starke Zerrung oder um einen Bruch. Gehen Sie zum Arzt! Wie bei allen Gelenkproblemen sind alle Anzeichen einer Infektion – Rötung, Überwärmung oder Fieber und Schmerzen, die nicht auf veränderte Aktivität zurückgehen – Anlass für einen raschen Arztbesuch. Sobald ernste Ursachen ausgeschlossen sind, ist von einer weniger schlimmen Weichteilverletzung auszugehen, also einer Bänderdehnung oder Muskelzerrung. Dann gelten die üblichen **PECH**-Regeln: **P**ause (Bereich entlasten), **E**is, **C**ompression (bandagieren, um die Entzündung einzudämmen) und **H**ochlagern (über Herzhöhe).

WAS LÄUFT FALSCH – UND WAS KANN MAN TUN?

Muskel

Entzündung der Sehnenplatte (plantare Fasziitis)

Mike Llerandi zählt in der Gruppe der über 40-Jährigen zu den Top-Triathleten des Landes. 50 Stunden pro Woche arbeitet er in der Computerindustrie, 30 Stunden trainiert er. In diesem engen

MUSKELMEDIZIN

Häufige Probleme und Übeltäter

Die zwei wichtigsten Muskeln auf der Rückseite des Unterschenkels sind der Zwillingswadenmuskel *(M. gastrocnemius)* und darunter der Schollenmuskel *(M. soleus)*. Ein erheblicher Teil der Laufkraft wird zwar von der Oberschenkelmuskulatur aufgebracht, doch erst die Unterschenkelmuskeln setzen diese Kraft auch um. Sie sind nämlich für die »plantare Flexion« zuständig, das heißt, sie ziehen den Fuß nach unten und vom Knie weg, damit er sich vom Boden abstoßen kann. Zwillingswadenmuskel und Schollenmuskel laufen zu einer dicken, gemeinsamen Sehne, der Achillessehne, zusammen, die den Zug dieser zwei Muskeln auf die Ferse überträgt. Zu hoher Druck auf diese Sehne erzeugt Schmerzen und Entzündungen. Die Achillessehnenentzündung kommt besonders im Laufsport häufig vor. Die Gegenbewegung der »dorsalen Flexion«, also das Anziehen der Zehen zum Knie hin, übernehmen die Antagonisten am Schienbein, insbesondere der vordere Schienbeinmuskel, der lange Zehenstrecker und der lange Großzehenstrecker.

Die Sehnen von drei weiteren Unterschenkelmuskeln, dem hinteren Schienbeinmuskel, dem langen Großzehenbeuger und dem langen Zehenbeuger, verlaufen durch ein Bindegewebsband auf der Innenseite des Knöchels, den Tarsaltunnel. An dieser Engstelle können sie auf den hinteren Schienbeinnerv drücken und dadurch Schmerzen oder Taubheitsgefühl im Bereich des inneren Sprunggelenks hervorrufen.

Bei einer Verstauchung knickt normalerweise der Fuß nach innen weg, so dass die Außenseite auf dem Boden aufkommt. Dabei werden der kurze und der lange Wadenbeinmuskel, die sich über die Außenseite des Gelenks ziehen, gezerrt oder reißen. Das Gleiche gilt für das aus drei einzelnen Bändern zusammengesetzte Außenband.

Die Sehnenplatte unter der Fußsohle *(plantare Faszie)* besteht aus dichtem Bindegewebe, das direkt unterhalb des Fußes von der Ferse bis kurz vor dem Zehenansatz verläuft. Dieses Gewebe stützt das Fußgewölbe und unterstützt die Fußbewegungen. Bei zu häufigem oder zu festem Auftreten kann es zu einer schmerzhaften Reizung der Sehnenplatte kommen, einer *plantaren Fasziitis*. Häufig verhärten sich zugleich die darunterliegenden Muskeln, zum Beispiel der Zehenbeuger und der kurze Großzehenbeuger, und verschärfen damit das Problem.

Zeitrahmen konnte er sich keine größere Trainingspause leisten, wenn er beim Lake Placid Triathlon erfolgreich abschneiden wollte. Knapp zwei Monate vor dem Wettkampf wurde Mike jedoch von Fersenschmerzen, die ins Fußgewölbe ausstrahlten, lahmgelegt. Die Sehnenplatte hatte sich entzündet, was eine klassische Überbeanspruchungsverletzung darstellt. Dr. DeStefano behandelte die tiefe Fußmuskulatur unter der Sehnenplatte sowie die überstraffen Wa-

denmuskeln, die zu stark an der Ferse zogen und den Bereich weiter reizten, manuell. Damit ging es Mike bald besser, allerdings nicht schnell genug, um noch wettkampftauglich zu werden. Deshalb überwiesen wir ihn an den Fußspezialisten und Sportmediziner Dan Geller, der das Fußgewölbe über orthopädische Einlagen entlastete und die entzündete Sehnenplatte mit einer Kortikosteroidinjektion beruhigte. Mike konnte in Lake Placid schmerzfrei teilnehmen und qualifizierte sich für den Ironman in Hawaii. Dank der von uns verordneten Übungen für die Füße und die Unterschenkel (siehe Kapitelende), die er regelmäßig durchführt, hat er seitdem keine Probleme mehr.

Die Füße müssen insbesondere beim Dauerlauf ständig Stöße abfedern. Eine Entzündung der Sehnenplatte in der Fußsohle ist sehr unangenehm, ganz gleich ob sie einen Freizeitsportler nach dem Tennismatch erwischt oder einen Leistungssportler wie Mike Llerandi. Die Symptome sind dieselben und oft sehr quälend. Die verhärtete Fußsohle muss sich mit jedem Schritt übermäßig dehnen oder leichte Risse hinnehmen, was zu Fersenschmerzen führt, die bis ins Fußgewölbe ausstrahlen können. Nachts zieht sich das Gewebe zusammen, so dass die ersten Schritte am Morgen besonders schmerzhaft sind. Der Arzt rät oft zu Schonung und Kühlen, was grundsätzlich richtig ist. An Mike Llerandis Beispiel sieht man jedoch, dass die Heilung sich deutlich beschleunigen lässt. Dazu gehört allerdings, sich nicht allein auf die Sehnenplatte als den offensichtlichen Schuldigen zu konzentrieren. Für Mike haben wir das ganze Repertoire mobilisiert: Manuelle Therapie zur Lösung der verspannten Fuß- und Wadenmuskeln, welche die Sehnenplatte reizten, Einlagen zur besseren Unterstützung seines hohen Fußgewölbes beim Stehen oder Gehen und schließlich eine entzündungshemmende Injektion. Ein anderer Freund von uns, der olympische Fünfkämpfer Mike Gostigian (der in diesem Buch auch viele Übungen verdeutlicht), suchte uns wegen eines letztlich viel leichteren Problems auf. Er hatte so schlimme Schmerzen, dass er kaum noch gehen, geschweige denn als Trainer mit seinen Kunden laufen konnte. Doch die Sehnenplatte war kaum beeinträchtigt. Wir lockerten seine Unterschenkelmuskulatur, die an der Ferse zog, und schon ging es ihm wieder gut.

Entzündung der Achillessehne

Jason war in der Highschool ein guter Mittelstreckenläufer. Inzwischen ist er Mitte 40 und mit Familie und Karriere gut ausgelastet, so dass er lange nicht ernsthaft trainiert hat. Er wollte jedoch wieder in Form kommen und meldete sich zur Erhöhung der Motivation zum New York City Marathon an. Alles lief bestens, bis er sein Laufpensum auf über 30 Meilen pro Woche hochschraubte. Daraufhin kam es bei jedem Training knapp oberhalb der Ferse zu starken Schmerzen an der Achillessehne. Jason fühlte, wie verkrampft die Rückseite seiner Beine war, und kam auf die Idee, Dehnübungen zu machen. Daraufhin wurde es noch schlimmer. Morgens konnte er das betroffene Bein kaum noch belasten. Dr. DeStefano hielt sich von der Achillessehne erst einmal fern (da Jasons Dehnen sie noch mehr gereizt hatte) und löste erst einmal manuell Muskelverspannungen im ganzen Unterkörper. Besonders wichtig waren dabei die beiden wichtigsten Wadenmuskeln, die zu stark an der

Sehne zogen. Außerdem lockerte er die Fußmuskulatur, damit diese beim Laufen den Aufprall besser abfedern konnte. Zum Schluss entspannte er die verkrampften Muskeln im linken unteren Rücken, die Jasons Körper zur Überkompensation durch zu starke Rotation nach rechts gezwungen hatten. Deshalb nämlich hatte Jason mehr Gewicht auf den rechten Fuß gelegt – das erste Glied einer kinetischen Kette, die zur Überlastung der rechten Achillessehne geführt hatte. Jason musste sein Training einen Monat einschränken, um Muskeln und Bindegewebe ausreichend Zeit zu lassen, sich an die erhöhten Anforderungen anzupassen. Den Marathon brachte er erschöpft, aber unverletzt zu Ende.

Die Achillessehne ist die stärkste Sehne im Körper, ein kabeldicker Strang, der die Wadenmuskeln mit der Ferse verbindet. Zugleich ist sie ein guter Indikator für Verletzungen durch Überlastung. An Jason ist zu sehen, dass die Achillessehne unter jeglichen Verspannungen und Unausgewogenheiten des Bewegungsapparats leiden kann. Sie rebelliert insbesondere, wenn jemand abrupt mit einem straffen Sportprogramm beginnt. Im Idealfall sollte man sich darauf mit Dehn- und Kraftübungen vorbereiten (siehe Übungen am Ende dieses Kapitels), aber auch mit dem Geh- und Laufprogramm aus Kapitel 6. Es ist wichtig, das wöchentliche Pensum schrittweise und nur so weit zu erhöhen, dass der Körper die erhöhte Belastung auch mitmacht. Jedem Lauf muss eine fünf- bis zehnminütige Aufwärmphase vorausgehen, entweder schnelles Gehen oder langsames Joggen. Das verbessert die Durchblutung der Muskeln und Sehnen, lockert das weiche Gewebe und wärmt es auf. In den stark kollagenhaltigen Sehnen

SELBSTHILFE

Die Füße schützen

▸ Falsches Schuhwerk kann Muskel- und Sehnenprobleme in Unterschenkeln und Füßen verstärken, aber auch zu Druckstellen, Blasen und Hühneraugen führen.

▸ Achten Sie auf die richtigen Sportschuhe für Ihre Sportart. Radfahrer brauchen feste Sohlen, Läufer hingegen Schuhe, die gut abrollen. Jeder Sportschuh muss gut zum eigenen Fuß passen.

▸ Bei chronischen Beschwerden an Füßen und Beinen sollten Sie über frei verkäufliche oder aber orthopädische Einlagen nachdenken. Überprüfen Sie alte Sportschuhe: Wenn der innere Sohlenrand stärker abgetreten ist und die Schuhe auf einer ebenen Fläche nach innen wegsacken, sind orthopädische Einlagen vermutlich sinnvoll.

▸ Die Füße sollten beim Laufen entspannt sein, damit das Fußgewölbe den Aufprall abfedern kann. Der Laufstil ist individuell sehr unterschiedlich, doch in der Regel wird der Körper am wenigsten belastet, wenn man auf dem Mittelfuß landet.

wird das Gewebe tatsächlich weicher, so dass es bei der nachfolgenden Anstrengung nicht so leicht zu Zerrungen kommt. Unser Erfolg bei Jason und ein paar Tausend anderen Patienten beruht auf der Wiederherstellung der Ausgewogenheit und Beweglichkeit der Muskeln, die direkt oder indirekt an der Achillessehne ziehen. Wer mit verkrampften Füßen oder steifen Fußgelenken läuft, wird früher oder später Probleme bekommen.

Eine Achillessehnenentzündung ist die Unterkörperversion des Tennisellenbogens. Bei Überlastungsverletzungen kommt es zu mikroskopisch feinen Rissen und Vernarbungen der überbeanspruchten Sehnen und der umliegenden Muskelfasern, die immer wieder übermäßigem Zug ausgesetzt werden. Allerdings liegt trotz der Bezeichnung meist gar keine Entzündung vor. Teilweise ist die schmerzende Sehne nur leicht geschwollen. Bei chronischen Schmerzen geben häufig die Kollagenfasern nach und werden dann verletzungsanfälliger. (Deshalb sollte man lieber von einer Tendinose sprechen als von einer Tendinitis.) Die dabei entstehenden Schmerzen sprechen nur schlecht auf entzündungshemmende Medikamente und Spritzen an. (In sehr hartnäckigen Fällen können bei einer Achillessehnenentzündung PRP-Injektionen bald eine Standardbehandlung darstellen – siehe Kasten auf Seite 219.)

Muskel mit Gelenkbeteiligung

Tarsaltunnelsyndrom

An der Innenseite des Sprunggelenks kann im sogenannten Tarsaltunnel der Schienbeinnerv auf seinem Weg zum Fuß abgeklemmt werden. Es kommt zu Schmerzen und mitunter zu Taubheitsgefühlen an der Knöchelinnenseite. Muskelverspannungen oberhalb des Tarsaltunnels lassen sich manuell lösen, damit die

Sehnen innerhalb dieses Bindegewebstunnels druckfrei über den Nerv gleiten können. Allerdings kann es auch andere Ursachen für einen eingeklemmten Nerv geben, von einer Nervenzyste bis hin zu einer Knochenfehlbildung, so dass manuelle Muskelarbeit kein Allheilmittel darstellt. Unsere Patienten konnten auch von chiropraktischer Druckentlastung der Gelenke und von entzündungshemmenden Injektionen profitieren.

Operation?

Verstauchter Fuß

Als Amani Toomer gegen Ende der Saison 2001 vom Feld humpelte, fürchteten die New York Giants, sie hätten gerade einen ihrer besten Spieler verloren, den sie doch in der kommenden Woche noch dringend brauchten. Amani hatte sich zwar den Fuß verstaucht, aber im MRT war kein Bänderriss zu erkennen, der ihn definitiv spielunfähig gemacht hätte. Also erhielt er Krücken und einen Stiefel, der den Fuß ruhig stellte. Das Gelenk war geschwollen und schmerzte, aber nun konnte Dr. DeStefano manuell alle Unterschenkelmuskeln bearbeiten, insbesondere die Wadenbeinmuskeln. Ende der Woche durfte Amani wieder joggen, und am Sonntag erwischte er beim Abschlusssieg gegen die Minnesota Vikings einen Touchdown-Pass, womit sich die Giants in jenem Jahr den Super Bowl sicherten.

Fußgelenkszerrungen sind eine Frage des Untergrunds und machen etwa drei Viertel aller Fußgelenksverletzungen aus. Damit stellen sie die häufigste Verletzung des Bewegungsapparats dar, ob mit oder ohne Sport. Beim Abknicken des Fußes werden vor allem die Muskeln und Bänder auf der Außenseite des Sprunggelenks belastet, zuerst die Wadenbeinmuskeln, dann das vordere Band zwischen Rollbein und Wadenbein *(Ligamentum talofibulare anterius).* Erst wenn alles versagt, bricht man sich den Fuß.

Bänder heilen mit der Zeit von selbst. Nach einem Bänderriss bildet der Körper an dieser Stelle kollagenhaltiges Narbengewebe. Anschließend ist diese Stelle jedoch weniger stark und geschmeidig als vor der Verletzung. Wie bei Amani Toomer gut zu erkennen war, liegt der Schlüssel zur raschen Genesung meist in der Muskulatur. Bei einer Gelenkverletzung zieht der Körper die benachbarten Muskeln zusammen, um den betroffenen Bereich zu »schienen«. Damit ist die Beweglichkeit eingeschränkt, was weiteren Verletzungen vorbeugt. Wenn das Gelenk jedoch nach einigen Tagen wieder stabiler ist, behindern die verkürzten Muskeln die weitere Heilung. Durch manuelles Lösen der Spannung in diesen Muskeln lässt sich die heilsame Durchblutung fördern. Gleichzeitig nimmt man Druck vom geschädigten Gelenk. Mitunter ist aber auch eine operative Wiederherstellung gerissener Bänder zur Stabilisierung des Knöchels erforderlich.

Achillessehnenruptur

Mit einem Riss der Achillessehne ist die Saison beendet. Freizeitsportler mittleren Alters, aber auch Tennis- oder Basketballspieler ignorieren chronische Beschwerden an der Achillessehne gern. Mit der Zeit geben die Kollagenfasern in der Sehne nach, die Durchblutung verschlechtert sich. Diese Tendinose ist ein Einfallstor für ernste Verletzungen. Nun fehlt nur noch ein kräftiger Sprung, und die ganze Sehne reißt vom Knochen ab. Dabei hört man häufig einen lauten Knall und hat das Gefühl, als hätte jemand einem gegen die Ferse getreten. Bei einem vollständigen Sehnenabriss kann der Betroffene nicht mehr auf den Zehen stehen. Normalerweise wird die Sehne in einer Operation wieder angesetzt.

Wir kennen Profisportler, die ein Jahr nach einem Achillessehnenriss voll einsatzfähig waren, nachdem wir vor und nach der Operation an ihren Muskeln gearbeitet hatten.

Morton-Neurom

Dieses Syndrom wird auch als Morton-Neuralgie oder Morton-Syndrom bezeichnet und ist wohl die häufigste Nervenerkrankung am Fuß. Der Nervus digitalis, der zwischen den Zehen verläuft, gerät dabei unter Druck und ruft meist zwischen dem dritten und vierten Zeh stechende oder brennende Schmerzen hervor. Normalerweise betrifft die Erkrankung Frauen, die zu enge Schuhe tragen. Der erste Schritt sind daher andere Schuhe mit mehr Freiraum für die Zehen (möglichst mit einer Polsterung unter dem Fußballen) und flacheren Absätzen. Manchmal kann manuelle Therapie an den Muskeln des Vorderfußes den Nerv entlasten, manchmal ist auch eine Kortikosteroidinjektion erforderlich. Wenn alles andere versagt, wird der Nerv operativ gekappt. Dann ist dieser Bereich schmerzfrei, allerdings auch völlig taub.

DAS PROGRAMM

Die Unterschenkelmuskulatur spielt eine entscheidende Rolle für das Gangbild, die Stabilisierung der Beine und Füße und andere Bewegungsabläufe des Unterkörpers. Sie kann auch der Ausgangspunkt für Fehlfunktionen sein, die sich über die kinetischen Ketten an anderen Stellen im Körper manifestieren. Die korrekte Funktion von Sprunggelenk und Fuß ist eine Voraussetzung für eine gute Haltung und gesunde Bewegungsabläufe beim Gehen und Laufen.

Vorderer Unterschenkel

Ziel: Beseitigung von Blockaden und Wiederherstellung der Beweglichkeit am vorderen Schienbeinmuskel durch manuelle Entlastung verhärteter, verkürzter oder geschädigter Muskeln.

Ausgangsposition: Sitzposition auf dem Boden. Ein Bein ist gestreckt, das behandelte Bein ist angezogen. Die Ferse steht auf dem Boden, die Zehen sind nach oben angezogen. Beide Daumen auf den Muskel am vorderen Unterschenkel setzen und den Druck in Richtung Knie richten. Die zwei Behandlungszonen sind die Innenseite (näher am Schienbein) und die Außenseite des vorderen Schienbeinmuskels.

Durchführung: Mit den Daumen leichten Druck nach innen und oben ausüben, als ob Sie jemanden daran hindern wollten, Ihnen ein Stück Stoff wegzuziehen. Unter Aufrechterhaltung des Drucks die Zehen und den Fuß strecken. Mit dem anderen Bein wiederholen. Zwei bis drei Durchgänge pro Zone, dabei die Hände nach jedem Lösen etwas weiter abwärts in Richtung Fuß ansetzen.

Achtung: Zu fester Druck kann die Muskeln reizen. Während der Friktion soll die Haut nicht unter den Fingern wegrutschen.

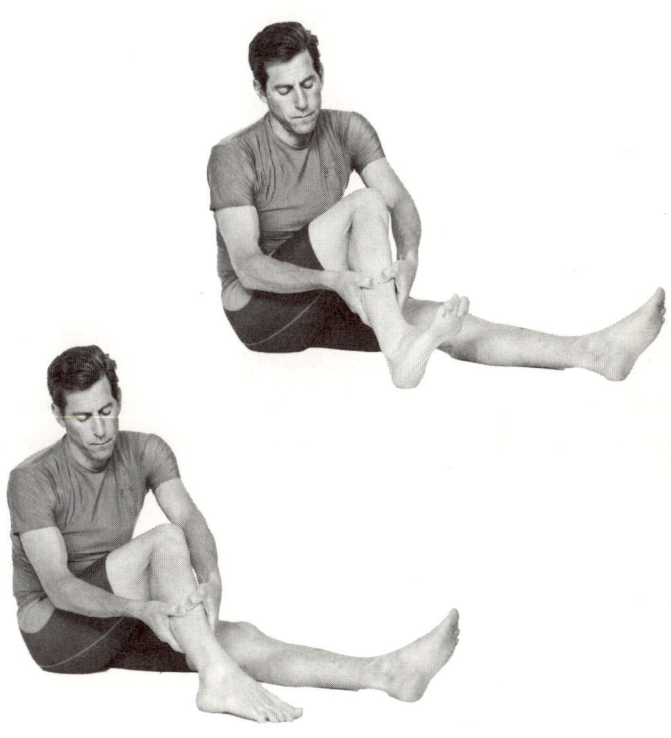

Seitlicher Unterschenkel

Ziel: Beseitigung von Blockaden und Wiederherstellung der Beweglichkeit der Wadenbeinmuskeln durch manuelle Entlastung verhärteter, verkürzter oder geschädigter Muskeln.

Ausgangsposition: Sitzposition auf dem Boden. Ein Bein ist gestreckt, das behandelte Bein ist angewinkelt. Die Fersen mit der hinteren Kante auf den Boden stellen, das Gelenk strecken und den Fuß zur Seite drehen. Beide Daumen mit schräg gerichtetem Druck auf den Wadenbeinmuskel setzen. Die Behandlungszone ist ein kurzer Streifen auf der Außenseite des Beins zwischen vorderem Schienbeinmuskel und Wade.

Durchführung: Mit den Daumen leichten Druck nach innen und oben ausüben, als ob Sie jemanden daran hindern wollten, Ihnen ein Stück Stoff wegzuziehen. Unter Beibehaltung des Drucks den Fuß anziehen und nach innen drehen, so dass die Außenkante zum Boden zeigt. Mit dem anderen Bein wiederholen. Zwei bis drei Durchgänge, dabei die Hände nach jedem Lösen etwas näher zum Fuß hin ansetzen.

Achtung: Zu fester Druck kann die Muskeln reizen. Während der Friktion soll die Haut nicht unter den Fingern wegrutschen.

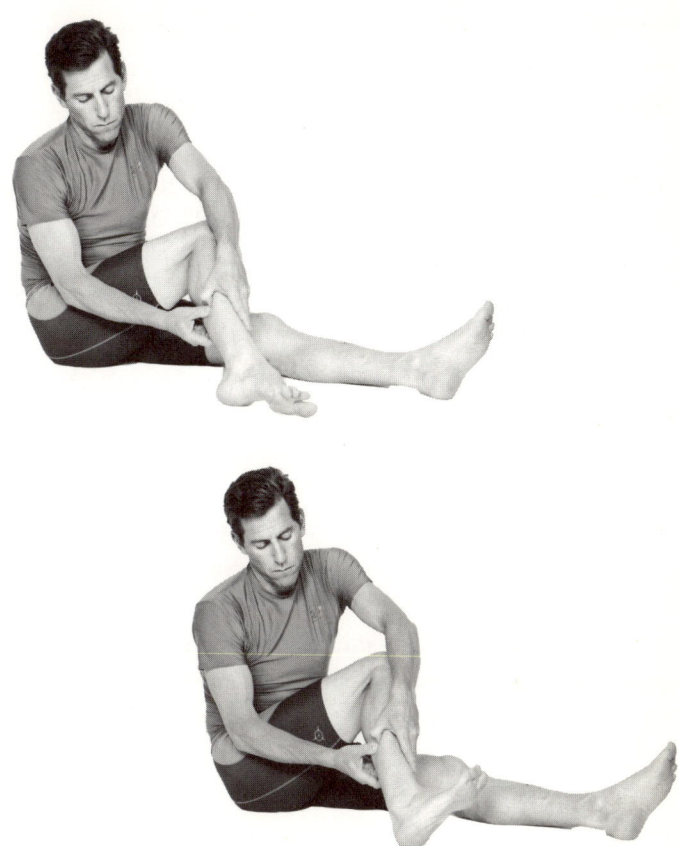

Fußsohle

Ziel: Beseitigung von Funktionsstörungen, Reizungen und Entzündungen in der Sehnenplatte der Fußsohle durch Lösung der Sehnen und Muskeln und Kühlen des beteiligten Gewebes.

Ausgangsposition: Sitzposition auf einem Gymnastikball oder Stuhl. Die Füße sind schulterbreit aufgestellt. Das Gewölbe des behandelten Fußes ruht auf einer kleinen, geriffelten Kunststoffflasche mit gefrorenem Wasser. Zu Beginn der Bewegung liegt der Fuß gebogen und mit leichtem Druck nach innen über der Flasche.

Durchführung: Mit dem Fuß etwas nach innen und vorn drücken und dabei die Zehen so weit wie möglich nach oben ziehen. Mit dem anderen Fuß wiederholen. Zwei bis drei Durchgänge, dabei den Fuß jedes Mal etwas weiter in Richtung Ferse ansetzen.

Achtung: Zu fester Druck kann die Muskeln reizen. Den Körper gut auf dem Ball ausbalancieren, damit der behandelte Fuß nicht auch noch das Gleichgewicht unterstützen muss.

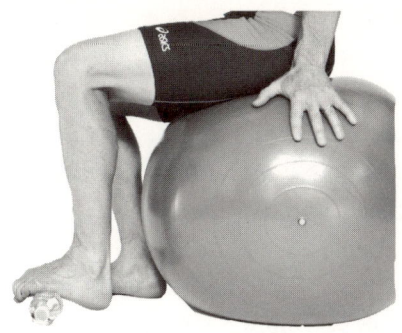

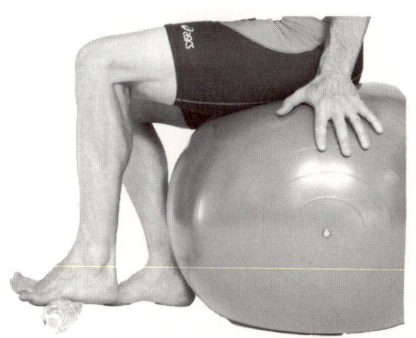

Hinterer Unterschenkel

A. Zwillingswadenmuskel

Ziel: Beseitigung von Blockaden und Wiederherstellung der Beweglichkeit der Wadenmuskulatur, besonders des Zwillingswadenmuskels, durch manuelle Entlastung verhärteter, verkürzter oder geschädigter Muskeln.

Ausgangsposition: Sitzposition auf dem Boden. Das behandelte Bein ist angewinkelt, der Fuß steht auf dem Boden. Das andere Bein ist ausgestreckt, um das Gleichgewicht zu halten. Beide Hände so um das behandelte Bein legen, dass die Finger auf der Wadenmuskulatur liegen und die Daumen zur Stabilisierung auf der Vorderseite des Beins. Die Zehen sind gestreckt, das Knie leicht gebeugt. Die drei Behandlungszonen sind die Innenseite, die Mitte und die Außenseite der Wade.

Durchführung: Die Finger einwärts schieben und leicht nach oben ziehen, um eine Friktion zu erzeugen. Dann das Knie strecken und die Zehen in Richtung der Nase ziehen. Mit dem anderen Bein wiederholen. Zwei bis drei Durchgänge pro Zone, dabei die Hände auf der Wade jeweils ein Drittel höher in Richtung Knie versetzen.

Achtung: Zu fester Druck kann die Muskeln reizen. Der Körper bleibt entspannt und im Gleichgewicht. Konzentrieren Sie sich allein auf die Behandlung.

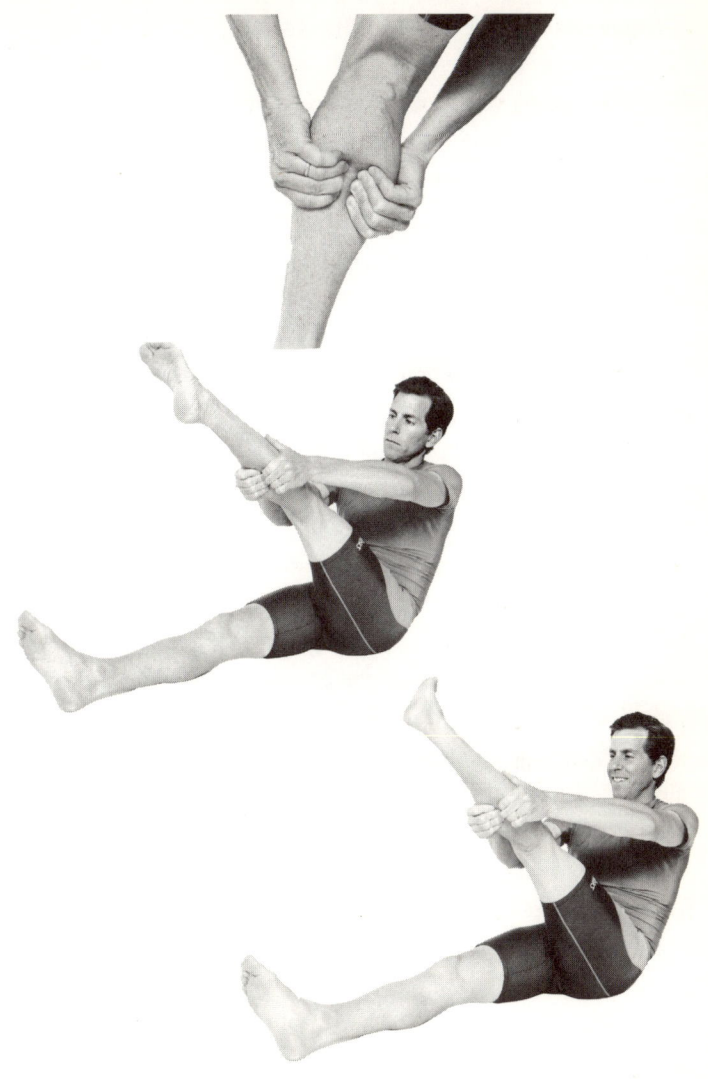

B. Schollenmuskel und Achillessehne

Ziel: Beseitigung von Blockaden und Wiederherstellung der Beweglichkeit der hinteren Unterschenkelmuskulatur, insbesondere Schollenmuskel und Achillessehne, durch manuelle Entlastung verhärteter, verkürzter oder geschädigter Muskeln.

Ausgangsposition: Sitzhaltung auf dem Boden. Ein Bein ist gestreckt, das behandelte Bein ist angezogen. Die Ferse steht auf dem Boden, und die Zehen sind gestreckt. Die Hände so um das behandelte Bein legen, dass die Finger auf den Wadenmuskeln liegen und die Daumen zur Stabilisierung auf der Vorderseite des Beins. Die drei Behandlungszonen sind die Innenseite, die Mitte und die Außenseite des Beins.

Durchführung: Die Finger nach innen und schräg nach oben drücken, dabei die Zehen anziehen. Mit dem anderen Bein wiederholen. Zwei bis drei Durchgänge pro Zone und die Hände jedes Mal etwas weiter in Richtung Knie ansetzen. Das Knie muss nicht gestreckt werden, weil dieser Muskel nicht über das Gelenk verläuft. Er ist nach unten hin auch länger als der Zwillingswadenmuskel.

Achtung: Zu fester Druck kann die Muskeln reizen. Der Körper bleibt entspannt und im Gleichgewicht. Konzentrieren Sie sich allein auf die Behandlung.

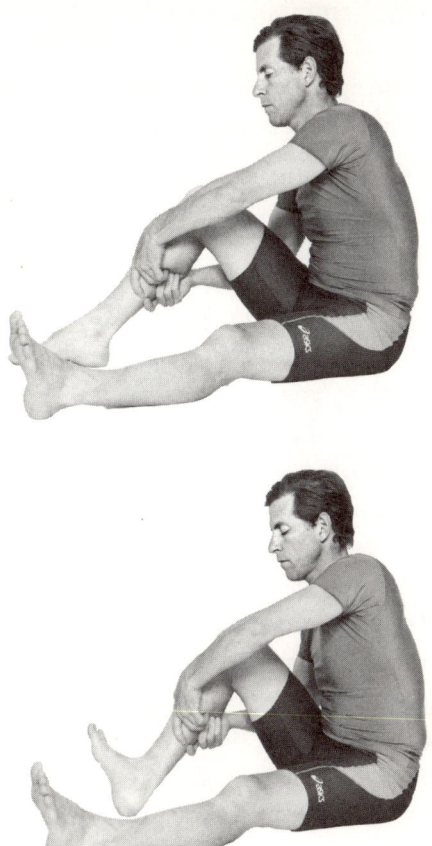

379

Vorderer und seitlicher Unterschenkel

Ziel: Dehnung des vorderen Schienbeinmuskels, der tiefen Muskeln und Sehnen seitlich am Unterschenkel und der Muskeln auf dem Fußrücken.

Ausgangsposition: Das gesamte Gewicht ruht gleichmäßig auf einem Bein. Der Fuß des behandelten Beins steht locker hinter dem Standbein, die Zehen sind gekrümmt.

Durchführung: Langsam etwas Gewicht auf den behandelten Fuß verlagern und dabei nur so weit auf der Rückseite der Zehen nach vorn rollen, wie es schmerzfrei möglich ist. Die Dehnung zwei Sekunden halten und in die Ausgangsposition zurückkehren. Mit dem anderen Fuß wiederholen. Je zehn Wiederholungen.

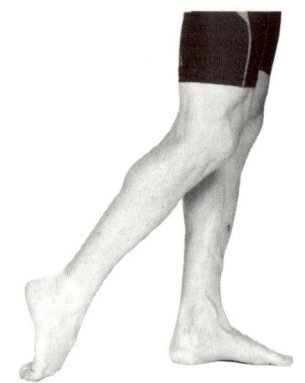

Variante: Die Zehen bleiben gebeugt. Sie drehen die Ferse seitlich nach außen. Das dehnt die Fußkante und die Wadenbeinmuskeln.

Achtung: Die Zehen nicht einfach unter dem Körpergewicht eindrücken, sondern abrollen, bis die Dehnung vorn am Bein spürbar wird. Das aktive Beugen der Zehen ist eine optimale Unterstützung der Übung.

Fußsohle und hinterer Unterschenkel

Ziel: Dehnung des Zwillingswadenmuskels, des Schollenmuskels, der Achillessehne und der Sehnenplatte unter der Fußsohle.

Ausgangsposition: Aufrechter Stand. Ein Bein ist vorgestellt, das behandelte Bein steht etwa schulterbreit dahinter, so dass es eine gute Dehnung ermöglicht. Die Ferse des behandelten Beins ist angehoben, um den Muskel zu entspannen.

Durchführung: Die Ferse absenken, bis das behandelte Bein gestreckt ist, und leicht nach vorn lehnen. Es soll eine leichte Dehnung an der Rückseite des Unterschenkels entstehen. Zwei bis

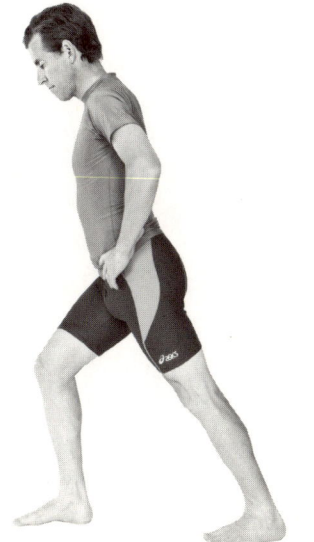
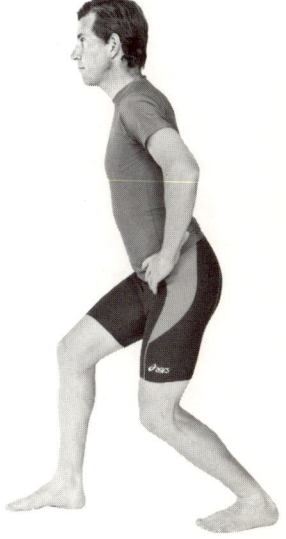

drei Sekunden halten, dann in die Ausgangsposition zurückkehren. Zehnmal wiederholen, dann sofort aus derselben Ausgangsposition in den zweiten Teil der Übung übergehen: Ferse absenken und kontrolliert mit dem behandelten Bein »hinsetzen«, bis in der Wade eine tiefere, sanfte Dehnung spürbar ist. Zwei Sekunden halten, dann in Ausgangsposition zurückkehren. Zehn Wiederholungen. Beide Teile der Übung mit dem anderen Bein wiederholen.

Achtung: Diese Dehnübungen bitte nicht zu schnell oder bis zur Schmerzgrenze durchführen. Mit langsamen, entspannten und kontrollierten Bewegungen wird eine optimale Dehnung dieser Muskelgruppe erzielt.

Hinterer und seitlicher Unterschenkel

Ziel: Dehnung der Muskeln und der kinetischen Kette von der Fußsohle über die Wade bis in die rückwärtige Oberschenkelmuskulatur.

Ausgangsposition: Sitzhaltung auf einem Stuhl. Ein Fuß steht stabilisierend auf dem Boden. Das behandelte Bein zeigt nach vorn, das Knie ist leicht gebeugt, der Fuß entspannt. Knapp unterhalb der Zehen ein Seil um den Fußballen schlingen.

Durchführung: Das Bein strecken und gleichzeitig die Zehen mit dem Fuß und den Fuß mit dem Seil zurückziehen, so dass eine sanfte Dehnung auf der Rückseite von Bein, Sprunggelenk und Fußsohle entsteht. Die Dehnung zwei Sekunden halten und in die Ausgangsposition zurückkehren. Mit dem anderen Bein wiederholen. Zehn Wiederholungen.

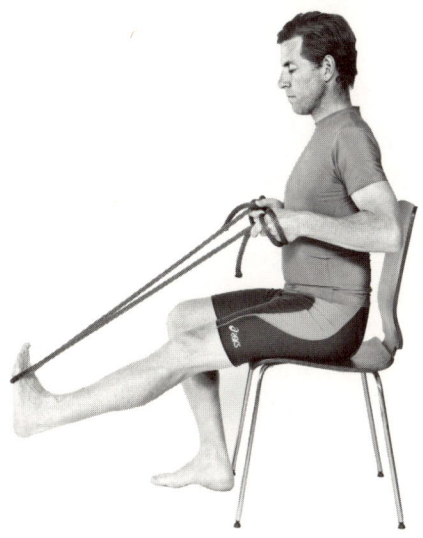

Variante: Den gebeugten Fuß von der Ferse aus nach innen und außen drehen, um die Innen- und Außenseite von Sprunggelenk und Unterschenkel zu dehnen.

Achtung: Nicht nach vorn beugen, um dem Bein entgegenzukommen, sondern die Bauchmuskeln anspannen und aufrecht bleiben. Auch nicht zurücklehnen, um am Seil zu ziehen, sondern Armkraft einsetzen.

Vorderer und seitlicher Unterschenkel

Ziel: Zug an den Zehen zur Kräftigung der vorderen und seitlichen Muskulatur. Diese Übung unterstützt Gangbild, Haltung und Stabilität.

Ausgangsposition: Sitzhaltung auf einem Stuhl. Die Füße sind schulterbreit aufgestellt. Ein Trainingsband am nicht behandelten Fuß befestigen und dann entsprechend der eigenen Fähigkeiten zum behandelten Fuß hin spannen und dort so um den Fußballen schlingen, dass das freie Ende nach außen wegführt. Die Sohle des behandelten Fußes leicht anspannen, so dass der Ballen seitlich aufsetzt und der kleine Zeh den Boden berührt.

Durchführung: Den Fuß entgegen der Spannung auf die Innenkante rollen und dabei die Zehen und die Außenkante des Fußes anheben. Mit dem anderen Fuß wiederholen. Zehn Wiederholungen, jeweils maximal zwei Sekunden halten.

Achtung: Nach jeder Wiederholung in die Ausgangsposition zurückkehren und darauf achten, beide Teile der Bewegung einzubeziehen, also nicht nur den Fuß heben. Der Rest des Körpers bleibt entspannt und im Gleichgewicht; nur die Füße sind aktiv.

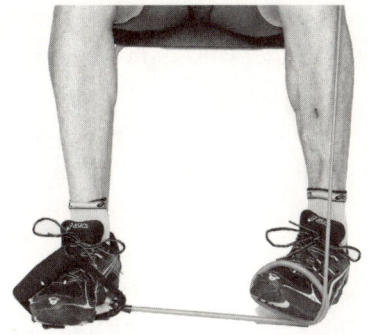

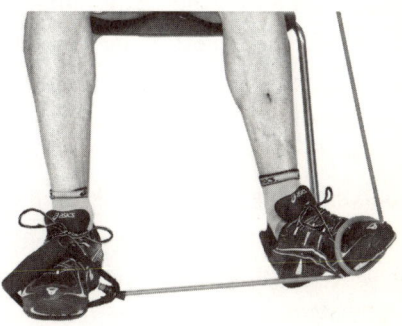

Fußsohle

Ziel: Das Ergreifen des Handtuchs. Der Zug kräftigt die Fußmuskulatur und verbessert die Zehenkoordination. Das unterstützt das Gangbild und die Haltung und wirkt einem schlaffen Fußgewölbe entgegen. Diese Übung ist zugleich eine gute Aufwärmübung, die einer Überlastung anderer Körperstrukturen vorbeugt.

Ausgangsposition: Sitzhaltung auf einem Gymnastikball oder einem Stuhl. Die Füße stehen schulterbreit auseinander. Ein Fuß steht stabilisierend auf dem Boden, der andere mit dem Ballen auf einem Handtuch. Das Handtuch ist mit einem Buch oder einem anderen Objekt beschwert, damit mehr Kraft erforderlich ist. Wenn die Übung mit dem Buch zu schwierig ist, verwenden Sie etwas Leichteres.

Durchführung: Die Zehen krümmen, das Handtuch damit ergreifen und unter dem Fuß zusammenknüllen. Mit dem anderen Fuß wiederholen. Zehn Wiederholungen, maximal zwei Sekunden halten.

Achtung: Behalten Sie eine entspannte Sitzposition bei, in der Sie sich ganz auf den gerade aktiven Fuß konzentrieren. Nicht die Ferse bewegen, sondern zum Ergreifen des Tuchs nur die Zehen beugen.

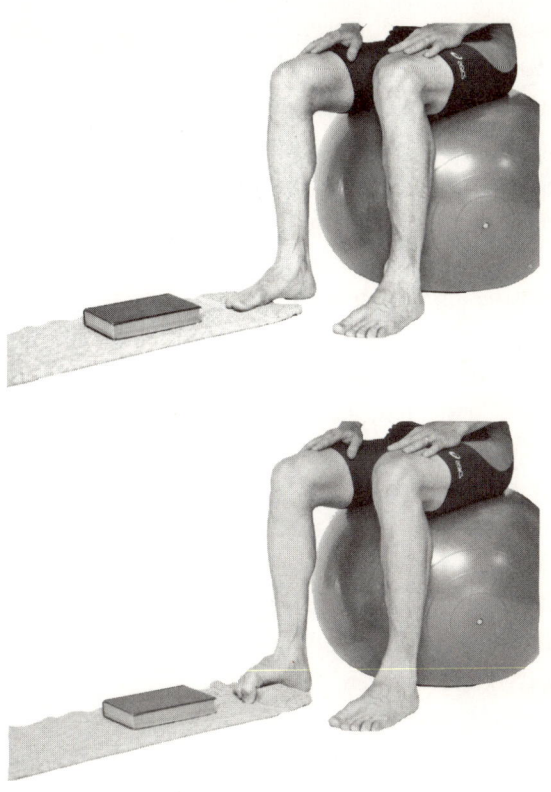

Fußsohle und hinterer Unterschenkel

Ziel: Zehengang zur Kräftigung der Fuß- und Unterschenkelmuskulatur. Diese Übung unterstützt Gangbild und Haltung und wirkt einer Schwäche des Fußgewölbes entgegen. Außerdem ist es eine gute Aufwärmübung, die einer Überlastung anderer Strukturen im Körper verbeugt.

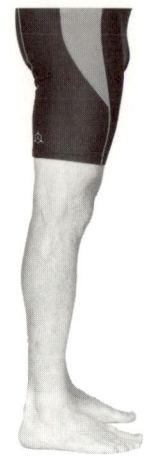

Ausgangsposition: Schulterbreiter Stand. Das Gewicht ist gleichmäßig auf den ganzen Fuß verteilt.

Durchführung: Das Gewicht auf die Zehen verlagern und die Fersen so hoch wie möglich vom Boden heben. Zehnmal wiederholen, jeweils maximal zwei Sekunden halten.

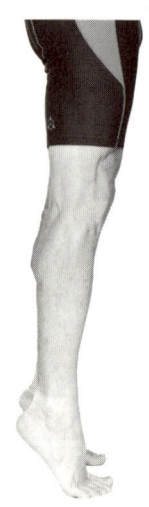

Achtung: Der Körper bleibt entspannt und im Gleichgewicht; nur die Füße sind aktiv. Nicht nach vorn lehnen oder nach unten blicken.

KAPITEL 15
Zusammenfassung und Schlusswort

Vielleicht kennen Sie die indische Fabel über die Blinden, die auf der Straße einem Elefanten begegneten. Der eine betastete den Rüssel, der andere einen Stoßzahn, der dritte die Flanke und der vierte den Schwanz. Natürlich kamen sie zu ganz unterschiedlichen Schlüssen über das Aussehen des Elefanten. Die westliche Medizin geht bei Problemen mit dem Bewegungsapparat oft ähnlich vor: Notfallchirurgen sehen Knochen, die gerichtet werden müssen, chirurgische Orthopäden sehen Gelenke, die einer Korrektur bedürfen, Chiropraktiker möchten Gelenke mobilisieren, Muskeltherapeuten direkt an den Muskeln arbeiten, und Krankengymnasten möchten Kraft und Beweglichkeit der Muskeln erhöhen. Damit ist der Elefant ganz gut abgedeckt, doch es sollten alle zusammenarbeiten.

Um Verletzungen zu verstehen und sinnvoll zu behandeln, muss man den ganzen Elefanten kennen: Knochen, Gelenke und Muskeln. Wer eines oder zwei dieser Elemente ignoriert, kann leicht den Überblick verlieren. Erinnern Sie sich an den Fußballspieler mit dem Kreuzbandriss aus Kapitel 1? Eine klassische Sportverletzung, lehrbuchmäßig operiert, und doch konnte er von der Operation erst wirklich profitieren, nachdem Dr. DeStefano sich im Zuge der Rehabilitation den geschädigten Oberschenkelmuskel vornahm. Oder die Marathonläuferin aus Kapitel 12: Dr. DeStefano konnte ihr durch manuelle Muskeltherapie eine gewisse symptomatische Erleichterung verschaffen, doch geheilt war sie erst nach Dr. Kellys Eingriff zugunsten von Knochen (die eingeschränkte Beweglichkeit in der Hüftpfanne) und Gelenk (Riss in der Pfannenlippe).

Inzwischen ist Ihnen sicher bewusst, welchen großen Anteil die Muskeln an diesem großen Thema haben, wie wichtig es aber auch ist, Probleme des Bewegungsapparats in der richtigen Reihenfolge anzugehen: Zuerst werden verspannte, geschädigte Muskeln behandelt und die Selbstheilungskräfte des Körpers mobilisiert. Danach geht es an die Neukonditionierung der Muskeln durch Dehnen und Kraftaufbau. So arbeiten wir mit unseren Patienten, und so können Sie anhand unseres Programms auch selbst vorgehen. Aus diesen beiden Grundkomponenten besteht die Muskelmedizin, in der es darum geht, wie der Bewegungsapparat funktioniert und wie er behandelt werden sollte.

In diesem letzten Kapitel geht es um zwei Dinge. Zunächst fassen wir noch einmal zusammen, was in unseren Augen zu einer gesunden Lebensweise gehört. Danach erklären wir, wie man diese Bausteine im Alltag geschickt kombiniert und im Notfall als aufgeklärter Patient optimal vom Können der Physiotherapeuten und Chirurgen profitiert.

MUSKELMEDIZIN IN KÜRZE

In Kapitel 2 wurden die biologischen Grundlagen für das integrierte Zusammenwirken von Muskeln, Gelenken und Knochen erläutert. Kapitel 3 widmete sich den typischen Schwächen dieses

Systems. Verletzungen erhalten oft eindrucksvolle lateinische Bezeichnungen wie *Patellaspitzensyndrom* oder *Tractus-iliotibialis-Syndrom*, doch viele der besprochenen Muskelprobleme gehen auf ähnliche Ursachen zurück. Das sollten Sie im Kopf behalten, wenn Sie als informierter Patient mit dem Arzt sprechen oder sich online selbst informieren möchten.

In Kapitel 4 ging es um die psychologische Komponente bei Verletzungen. Eine gute Selbstwahrnehmung hilft gegen Verschleiß, denn Muskelverspannungen gehen oft auf Alltagsbelastungen zurück. Dasselbe gilt für Ängste vor körperlichen oder medizinischen Themen, die man noch nicht ausreichend versteht. All das kann in einen Teufelskreis aus krank machendem Stress und Schmerzen münden.

Kapitel 5 war eine allgemeine Einführung in eine gesunde Ernährung, die einen wichtigen Beitrag zur Erhaltung des Bewegungsapparats leistet. Für viele Leser dürfte der Gewichtsabbau im Vordergrund stehen. Die Grundregel dafür lautet: Weniger essen, mehr bewegen. Letztlich müssen Sie weniger Kalorien aufnehmen, als Sie verbrauchen.

Kapitel 6 bot Anregungen für ein ausgewogenes, effektives Fitnessprogramm, das praktisch jeder als Ausgangsbasis verwenden kann. Bei Fragen zu den dort angeschnittenen Themen sollten Sie einen qualifizierten Trainer hinzuziehen und mit dessen Hilfe einen individuellen Trainingsplan erstellen. Dieser Trainer sollte bereit sein, sich auf Ihre persönlichen Fitnessziele einzulassen und mit jedem Therapeuten oder Arzt zusammenarbeiten, der Sie behandelt.

Die Kapitel 8 bis 14 behandelten die häufigsten Schwachstellen

im Körper und widmeten sich nacheinander typischen Problemen des Bewegungsapparat im Bereich von Hals und Nacken,
Schultern, Ellbogen, Handgelenk und Hand, unterem Rücken,
Hüfte, Knie sowie Sprunggelenk und Fuß. In diesen Kapiteln
haben wir zunächst erläutert, welche Möglichkeiten einem Therapeuten oder Arzt offen stehen, und danach gezeigt, wie man
sich selbst helfen kann. Das muskelmedizinische Selbsthilfepro-
gramm bewegte sich dementsprechend jeweils von der Selbstbehandlung der Muskeln über die Dehnung zur Kräftigung.

Wie in Kapitel 7, der Einleitung zum Selbsthilfeteil, erläutert,
gibt es viele Methoden zur manuellen Behandlung verspannter
und geschädigter Muskeln, darunter Chiropraktik, Akupunktur
und physikalische Therapien, aber auch manuelle Vorgehenswei-
sen wie die *Active Release Techniques (ART)* oder die Triggerpunkttherapie. Unsere Selbstbehandlungsmethode enthält einzelne Elemente aus diesen Verfahren, die man effektiv auch selbst
durchführen kann. Für die Dehn- und Kraftübungen, die den ak-
tiveren Teil unseres Programms bilden, haben wir das Beste her-
ausgefiltert, was Sportlern und Patienten derzeit auf dem Ge-
sundheitssektor angeboten wird.

Gegen Ende einer medizinischen oder physiotherapeutischen
Behandlung können Sie mit dem Arzt besprechen, ob unsere
Selbsthilfemaßnahmen in Ihrem individuellen Fall sicher und
ratsam wären. Unsere Vorschläge sind so zusammengestellt, dass
sehr viele Menschen davon profitieren können: Gesunde; Menschen mit leichten Problemen mit dem Bewegungsapparat, die
sie im Alltag nicht behindern; Menschen mit ernsteren Problemen, die eine Ergänzung ihrer Therapie durch dieses Programm

mit dem Arzt abgeklärt haben; und Menschen, deren Arzt es nach Abschluss einer physiotherapeutischen oder operativen Behandlung für sinnvoll hält, anhand unseres Programms weiter an ihrer Gesundung zu arbeiten.

DER AUFGEKLÄRTE PATIENT: GENERALUNTERNEHMER UND SUBUNTERNEHMER

Ein umfassendes Basiswissen über den Bewegungsapparat ist sehr wichtig. Angesichts unzähliger Experten im Gesundheitswesen ist der aufgeklärte Patient gefragt. Das zeigt bereits die erste Frage, wenn sich ein chronisches Problem entwickelt oder man eine Verletzung erlitten hat (die nicht unmittelbar in die Notaufnahme führt): Bei wem brauche ich einen Termin?

Ein einfacher Vergleich erleichtert diese Entscheidung. Stellen Sie sich vor, Sie bauen ein Haus oder brauchen eine grundlegende Renovierung. Sie können einen vertrauenswürdigen Generalunternehmer suchen und die wichtigsten Entscheidungen ihm überlassen. Oder Sie übernehmen diese Rolle selbst und engagieren die Subunternehmer, die Ihrer Meinung nach am besten für die vielen Aufgaben geeignet sind, die im Laufe des Projekts auftreten (ein Fundament legen, die Elektrik ausführen und so weiter). Bei einer ernsthaften Gelenkverletzung wird vermutlich der Orthopäde zu Ihrem Generalunternehmer.

In Deutschland wie in Österreich gilt »Osteopath« als Zusatzbezeichnung für Mediziner. Nichtmediziner dürfen nur praktizieren, wenn sie eine Heilpraktikerprüfung abgelegt haben. Diesen Weg wählen mitunter Physiotherapeuten, die sich auf ihrem jeweiligen Gebiet weiter qualifizieren und Selbstzahlern oder Privatpatienten damit andere Behandlungen anbieten möchten. In der Schweiz gelten geprüfte, zugelassene Osteopathen seit 2006 als primäre Heilberufler, die vom Patienten frei wählbar sind.

Bei Problemen mit Muskeln oder Nerven (zum Beispiel Rückenschmerzen oder Handgelenksproblemen wegen zu langem Schreiben auf der Tastatur) ist in der Schweiz ein Chiropraktiker der erste Ansprechpartner; in Deutschland gelten ähnliche Regelungen wie beim Osteopathen.

Es kommt also darauf an, den passenden Fachmann zu finden, bei dem alle Fäden zusammenlaufen. In der Regel werden Sie bei der Suche von Ihrem Allgemeinarzt unterstützt, der die Fachgebiete seiner Kollegen kennt. Auch die Krankenkassen und die kassenärztlichen Vereinigungen unterstützen die Suche nach dem passenden Facharzt. Sprechen Sie außerdem mit Freunden und Kollegen. Wer ist besonders zufrieden (oder besonders unzufrieden) mit seiner Knieprothese? Auch das Internet kann eine wertvolle Quelle sein, ebenso Profiteams aus der eigenen Gegend, die genau wissen, welchen Chirurgen sie ihre Sportler anvertrauen. Dasselbe gilt für die Suche nach manuellen Therapeuten.

Bei der Suche nach dem richtigen Chirurgen sollten Sie deren Lebenslauf unter die Lupe nehmen. Wo haben sie als Assistenzärzte gearbeitet? Haben sie Lehraufträge? Die Klinik und der gewählte Arzt sollte die geplante Operation routinemäßig ausführen, also mehrmals pro Woche oder gar täglich. Übung macht den Meister! Wie hoch Sie die Latte für Ihren Chirurgen ansetzen, hängt vom jeweiligen Eingriff ab. Die minimalinvasive Ope-

DR. DESTEFANO

Eine meiner Patientinnen, eine Läuferin, litt unter heftigen Schmerzen in der Leiste. Trotz wochenlanger Behandlung konnte ich ihr nur wenig helfen. Sie war jedoch davon überzeugt, dass es sich um ein muskuläres Problem handelte. Schließlich überzeugte ich sie, ein MRT der Hüfte machen zu lassen – ohne Ergebnis. Also setzte ich die Behandlung fort. Das zweite MRT wurde in einem MRT-Zentrum durchgeführt, das ihre Versicherung abdeckte, das aber nicht den besten Ruf hatte. Auch dieses Bild war negativ. Schließlich überredete ich sie, die Untersuchung in einer Spezialklinik machen zu lassen, obwohl sie die Hälfte der Kosten selbst tragen musste. Wie sich herausstellte, war ihr Hüftgelenk eingeklemmt und ihre Pfannenlippe völlig zerfetzt. Verschiedene Radiologiezentren können also zu erstaunlich unterschiedlichen Ergebnissen kommen. Dr. Kelly säuberte und korrigierte das Gelenk. Meine Patientin ist schmerzfrei und kann wieder laufen, und das hatte weitaus mehr mit dem Gelenk zu tun als mit ihren Muskeln.

ration zur Wiederherstellung einer gerissenen Pfannenlippe in der Hüfte ist eine relativ neue Technik. Sie brauchen eine Koryphäe, nicht jemanden, der diese Operation gelegentlich durchführt. Doch selbst für einen scheinbaren Routineeingriff wie eine Kreuzbandrekonstruktion gibt es verschiedene Verfahren. Machen Sie sich schlau!

Der gewählte Orthopäde sollte zudem zu partnerschaftlicher Zusammenarbeit bereit sein. Diese Beziehung kann nicht auf Augenhöhe verlaufen, weil der Arzt mehr von Orthopädie versteht als Sie, doch er sollte Sie mit Broschüren zu den passenden Operationsverfahren versorgen und Hinweise auf nützliche Internetseiten geben. In Internetportalen sowie auf den Seiten von Universitätskliniken und entsprechend spezialisierten Kliniken sind häufig auch Videos zum entsprechenden Eingriff zu finden.

Abgesehen vom technischen Know-how sollte der Orthopäde auch klare Aussagen machen. Welcher funktionelle Gewinn ist von dem Eingriff realistisch zu erwarten? In welchem Verhältnis steht der Gewinn zum Aufwand, nämlich dem Operationsrisiko, der Ausfallzeit (ob zu Hause oder am Arbeitsplatz) und der Dauer und Schwierigkeit der Rehabilitation. Manchmal ist Patienten nicht klar, dass das Gelenk nach der Operation zwar *besser* funktionieren wird als zuvor, aber keineswegs perfekt.

Der beste Chirurg ist unter Umständen der, der sich *gegen* die Operation entscheidet. Jeder fertig ausgebildete orthopädische Chirurg kann operieren. Doch mit der nötigen Erfahrung weiß er auch, wann ein Eingriff nicht angezeigt ist. In den Kapiteln zu den einzelnen Schwachstellen haben wir auch Fälle geschildert, in denen eine Operation zwar als naheliegende, beinahe selbstverständliche Lösung für ein Problem des Bewegungsapparats erschien, aber aus unserer Sicht zu diesem Zeitpunkt nicht ratsam war. Gerade in schwer zu beurteilenden Fällen – einem Meniskusriss oder einem Bandscheibenvorfall – brauchen Sie einen Chirurgen, der sein Handwerk versteht und auch in der konservativen Medizin versiert ist. Und auch wenn Sie nach gründlicher

SELBSTHILFE

Zum Umgang mit Ärzten und Therapeuten

Bei einer Verletzung reagieren Patienten oft verstört und emotional. Deshalb lohnt es sich, zur Abwägung verschiedener Behandlungsoptionen einen Freund oder Angehörigen als »zweites Paar Ohren« zum Termin mitzubringen. Diese Person kann Notizen machen oder das Gespräch aufnehmen.

Schreiben Sie sich Ihre fünf wichtigsten Fragen auf. Mit weniger wichtigen Themen (»Wo bekomme ich ein Kühlkissen?«) können Sie sich an die Arzthelferinnen oder das Pflegepersonal wenden.

Fühlen Sie sich durch ein kurzes Gespräch nicht abgespeist. Zusätzlich hat der Arzt Ihren Fall bereits in der Akte angesehen, Ihre Röntgenbilder oder Computertomographien betrachtet und Kollegen konsultiert. Die eigentliche Zeit in der Praxis oder bei der Visite ist nur die Spitze des Eisbergs und gilt eher der Diagnose als der Therapie.

E-Mails sind eventuell sinnvoller als ein Telefonat, besonders wenn Arzt und Patient sehr beschäftigt sind. So kann man antworten, sobald eine ruhige Minute gekommen ist.

Während einer Therapie sollte der Therapeut Sie nicht an der Maschine allein lassen oder mehrere Patienten gleichzeitig betreuen, sondern sich ganz auf Sie konzentrieren. Ansonsten brauchen Sie ein anderes Konzept, das Sie notfalls aus eigener Tasche bezahlen müssen. Ihr Körper ist das wert.

Suche einen solchen Arzt gefunden haben, sollten Sie vor dem Eingriff eine zweite oder gar dritte Meinung einholen. Die orthopädische Chirurgie kann wahre Wunder vollbringen, doch zuvor sollten alle Optionen ausgeschöpft sein.

THERAPEUTENWAHL

Bei unkomplizierten Verletzungen des Bewegungsapparats ist es häufig weder erforderlich noch wünschenswert, alle wichtigen Entscheidungen anderen zu überlassen. Sie können sich auch in Eigeninitiative über verschiedene Therapieformen informieren und vielleicht sogar verschiedene Ansätze kombinieren, um ein Problem von mehreren Seiten anzugehen. Wenn der Arzt zu Akupunktur rät, Sie jedoch Angst vor Nadeln haben, lässt sich durch Akupressur oder Triggerpunkttherapie, bei der die Finger und Daumen des Therapeuten die entsprechenden Punkte aktivieren, eventuell eine vergleichbare Wirkung erzielen.

Schauen Sie sich daher gründlich um. In Kapitel 7 haben wir verschiedene manuelle Verfahren erwähnt, über die Sie sich online informieren können. Gute Anlaufstellen sind der Deutsche Verband für Manuelle Therapie (www.dvmt.org), die Arbeitsgemeinschaft Manuelle Therapie (www.ag-manuelle-therapie.de) im Deutschen Verband für Physiotherapie (www.zvk.org) oder zur Triggerpunkttherapie www.triggerpunkt-therapie.eu. Nicht alle in diesem Buch genannten Techniken sind auch im deutschsprachigen Raum verbreitet, doch häufig geht es weniger um die spezielle Therapietechnik als um einen erfahrenen Therapeuten

DR. KELLY

Ich freue mich immer, wenn jemand wegen einer Operation vorspricht und ich sagen kann: »Ich glaube nicht, dass eine Operation hier der richtige Weg ist. Sehen wir uns lieber mal Ihre Muskeln an.« Solche Patienten reagieren in der Regel skeptisch und sagen: »Das macht mir jetzt schon so lange zu schaffen. Ich will, dass das endlich in Ordnung kommt.« Und ich sage: »Haben Sie noch etwas Geduld und vertrauen Sie mir.« Dann schicke ich sie zu Dr. DeStefano, denn ich möchte lieber ein guter Arzt sein als immer nur Chirurg. Mir geht es um die beste Lösung für das Problem, und ich möchte nicht operieren, wenn es nicht das Beste für diesen Patienten ist. Etwa zehn Prozent meiner Patienten haben weiterhin Probleme und beanspruchen damit 90 Prozent meiner Zeit: »Es geht mir immer noch nicht besser. Was ist denn nur los?« Das tut mir weh. Es ist ein großer Anreiz für einen Chirurgen, Menschen zu helfen, nach Möglichkeit auch ohne Operation gesund zu werden.

aus Ihrer Gegend. Solche Menschen sind vor allem über Mund-propaganda zu finden.

Beim ersten Termin mit Ihrem Muskeltherapeuten müssen Sie sich auf einen Behandlungsplan einigen und dazu bestimmte Fragen klären: Wie will der Therapeut Sie von Ihren Schmerzen befreien? Wie will er (oder sie) die eigentliche Ursache ermitteln und behandeln? Sind später gelegentliche Erhaltungstermine möglich, oder kennt der Therapeut Präventionsmaßnahmen, damit das Problem nicht wieder auftritt?

Im Idealfall zeigt man Ihnen Übungen, mit denen Sie die Behandlung zu Hause selbstständig fortsetzen können. Physiotherapie, ob Massagen, manuelle Therapie oder Krankengymnastik, wird mit großer Zurückhaltung verordnet, so dass Sie mit dem Arzt oder in der Praxis Ihres Physiotherapeuten die Kostenfrage klären müssen.

Der Therapeut sollte in der Lage sein, die Anzahl der notwendigen Termine ungefähr abschätzen zu können. Das richtet sich insbesondere danach, wie kompliziert das Problem ist. Manches lässt sich mit einer einmaligen Behandlung beheben, für andere Beschwerden braucht man Wochen. Wenn nach drei bis vier Behandlungen noch kein spürbarer Unterschied eingetreten ist, sollten Sie mit dem Therapeuten besprechen, ob vielleicht ein anderer Behandlungsansatz ratsamer ist. Das bedeutet nicht, dass die jeweilige Therapie unwirksam ist, sondern nur, dass dieser Ansatz – oder der gewählte Therapeut – bei Ihrem indivuellen Problem nicht der Richtige ist.

DER TEAMGEDANKE

Wenn möglich, sollten Sie für die Muskeltherapie jemanden finden, der über den eigenen Tellerrand hinausblicken kann. Der Therapeut oder die Therapeutin sollte Kollegen mit anderen Arbeitsansätzen kennen und über die nötige Erfahrung verfügen, zu beurteilen, wann ein Gelenk noch einmal vom Orthopäden beurteilt werden sollte. Manchmal liegen auch andere Grunderkrankungen wie ein Tumor oder Diabetes vor.

Wir sind starke Verfechter des Teamkonzepts, denn unsere eigene Zusammenarbeit hat uns gelehrt, dass jeder Behandlungsansatz seine Berechtigung hat. Bei Ernährungs- und Gewichtsproblemen ist der Ernährungsberater gefragt. Ein gut ausgebildeter Trainer kann das Fitnesstraining zu einem echten Gewinn machen und eine wichtige Rolle spielen, wenn jemand nach einer strukturierten Physiotherapie ins Fitnessstudio wechseln möchte.

Natürlich gibt es sehr begabte Therapeuten und Ärzte, die keine großen Teamplayer sind. Vielleicht kann Ihr Chirurg ausgezeichnet operieren, versteht aber wenig von der postoperativen Rehabehandlung. Oder die gesetzliche Krankenkasse übernimmt nicht alle nötigen Termine für manuelle Therapie und Krankengymnastik, so dass Sie möglicherweise zusätzlich ein Privatrezept benötigen. Hier sind Kompromissbereitschaft, Beharrlichkeit und vielleicht der eigene Geldbeutel gefragt.

Wenn zum Beispiel ein traditioneller Akupunkteur ganz auf die Akupunktur schwört und damit auch ausgezeichnete Erfolge erzielt, liegt es in Ihrer Verantwortung, für alle Probleme, die nicht durch Akupunktur lösbar sind, einen anderen Therapeuten zu finden. Erhalten Sie das versteckte oder offene Signal, dass eine ergänzende Behandlung oder auch nur die Einholung einer zweiten Meinung unerwünscht ist, sollten Sie den Therapeuten wechseln. Insbesondere wenn ein Chirurg vom Einholen einer zweiten Meinung abrät, sollten Sie hellhörig werden.

Anders liegt der Fall, wenn der Chirurg zunächst von zu raschem Aufbautraining abrät oder ein Muskeltherapeut Sie warnt, sich übereilt operieren zu lassen. In solchen Fällen geht es darum, dem Körper ausreichend Zeit zur Selbstheilung zu lassen, nicht um die Ablehnung anderer Methoden.

Inzwischen ist jedem Leser hoffentlich bewusst, wie schwierig die Behandlung von Gesundheitsproblemen in einem von Spezialisten geprägten System ist, die womöglich wenig Kontakt zueinander haben. Der Körper ist kein Auto, wo man in der einen Werkstatt die Zündkerzen wechselt und in der anderen die Bremsen reparieren lässt und danach erwartet, dass es einfach wieder sauber läuft. Der Körper ist ein lebender Organismus, in dem alle beweglichen Teile einander beeinflussen und alle Aspekte zu berücksichtigen sind. Deshalb sollte bei Problemen des Bewegungsapparats ein flexibler Teamgedanke mit fließenden Übergängen zwischen Muskel- und Gelenkproblemen vorherrschen.

DANKSAGUNG

Dr. Robert DeStefano

Bis ein Buch geschrieben wird, muss so viel zusammenkommen, dass es unmöglich erscheint, jedem Einzelnen zu danken, der an diesem gewaltigen Unterfangen teilhatte. Wenn wir also jemanden vergessen haben, bedauern wir dies aufrichtig.

Mein Dank gilt all meinen Patienten, von denen ich seit 25 Jahren lebe und die mir ihre Gesundheit und die ihrer Angehörigen, Freunde und Kollegen anvertraut haben. Besonders danke ich Carolyn Reidy, die dieses Projekt von Anfang an und während seiner ganzen Entstehung unterstützt hat. Und ich danke Dr. Bryan Kelly, der seinen Patienten umfassend helfen wollte, sowohl durch sein erstaunliches chirurgisches Talent als auch durch Einbeziehung anderer Kapazitäten des Gesundheitswesens.

Ich danke Susan Stanley! Ohne deinen Beistand als Partnerin, Freundin, Wissenschaftlerin und herausragende manuelle Therapeutin wäre dieses Buch nicht zustande gekommen.

Joe Hooper danke ich dafür, dass er unsere Gedanken so verständlich zu Papier gebracht hat, und seiner Frau Kate für ihre Hilfe. Michael Gostigian und seine Familie haben uns auf so vielen Ebenen unterstützt: Danke fürs Modellstehen, für die Vertretung unseres Landes bei drei Olympischen Spielen in Folge als moderner Fünfkämpfer, für den Beitrag zum Fitnessteil, für den fortwährenden Hinweis auf die Wichtigkeit von Bewegung, für die vielen Empfehlungen und dafür, dass alle in deiner Umgebung von deinem Vorbild, nicht nur von deinen Worten lernen durften. Am dankbarsten aber bin ich für deine Freundschaft. Megan Fanslau gebührt mein Dank, weil sie uns ebenfalls als Modell diente, aber auch im Büro half – immer mit einem Lächeln. Danke, Zach Schisgal, für die wunderbare Arbeit bei der Redaktion und Koordination für dieses Buch, das so Wirklichkeit wurde. Ein besonderer Dank geht an Shawna Lietzke, die jederzeit für unsere Fragen bereitstand und wirklich harte Arbeit geleistet hat. Mike Llerandi danke ich für seine Freundschaft, seinen Rat und die Beiträge zu diesem Buch. Eric und Brooke Lagstein von Be Creative Photography bin ich dankbar für ihre Beiträge und die Bilder. Ihre Professionalität und ihr Rat waren Gold wert.

Ich danke meinen Kindern, Jason, Amy und Julie, die mich das Wichtigste über das Leben gelehrt haben und mich zu Ehrlichkeit und Aufrichtigkeit zwingen. Ihr seid das Größte für mich! Ihrer Mutter Gayle danke ich für ihre unermüdliche, hingebungsvolle Sorge für unsere Kinder. Ich danke meiner Familie, besonders meinen Eltern, für alles, ganz besonders für ihre Liebe und Unterstützung und dass sie mich in diese wunderbare Welt gesetzt haben.

Mein Dank gebührt allen Freunden und Familienmitgliedern, die dieses Buch unterstützt haben, aber auch meinen Kollegen und Mitarbeitern, die so großzügig anderen helfen. Ich danke Dr. Mike Leahy, der die Active Release Techniques entwickelte, und seiner Familie: Danke für die Möglichkeit, anderen zu helfen, und dass meine Aufmerksamkeit auf die Muskelbehandlung und ihre Rolle für einen gesunden Körper gelenkt wurde. Danke auch Dr. Janet Travel – ihrer Zeit weit voraus – und Dr. David Simmons für all die Pionierarbeit im Bereich der Triggerpunkttherapie. Ich danke auch Dr. John Mennel für seine Kenntnisse in der manuellen Manipulation und Dr. Raymond Nimmo, der mich wahrhaft inspirierte.

Danke Dr. Russell Warren, Dr. Scott Rodeo und allen anderen Ärzten am Hospital for Special Surgery. Dr. Jen Solomon, Dr. Frank Lipman, Dr. Marc Polimeni, Dr. Kenneth Conti, Dr. Dan Geller, Dr. Marcus Forman, Deanie Barth, MSPT, und Dr. Lisa Callahan danke ich für ihre Überweisungen und ihr Vertrauen.

Ich danke Ronnie Barnes, der mir die wertvollste Lektion meiner Laufbahn erteilte, nämlich wie man sich in einem integrativen Ansatz in ein Ärzteteam einfügt, um ein Teil des großen Puzzles darzustellen. Ich danke Bryon Hansen, Steve Kennelly, Leigh Weiss und allen Trainern der New

York Giants sowie Joe und Ed Skiba, Ed Wagner, Tim Slaman und allen anderen aus dem Ausrüstungsraum der New York Giants.

Den Familien Mara und Tish danke ich für die Gelegenheit, einer so professionell geführten Organisation wie den New York Football Giants dienen zu dürfen. Dasselbe gilt für Coach Coughlin und die anderen Coaches der Giants.

Ich danke all den Spielern der New York Football Giants, denen ich über die Jahre beistehen durfte, die mich unterstützten und meine Behandlung wertschätzen. Es waren zu viele, um sie alle aufzuführen, doch ich möchte insbesondere Jeff Feagles, Amani Toomer, Michael Strahan, Eli Manning, Tiki Barber, Chase Blackburn, David Diehl, Antonio Pierce und Howard Cross danken.

Danke Chris und Katy Gebhardt, Dr. Marvin und Wendy Lagstein, Howard und Pia Cross, den Llerandis, George und Brooke Perez, Darren Price, Dr. Mark Delmonte, Tom LaTorre, James Carr, Esq., samt ihren Familien sowie Dr. Bob Zimmerman – sie alle haben mich inspiriert, herausgefordert und motiviert.

Ich danke Harlan Schlecter, Geri und Kit Laybourne, Natalie Moody, Mr. John Tishman, Donald Schupak und Schwester Carol Zinn, die mich so viel gelehrt und mich durchs Leben geführt haben.

Mein Dank gilt Pat Manocchia, der mir gestattete, mit ihm, seinen Patienten und seinem Team zusammenzuarbeiten, um in einer wirklich innovativen und integrativen Umgebung zu lernen und mitzuarbeiten, aber auch der ganzen Manocchia-Familie. Außerdem danke ich allen in La Palestra, die mich in den letzten zehn Jahren auf so vielfältige Weise unterstützt haben, besonders Greg Peters, Shannon Plumstead, Mark Tenore, Kofi Sekyiamah, Mike Pardo mit Familie und Greg Cimino, der alle meine Projekte unablässig als kluger Anwalt begleitet hat.

Ich danke meinen Partnern und Mitarbeitern der vergangenen Jahre, vor allem Dr. Kyler Brown, Dr. Keren Day, Dr. Justina Ngo, Dr. Andrew Veech und Dr. Marie-Claude Goyette sowie Kathy Salcedo und allen, die dazu beitragen, dass ich unseren Patienten helfen konnte, und unsere Praxen am Laufen halten.

Danke, Phil und Jim Wahrton, dass ihr mir gezeigt habt, wie wichtig die richtige Dehnung zur rechten Zeit ist, aber auch Joe Brown und Vincent Guida, die mir halfen, den FAST-Stab zu entwickeln.

Danke, liebe Freunde, Kollegen und Lehrer der Active Release Techniques. An dieser Stelle müsste ich noch viele erwähnen, ganz besonders jedoch Dr. Tony Criscuolo, Dr. Joe Pelino, Dr. Tammara Moore, Jan Wanklyn, LMT, Dr. Gerry Ramogida, Dr. Dale Buchberger, Dr. Lawrence Micheli und alle meine Kollegen unter den Dozenten. Danke für eure jahrelange Unterstützung und Freundschaft.

Dem Palmer College of Chiropractic – der Wiege der Chiropraktik – danke ich für einen wunderbaren Beruf und die Möglichkeit, anderen zu helfen. Danke, Palmer Rugby und Eric Seiler, dass ich den Palmer Rugby Club vertreten darf.

Ich danke der Universität Kutztown, dem New York Chiropractic College und Phil Santiago, die mir halfen, als Sport-Chiropraktiker Fuß zu fassen. Meine ersten wissenschaftlichen Schritte ermöglichte mir die Ridgefield Park High School. Bill Weber half mir auf die Sprünge – vielen Dank. Ich danke auch Dr. John Piazza, der mich motivierte und anspornte!

Ein Dank geht an den Triathlonsport, den amerikanischen Triathlon, die World Triathlon Corporation, North American Sports, Gram Fraser mit Familie und Shelly Bamblett mit Familie. Danke Jim Brown, Rich Byrne, Frank Guadagnino und allen meinen Trainern.

Ich danke allen Sportlern aus vielen Sportarten, die ich über die Jahre behandelt habe: Mike Kahn und das olympische Bobprogramm; das olympische Rennrodlerteam; Cami Granaton und dem amerikanischen Damenhockeyteam; den Eislaufweltmeistern Adam Rippon, Miki Ando und Anna Zadorozhniuk sowie den Spielern und der Verwaltung der National Basketball Association und der National Hockey League. Ich danke der Schauspielergewerkschaft SAG und all meinen Freunden aus dem Unterhaltungssektor. Besonders aber danke ich denen, die sich für dieses Buch eingesetzt haben, John McEnroe, Cristie Kerr, Natalie Gulbis, Elisabeth Hasselbeck und Liam Neeson.

Den Leserinnen und Lesern danke ich für ihren Griff zu diesem Buch und das in uns gesetzte Vertrauen auf Hilfe zur Selbsthilfe.

Dr. Bryan Kelly

Zuallererst möchte ich meiner lieben Frau, Lois, und unseren wunderbaren Kindern, Conor, Emma und Jack, meinen Dank aussprechen. Außerdem bedanke ich mich bei meinem Vater, meiner Mutter und meinem Bruder. Ohne eure Liebe und Unterstützung wäre ich in meinem Beruf nie so weit gekommen. Die Betreuung von Patienten und Sportlern kann eine große Belastung für das Familienleben darstellen. Verletzungen geschehen oft zum unpassendsten Zeitpunkt, und ihre Behandlung kann einen von der Familie trennen. Ohne eine verständnisvolle häusliche Basis, die den eigenen Wunsch, solche Verletzungen zu behandeln, unterstützt, wäre dieser Beruf unmöglich und undenkbar. Nur mit dauerhafter Unterstützung stellt es einen wirklich zufrieden, wenn Patienten voll wiederhergestellt werden.

Zweitens bedanke ich mich bei den zwei Ärzten auf dem Gebiet der orthopädischen Chirurgie und der Sportmedizin, die meine Laufbahn am meisten geprägt haben: Dr. Russell F. Warren und Ronnie P. Barnes. Seit über 25 Jahren arbeiten die beiden als oberster Teamarzt und oberster Trainer der New York Giants Hand in Hand. Sie haben mir gezeigt, wie wertvoll solch eine Zusammenarbeit ist, weil ein Team einfach besser für einen Patienten sorgen kann als jeder Einzelne. Sie verkörpern den Grundgedanken dieses Buches, nämlich die enorme Bedeutung eines integrativen Ansatzes zur umfassenden und erfolgreichen Behandlung unserer Patienten und Sportler. Beide waren eine unendlich wertvolle Quelle rein klinischer Erfahrung, die meine Einstellung zu Sportverletzungen und ihrer Behandlung für immer prägen wird. Es vergeht kein Tag in meiner Praxis, an dem ich mir nicht vorzustellen versuche, was diese beiden Ikonen der Sportmedizin wohl zu einem bestimmten Gesundheitsproblem gesagt hätten.

Und zuletzt möchte ich meine Patienten würdigen, die mir gleichermaßen Befriedigung wie Enttäuschungen verschaffen, aber stets Anlass zum Weiterlernen sind. Als junger Arzt lernte ich, man müsse seinen Patienten »nur« sorgfältig zuhören. Sie würden einem die Antwort auf ihr Problem verraten und hätten in vielen Fällen sogar die richtige Lösung. Es ist erstaunlich, welche Intuition Patienten bei eigenen Beschwerden entwickeln. Deshalb ist die Kunst des Zuhörens und Reagierens auf die gelieferte Information von unschätzbarem Wert.

Joe Hooper

Mein erster und tief empfundener Dank gilt meinen Mentoren der »Muskelmedizin«, Rob DeStefano und Bryan Kelly, der Massagetherapeutin Sue Stanley, deren Textbeiträge und Redaktionsarbeit im Endstadium die Fertigstellung dieses Buchs ermöglicht haben, und meiner Frau, Kate Doyle Hooper, die mir half, einen klaren Kopf zu bewahren. Großen Dank schulde ich auch unserem kompetenten Kreis aus Freunden und Kollegen, die großzügig ihr Wissen mit uns teilten, so dass wir es wagen durften, ein so weites Feld zu beackern: dem Sportmediziner und Fußspezialisten Dan Geller; dem überragenden Trainer (und Fitnessmodell) Mike Gostigian; dem Triathleten und Fitnesspapst Mike Llerondi; der Physiotherapeutin Toni McGinley; der Ernährungsexpertin Heidi Skolnik und der Rehabilitationsmedizinerin Jen Solomon. Wertvolle Anregungen kamen auch von der Physiotherapeutin Deanie Barth, der Muskeltherapeutin und Chiropraktikerin Keren Day, der Ergonomiespezialistin Ellen Kolber, dem Facharzt für Komplementärmedizin Frank Lipman, dem Neurochirurgen Ted Schwartz und dem Guru des Stretching Jim Wharton. Wie wir ihre Vorstellungen in diesem Buch verarbeitet haben, liegt natürlich in der alleinigen Verantwortung der Autoren.

REGISTER

Übungen sind **fett** hervorgehoben

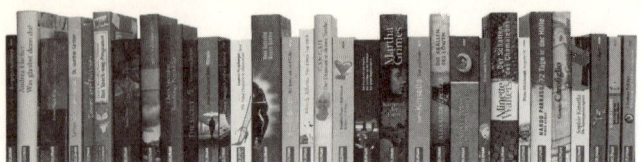
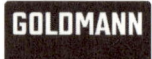